臨床の疑問に答える

静脈麻酔 Q&A 99

内田 整 編

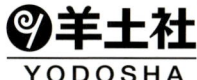

謹告

本書に記載されている診断法・治療法に関しては，発行時点における最新の情報に基づき，正確を期するよう，著者ならびに出版社はそれぞれ最善の努力を払っております．しかし，医学，医療の進歩により，記載された内容が正確かつ完全ではなくなる場合もございます．

したがって，実際の診断法・治療法で，熟知していない，あるいは汎用されていない新薬をはじめとする医薬品の使用，検査の実施および判読にあたっては，まず医薬品添付文書や機器および試薬の説明書で確認され，また診療技術に関しては十分考慮されたうえで，常に細心の注意を払われるようお願いいたします．

本書記載の診断法・治療法・医薬品・検査法・疾患への適応などが，その後の医学研究ならびに医療の進歩により本書発行後に変更された場合，その診断法・治療法・医薬品・検査法・疾患への適応などによる不測の事故に対して，著者ならびに出版社はその責を負いかねますのでご了承ください．

序

　1995年，静脈麻酔薬プロポフォールの販売が始まり，日本の静脈麻酔は夜明けを迎えました．その後，プロポフォールのプレフィルド製剤とTCI (target controlled infusion) が認可され，また，2007年にはレミフェンタニルが発売開始となり，全静脈麻酔 (TIVA：total intravenous anesthesia) を行う環境が整いました．今年2015年は，日本の静脈麻酔にとって成人式を迎える年です．

　静脈麻酔薬は吸入麻酔薬と比べて，覚醒の質が高い，術後の嘔気嘔吐が少ない，麻酔薬の曝露がないなど優れた特徴があります．しかし，とりあえず気化器のダイアルを回せば麻酔ができる吸入麻酔と比べると，薬物動態や脳波モニタリングの理解が必要な静脈麻酔は敷居が高いことも事実です．もちろん，学会などでは静脈麻酔に関する講演もあり，また，関連する書籍も出版されていますが，数式や難解な用語に圧倒され，それだけで静脈麻酔を敬遠している人もいるでしょう．

　比較的新しい"文化"である静脈麻酔は，普及の状況が施設間でかなりの差があることも言われています．静脈麻酔を積極的に実施している施設もあれば，ほとんど行っていない施設もあります．また，静脈麻酔について先輩麻酔科医に聞いても納得できる回答が得られなかったり，逆に，後輩から静脈麻酔に関する質問を受けてもうまく説明できない指導医がいるという話も聞こえてきます．

　そこで，自他共に認める静脈麻酔のエヴァンジェリスト（伝道者）に集まっていただき，静脈麻酔の"文化"を広く，正しく浸透させることを目的として本書を企画しました．本書は静脈麻酔の臨床を学べるノウハウ本です．日常の麻酔業務のなかで知りたい事柄や疑問に思っていることが即座に得られるように，静脈麻酔に関する99の質問を選んで，一問一答形式で解説しました．しかし，ただのノウハウ本ではありません．解説には"なぜ，そのようにするのか？"という理論や考え方を記載しました．本書は，静脈麻酔の正しい理解にきっと役立つはずです．

　プロポフォールが国内に導入されて20年，これからも静脈麻酔は進化を続けていくはずです．静脈麻酔の経験が少ない人だけでなく，静脈麻酔に慣れている人にとっても，本書が役立つことを確信しています．

2015年10月

静脈麻酔のエヴァンジェリストを代表して

内田　整

臨床の疑問に答える

静脈麻酔 Q&A 99 Contents

◆ 序 .... 内田 整

第1章 TIVAを行うために必要な知識

1 TIVAとは，TCIとは？

Q1	吸入麻酔と比較したTIVAの利点は何ですか？	内田 整	12
Q2	TIVAの適応・禁忌について教えてください	内田 整	14
Q3	TCIとはどのような投与方法ですか？	内田 整	16
Q4	TCIの予測血中濃度と実測血中濃度の差はどのくらいですか？	内田 整	20

2 TCIポンプと輸液回路

Q5	TCIポンプ（テルモ社TE-371）の基本的な使い方，画面の見方を教えてください	内田 整	22
column	体重が不明の場合，体重がTCIポンプの設定範囲外の場合	内田 整	25
Q6	TCIでは，TCIポンプ以外からプロポフォールを投与してはいけないのはなぜですか？	中尾正和，内田 整	26
Q7	TCIポンプがない場合，TIVAはできないのでしょうか？	内田 整	28
Q8	輸液回路やシリンジの準備で気をつけることを教えてください	内田 整	30

3 TIVAと脳波モニタリング

| Q9 | TIVAにおけるBISモニターの基本的な使い方，見方を教えてください | 荻平 哲 | 32 |
| Q10 | 麻酔中にBIS値が上昇した場合の対応を教えてください | 荻平 哲 | 36 |

- Q11 プロポフォールの目標濃度が適切にもかかわらず，BIS値が異常に低い（20〜30台）場合はどう判断すればよいでしょうか？ ……… 萩平 哲 38

- Q12 プロポフォールの濃度を上昇させてもBIS値が高いままの場合，吸入麻酔薬に変更すべきでしょうか？ ……… 萩平 哲 41

- Q13 オピオイド，特に高用量のレミフェンタニルは脳波やBIS値にどのように影響しますか？ ……… 萩平 哲 42

- Q14 プロポフォールにケタミンやミダゾラムを追加した場合，脳波やBIS値にどのように影響しますか？ ……… 萩平 哲 43

- Q15 脳波電極の位置は鎮静度評価に影響するのでしょうか？ ……… 萩平 哲 44

- Q16 脳外科手術，耳鼻科手術のようにBISモニターの装着が困難な場合には，何を指標に鎮静度を管理すればよいでしょうか？ ……… 萩平 哲 46

  - column BISモニターがない場合のTIVAの管理 ……… 内田 整 47

第2章　TIVAによる麻酔管理

❶ 麻酔導入と維持

- Q17 TIVAの麻酔導入から手術開始までの薬物投与と手順について教えてください ……… 内田 整 48

- Q18 TIVAの麻酔導入では，プロポフォールとレミフェンタニルのどちらから開始すべきですか？ ……… 森本康裕 52

- Q19 導入時のプロポフォール注入痛を緩和する方法を教えてください ……… 讃岐美智義 54

- Q20 麻酔導入時にレミフェンタニルで換気困難になることがあります．対処方法を教えてください ……… 讃岐美智義 56

- Q21 TIVAで麻酔導入を行う場合の血圧低下への対処方法を教えてください ……… 讃岐美智義 57

- Q22 TCIでrapid sequence inductionを行うコツを教えてください ……… 内田 整 58

- Q23 TCIを使用しないTIVAの導入で，プロポフォールの効果の個人差を評価できますか？ ……… 内田 整 60

Contents

- **Q24** 麻酔導入時，TCIポンプの目標血中濃度は患者ごとに変更してもかまわないでしょうか？ ……… 讃岐美智義 62
- **Q25** 麻酔維持中のプロポフォールの適正目標血中濃度は何を指標に決めるのですか？ ……… 森本康裕 63
- **Q26** 麻酔維持中に血圧が低下した場合，麻酔薬を減量してもよいでしょうか？ ……… 讃岐美智義 64
- **Q27** 麻酔維持中の急激な血圧上昇や体動にはどのように対処すればよいですか？ ……… 讃岐美智義 65
- **Q28** 麻酔維持中のプロポフォール目標濃度は一定でよいのでしょうか？ ……… 増井健一 66
- **column** 薬物血中濃度に対する心拍出量の影響 ……… 増井健一 67
- **Q29** レミフェンタニルとフェンタニルの併用時に効果部位濃度を加算して考えてよいのでしょうか？ ……… 増井健一 68
- **Q30** レミフェンタニルで維持しているときにフェンタニルを投与する意味は何でしょうか？ ……… 讃岐美智義 70
- **Q31** TIVAから吸入麻酔へ，あるいはその逆への切り替えの要点を教えてください ……… 内田 整 71

2 麻酔からの覚醒・抜管

- **Q32** 手術終了後，プロポフォールとレミフェンタニルを減量，停止するタイミングを教えてください ……… 森本康裕 72
- **Q33** 覚醒時のフェンタニル効果部位濃度はどの程度が適正ですか？ ……… 森本康裕 74
- **Q34** Transitional opioid のポイントを教えてください ……… 森本康裕 76
- **Q35** 自発呼吸の再開が遅い場合の対処方法を教えてください ……… 森本康裕 78
- **Q36** TIVAからの覚醒遅延の予防策・対応を教えてください ……… 森本康裕 80
- **Q37** 吸入麻酔からの覚醒方法とTIVAからの覚醒方法の違いを教えてください ……… 森本康裕 82
- **Q38** 抜管後に疼痛が強い場合，フェンタニルを追加してもよいでしょうか？ ……… 森本康裕 83
- **Q39** 抜管後のシバリングの予防策・対応を教えてください ……… 森本康裕 84
- **Q40** 術後iv-PCAを行う場合，術中のオピオイドはどのように投与すればよいでしょうか？ ……… 森本康裕 86

Q41 術後, 抜管せずに鎮静を継続する場合はプロポフォールやオピオイドはどのように投与しますか? ...... 森本康裕 88

3 TIVAの危機管理

Q42 術中覚醒を防止するには何に注意すればよいでしょうか? ...... 中尾正和 90

Q43 間違った体重でTCIを開始した場合, どのような対応をとればよいですか? ...... 中尾正和 93

Q44 麻酔維持中に点滴漏れを発見した場合, どのように対処すればよいでしょうか? ...... 中尾正和 94

Q45 途中でTCIポンプが故障した場合の対策を教えてください ...... 中尾正和 96

Q46 プロポフォール投与後に気管支けいれんが発生した際の対応を教えてください ...... 中尾正和 99

Q47 TCIで麻酔管理した患者が退室から短時間で再手術を受ける場合の注意点を教えてください ...... 中尾正和 100

Q48 プロポフォールを大量投与してしまった場合の対処を教えてください ...... 中尾正和 102

Q49 プロポフォール静注症候群とは何ですか? ...... 坪川恒久 104

Q50 麻酔中に変色尿が出た場合, プロポフォール投与を中止した方がよいのでしょうか? ...... 中尾正和 107

第3章　さまざまな患者, 病態に対するTIVA

1 各種手術におけるTIVAのコツ

Q51 声門上器具を使用する場合のTIVAのコツを教えてください ...... 森本康裕 108

Q52 短時間手術におけるTIVAの問題点やコツを教えてください ...... 森本康裕 110

Q53 長時間手術におけるTIVAの問題点やコツを教えてください ...... 森本康裕 111

Q54 区域麻酔併用時のTIVAのコツを教えてください ...... 森本康裕 112

Q55 開腹手術におけるTIVAのコツを教えてください ...... 森本康裕 114

Q56 心臓手術におけるTIVAのコツを教えてください ...... 内田　整 116

Q57 人工心肺中はプロポフォールやレミフェンタニルの投与設定を変更する必要がありますか? ...... 内田　整 120

Q58 大量出血時のTIVAの問題点を教えてください ...... 森本康裕 123

Contents

- **Q59** 脳外科手術におけるTIVAのコツを教えてください ... 森本康裕 124
- **Q60** 頭頸部や気道に関する手術に対するTIVAのコツを教えてください ... 小原伸樹 127
- **Q61** 電気生理学的モニタリングを行う症例に対するTIVAについて教えてください ... 森本康裕 128
- **Q62** 覚醒下開頭手術におけるTIVAの利点・コツを教えてください ... 森本康裕 130
- **Q63** 自発呼吸下でプロポフォールを投与する際のコツ, 注意点について教えてください ... 森本康裕 132
- **Q64** 術前からプロポフォールで鎮静を受けている患者のTIVAはどのように行いますか? ... 内田 整 134
- **Q65** 眼科手術におけるTIVAの利点・コツを教えてください ... 森本康裕 136
- **column** 就眠を確認するための"声かけ"のタイミング ... 内田 整 137

2 肥満患者, 高齢者, 臓器障害のある患者のTIVA

- **Q66** TIVAで麻酔を行う場合に注意すべき病態や手術は何ですか? ... 小原伸樹 138
- **Q67** 肥満患者の場合, ポンプへの体重設定はどの数値を使えばよいですか? ... 小原伸樹 140
- **Q68** 肥満患者へのオピオイド投与量はどのように決めるのでしょうか? ... 小原伸樹 142
- **column** 肥満患者における抜管時のフェンタニル濃度 ... 小原伸樹 144
- **Q69** 筋肉太りの患者の薬物動態は肥満患者と同じなのでしょうか? ... 長田 理 146
- **Q70** 高齢者のTIVAで注意すべき点を教えてください ... 長田 理 148
- **Q71** 肝機能障害, 腎機能障害がある患者にTIVAを行う場合の注意点を教えてください ... 長田 理 152
- **Q72** 輸液による希釈や出血は, TCIや予測効果部位濃度に影響しますか? ... 小原伸樹 154
- **column** プロポフォールでレミフェンタニルを溶解して1台のシリンジポンプで投与したいのですが… ... 内田 整 156

3 小児に対するTIVA

- Q73 小児でTIVAを行うメリットは何ですか？ ……………… 原真理子 157
- Q74 小児のTIVAではどのようにプロポフォールを投与するのですか？ ……………… 原真理子 158
- Q75 小児でディプリフューザーTCIが使えない理由を教えてください ……………… 内田 整 160
- Q76 小児のTIVAにおける鎮静度の管理を教えてください ……………… 原真理子 162
- Q77 小児のTIVAでは，どのくらいの量のレミフェンタニルを投与しますか？ ……………… 内田 整 164
- Q78 小児のTIVAでは術後鎮痛はどのようにするのでしょうか？ ……………… 原真理子 166
- Q79 小児のTIVAではプロポフォールの薬物動態シミュレーションにどのモデルを使えばよいのでしょうか？ ……………… 原真理子 168
- Q80 小児のTIVAの覚醒方法は成人とどう違うのでしょうか？ ……………… 原真理子 169

第4章　TIVAをもっと知る

1 薬物動態・薬力学とモデル

- Q81 コンパートメントモデルとは何を表すものでしょうか？ ……………… 木山秀哉 170
- Q82 生理学的モデルとは何ですか？ ……………… 増井健一 174
- Q83 薬物動態モデルの名称（Marshなど）は何を意味するのですか？　また，モデル間の違いは何ですか？ ……………… 木山秀哉 176
- Q84 コンパートメントモデルの各パラメータ（V_i，k_{ij}など）の意味を教えてください ……………… 増井健一 178
- Q85 効果部位濃度とは何ですか？ ……………… 木山秀哉 180
- Q86 k_{e0}とは何ですか？　その値は麻酔導入や覚醒にどのように影響しますか？ ……………… 木山秀哉 182
- Q87 薬物の用量反応曲線（dose-response curve）とは何を表すものですか？ ……………… 木山秀哉 186
- Q88 薬効の違いを説明するpotency, efficacyとはどういうことですか？ ……………… 木山秀哉 188
- Q89 Context-sensitive half-time (CSHT) とは何を表すものですか？ ……………… 増井健一 190

Contents

- Q90 鎮痛薬と鎮静薬の相互作用について教えてください ……… 増井健一 192
- Q91 Response Surface の見方について教えてください ……… 増井健一 194
- Q92 薬物動態モデルを利用した濃度予測はあらゆる患者に適用できるのでしょうか? ……… 増井健一 196
- Q93 薬物動態モデルの精度はどのような方法で評価するのでしょうか? ……… 増井健一 198
- Q94 LBM が使われている薬物動態モデルの問題を教えてください ……… 増井健一 200
- column 3-コンパートメントモデルの微分方程式 ……… 内田 整, 増井健一 201
- column 薬物動態モデル・薬力学的モデルの作成方法 ……… 増井健一 202

2 Open TCI

- Q95 Open TCIとはどのような薬物投与方法ですか? ……… 内田 整 204
- Q96 Open TCIで薬物動態モデルを選択する際の留意点を教えてください ……… 内田 整 206
- Q97 薬物動態モデルが異なると目標濃度の設定にも違いが出ますか? ……… 内田 整 208
- Q98 効果部位をターゲットとするTCIについて教えてください ……… 内田 整 210
- Q99 レミフェンタニルをTCIで投与する利点は何ですか? ……… 内田 整 212

付録 その他

- column 安全に静脈麻酔を行うために ……… 木山秀哉 214
- 付録① 臨床に役立つ薬物動態シミュレーションソフト ……… 讃岐美智義, 森本康裕 218
- column 薬物動態シミュレーションソフトを学会や論文で使う場合のマナーや注意点 ……… 内田 整 219
- 付録② 薬物動態モデル一覧 ……… 増井健一 220
- 付録③ 静脈麻酔を理解するための用語集 ……… 内田 整, 木山秀哉, 増井健一 224

◆ 文献一覧 ……… 228
◆ 索引 ……… 238
◆ 執筆者一覧 ……… 243

臨床の疑問に答える
静脈麻酔
Q&A 99

第1章 TIVAを行うために必要な知識　❶TIVAとは，TCIとは？

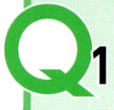 吸入麻酔と比較したTIVAの利点は何ですか？

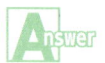

　　　　　静脈麻酔薬プロポフォールを使用するTIVA（total intravenous anesthesia：全静脈麻酔）は，吸入麻酔にはないさまざまな特徴をもっている．以下，吸入麻酔と比較したTIVAの利点を紹介する．

◆ 覚醒の質がよい

　吸入麻酔と比較すると，TIVAからの覚醒は穏やかで興奮が少ない．TIVAで麻酔を行うようになって，抜管後に「ありがとうございました」と言う患者が増えた印象をもつ麻酔科医は筆者だけではない．**術後の嘔気・嘔吐（PONV）が少ない**ことは多くの論文で報告されている[1]．

◆ 麻酔の導入・覚醒に換気が関係しない

　換気により導入および排出される吸入麻酔薬と異なり，静脈麻酔薬は静脈内に投与され，分布と代謝・排泄により血中濃度が低下する．換気が薬物動態に影響しないことは，特に呼吸器外科の麻酔では有利である．

　吸入麻酔からの覚醒には十分な換気量（と心拍出量）が必要であり，一旦意識が回復しても換気量の減少があると鎮静状態に戻ることがある．しかし，**TIVAでは覚醒時に軽度の呼吸抑制があっても許容され，換気量を少し下げて自発呼吸の再開を促すこともできる**．換気条件にかかわらず麻酔薬の血中濃度が低下するため，覚醒後に再鎮静状態に戻ることはほとんどない．また，**軽度の呼吸抑制が許容されることは，術後鎮痛のために麻薬性鎮痛薬を投与する点からも有利である．**

◆ 神経伝達に与える影響が少ない

　MEP（運動誘発電位）やSEP（体性感覚誘発電位）などの誘発電位を計測する手術（下行大動脈手術，脳神経外科手術，脊髄手術など）や心臓の電気生理

学的検査を行う手術や検査の麻酔管理では，計測への影響が少ないTIVAが有利である．

◆ 悪性高熱の発生リスクが小さい

揮発性吸入麻酔薬は悪性高熱の誘因の1つである．吸入麻酔薬を使用しないTIVAは悪性高熱を発生するリスクが小さい．

◆ 環境にやさしい

吸入麻酔薬の"漏れ"による手術室の汚染は手術室勤務者にとって大きな問題である．その点，TIVAでは麻酔回路から漏れるガスは酸素，窒素，二酸化炭素であり，生体への影響はない．

揮発性吸入麻酔薬はフッ素化合物であり，大気に放出された麻酔薬は地球温暖化およびオゾン層の破壊に影響を与える．炭素，水素，酸素から成るプロポフォールは環境への影響が小さい．

Point

- ☑ TIVAは麻酔からの覚醒の質が高く，PONVの発生も少ない．
- ☑ TIVAでは麻酔の導入・覚醒に換気が関係しないため，覚醒時の軽度呼吸抑制は許容される．そのため，麻薬性鎮痛薬を十分に使用できる．
- ☑ TIVAは手術室環境および地球環境にやさしい．

〈内田 整〉

第1章 TIVAを行うために必要な知識　❶TIVAとは，TCIとは？

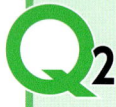 TIVAの適応・禁忌について教えてください

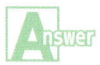

基本的にほとんどの全身麻酔はTIVAの適応であるが，特に利点（**Q1**）を活用できる症例はよい適応である．禁忌についてはプロポフォールに限定して解説する．

◆ TIVAのよい適応

● 若年女性の手術

若年女性は術後の嘔気・嘔吐（PONV）のリスクファクターである．婦人科，乳腺外科など，若年女性が対象の手術はPONVが少ないTIVAのよい適応である．

● 術中に誘発電位をモニターする手術

プロポフォールはMEP（運動誘発電位），SEP（体性感覚誘発電位），あるいは心臓の電気生理学的検査に与える影響が少ないため，TIVAが適応になる．

● 麻酔中に呼吸回路が開放される手術

呼吸器外科，気道の手術，覚醒下開頭術などは，鎮静度の管理および麻酔薬による手術室の汚染がない理由からTIVAがよい適応になる．

● その他

悪性高熱の素因がある患者はTIVAの絶対的適応である．

◆ TIVAの禁忌

● 年齢

小児の集中治療における鎮静に対するプロポフォールの使用は禁忌である．麻酔中の使用について，国内の添付文書は「安全性は確立していない」との表記であるが，米国では「麻酔導入は3歳以上，維持は2カ月以上」，また，英国

では「麻酔維持は1カ月以上」と具体的な記載がある．脂肪乳剤の負荷を考慮すると新生児期の患者に対するプロポフォールの投与は控えるべきだろう．

なお，薬物動態が成人と異なる小児ではTCIは使用できない（**Q75**）．

● 食物アレルギー

プロポフォール製剤は大豆油と卵黄レシチンを含有している．米国の添付文書では「卵および大豆関連製品」，英国では「大豆とピーナッツ」にアレルギーがある患者は禁忌であると明記されている．卵や大豆アレルギーに対してプロポフォールが安全であるとする報告[2,3]もあるが，ほかに方法がある場合はTIVAを避けるのが賢明であろう．

● 妊産婦

プロポフォールは胎盤を通過する．また，乳汁への移行もある．**妊婦の麻酔や帝王切開への使用は禁忌とされている**．

麻酔後の授乳の開始時期については，プロポフォール投与から24時間経過が目安だろう．

● その他

脂肪酸代謝異常の患者もTIVAを避けるべきだろう．

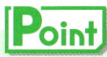

- ☑ PONVのリスクが高い若年女性はTIVAのよい適応である．
- ☑ 誘発電位をモニターする手術，気道の手術もTIVAのよい適応である．
- ☑ 小児に対する鎮静目的のプロポフォールの使用は禁忌であるが，新生児期，大豆／卵アレルギー，妊産婦もTIVAを避ける．

〈内田　整〉

第1章 TIVAを行うために必要な知識　①TIVAとは，TCIとは

Q3　TCIとはどのような投与方法ですか？

Answer

　TCI（target controlled infusion：標的濃度調節持続静注法）とは，薬物動態モデルに基づいてシミュレーションを行い，設定された目標濃度を維持するようにコンピュータ制御でシリンジポンプを駆動する薬物投与方法である．すなわち，投与速度ではなく，**"濃度"を指標として薬物を投与する**点が他の薬物投与方法とTCIとの大きな違いである．

◆ 静脈麻酔薬をTCIで投与する理由

　全身麻酔では鎮痛，鎮静，筋弛緩を適正な範囲に管理することが要求される．鎮静に関して，吸入麻酔薬は呼気ガスモニタリングにより肺胞内濃度を知ることができるが，静脈麻酔薬では体内の薬物濃度をリアルタイムに知る方法はない．また，図1に示すように，一定速度の持続投与では投与速度と血中濃度が平行しないため，投与速度の調節で濃度を安定に管理することは簡単ではない．

　TCIはコンピュータで投与速度を制御することにより，マニュアル操作では不可能な投与速度の細やかな調節を実現して，血中濃度が目標値を維持するように薬物を投与する（図2）．TCIでは"濃度"という直接的な指標で薬物を投与するため，血中濃度すなわち鎮静度の管理が容易になる．吸入麻酔と対比すると，"気化器"のようなイメージで静脈麻酔薬を投与することが可能になる（表）．

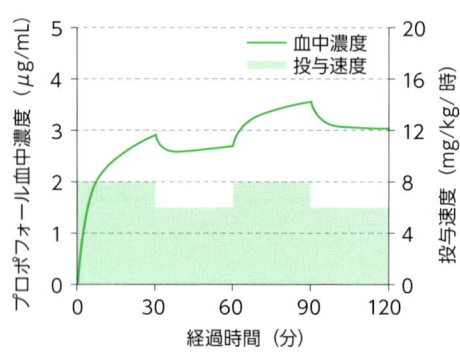

図1　プロポフォールを30分ごとに，8→6→8→6 mg/kg/時で持続投与した場合の薬物動態シミュレーション

単純な投与速度の変更では投与速度が一定でも血中濃度は一定とならない．また，時期が異なると同じ投与速度でも血中濃度に差がでる

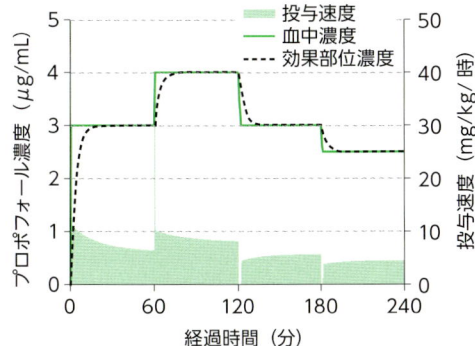

図2 ● プロポフォールTCI（ディプリフューザー）の濃度とポンプの動作を示すシミュレーション

この例では，目標血中濃度を60分ごとに，3→4→3→2.5 μg/mLに設定した．血中濃度は目標濃度の変更に対してすぐに追従するが，効果部位濃度の変化は血中濃度に遅れることがわかる

表 ● 吸入麻酔とTCIの比較

	吸入麻酔	TCI
使用デバイス	気化器	シリンジポンプ
鎮静度（濃度）の調節	ダイアルを回す	ダイアルを回す
血中濃度のモニター	呼気ガス濃度（実測値）	パネル面の表示（推測値）
効果部位濃度のモニター	ー	パネル面の表示（推測値）
体重による投与量の補正	不要	必要

◆ TCIが優れているところ

　濃度を指標とする優位性はすでに述べたが，商用TCIのディプリフューザーでは効果部位濃度（**Q85**）も表示されるため，さらに精度の高い鎮静度の管理ができる．

　TCIがこれまでの「ボーラス＋持続静注法」と比較して優れている点は，**効果の調節性が高い**ことである．後ほど解説するように，TCIの動作では目標血中濃度を上げる際はボーラス投与が行われ，下げる際は一時的に投与を停止する．これは，単純な持続投与速度の増減による調節と比較すると，はるかに短い時間で目標とする効果を得ることができる．

　"濃度"が見えることもTCIの大きな利点である．TCI専用のシリンジポンプには予測血中濃度と効果部位濃度がリアルタイムで表示される．この表示を利用することで，濃度と薬物の効果を対比しながら麻酔管理を行うことができる．さらに，効果部位濃度の表示は効果の個人差を評価する目的でも有用である．麻酔導入時に就眠時の効果部位濃度を確認することにより，その後の麻酔維持の目標血中濃度の参考にすることができる．また，覚醒時期の予測にも効果部位濃度の表示が役に立つ．

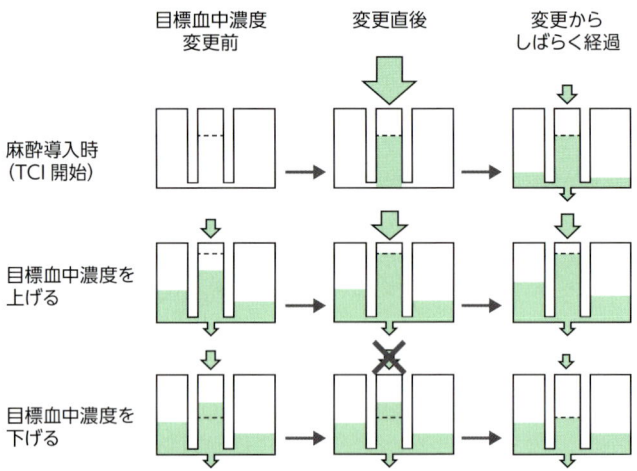

図3 ● 水柱モデルによるTCIの動作
上から，麻酔導入時（TCI開始），目標血中濃度を上げる動作，目標血中濃度を下げる動作．また，横並びの3つの図は，それぞれ左から目標血中濃度変更前，変更直後，変更からしばらく経過した時点．中央の水柱の破線は目標血中濃度，水柱の上部の⬇は投与速度の大きさをあらわす．

◆ TCIの動作

　TCIシステムは内部で薬物動態シミュレーションを行い，ポンプの動作情報をもとに血中濃度の予測値を計算する．投与速度は予測濃度と目標濃度の差から計算され，コンピュータ制御で薬物が投与される．TCIシステムでは投与する薬物に対応した薬物動態モデルが使用される．**商用TCIのディプリフューザーが実装しているのはMarshモデル**である．

　図3は水柱で表現した3-コンパートメントモデルで，TCIの動作を模式化したものである．TCIの動作は，指定した高さ（目標血中濃度）の水柱を維持するように，注入量（投与速度）を調節することに相当する．

　麻酔導入前は体内に対象薬物が存在しない．すべてのコンパートメントは空である．TCIシステムは中心コンパートメント（中央の水柱）が目標血中濃度で満たされる量を計算してボーラス投与を行い，短時間で目標血中濃度に到達させる．ボーラス直後より，中心コンパートメントから末梢コンパートメント（左右の水柱）への薬物移行，および体外への排泄（下向き矢印）がはじまり，

その結果，血中濃度が低下する．TCIシステムは中心コンパートメントから移行する薬物量を逐次計算して，水柱の高さを維持する投与速度で持続静注を行う．時間経過とともに，中心コンパートメントから末梢コンパートメントへの薬物移行量は徐々に減少する．そのため，同じ目標血中濃度を維持していても持続投与速度は少しずつ低下する．

　目標血中濃度を上げると，TCIシステムは現在の濃度と新しい目標濃度の差を計算して，その差を補う薬物量をボーラスで投与する．その後は，末梢コンパートメントへの薬物移行と排泄量を計算して，中心コンパートメント濃度を維持する量を持続静注で投与する．

　目標血中濃度を下げるとTCIシステムは薬物投与を一時的に停止する．予測血中濃度が目標値まで下がると持続投与が再開され，以降は血中濃度が目標濃度を維持するように投与速度の調節が行われる．

Point

- ☑ TCIは"濃度"を指標とする薬物投与方法で，薬物動態シミュレーションに基づいて投与速度を計算してコンピュータ制御でポンプを駆動する．
- ☑ TCIは「ボーラス＋持続静注」による投与方法と比較して，効果の調節性が高い．
- ☑ 血中濃度，効果部位濃度が見えることは麻酔管理に有用な情報になる．

〈内田　整〉

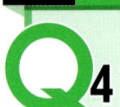

第1章 TIVAを行うために必要な知識　1 TIVAとは，TCIとは

Q4 TCIの予測血中濃度と実測血中濃度の差はどのくらいですか？

Answer

◆ディプリフューザーTCIの予測血中濃度と実測血中濃度の差

　ディプリフューザーTCIの予測精度を検討した研究[4,5]では，18〜80歳の患者においてMDPEは13.8〜17.7％，また，MDAPEは22.6〜25.0％と報告されている（MDPE，MDAPEについては**Q93**）．国内の治験の際に得られたデータ[6]も同様の結果を示している．

　以上より，ディプリフューザーTCIにおける予測血中濃度と実測血中濃度の差は25％以下で，誤差の中央値では予測血中濃度よりも実測血中濃度が15％程度高いといえる．TCIシステムでは，MDPEは±20％以下，また，MDAPEは20〜40％以下が臨床的に許容範囲とされている[7]．ディプリフューザーTCIの精度はこの基準に収まる．

　一般に，薬物動態の患者間のばらつきは20〜30％あるとされており，また，BISのような客観的な鎮静度モニターも利用できることから，ディプリフューザーTCIの誤差は臨床的に大きな問題とはならない．

　むしろ，臨床で重要なのは相対的精度である．ディプリフューザーTCIでは，目標血中濃度を上げると確実に血中濃度（実測値）が上昇して鎮静度が上がり，目標血中濃度を下げると確実に血中濃度が低下して鎮静度が下がる．濃度調節の方向性と効果の変化が一致することは重要な性能である．

◆長時間麻酔における精度

　TCIでは患者間の予測精度のばらつきだけでなく，患者内の予測精度の変動にも注目する必要がある．前出の論文の多くは血中濃度の測定期間が4〜5時間程度であり，長時間麻酔におけるTCIの精度については評価されていない．長時間麻酔の場合，TCIの予測血中濃度と実測血中濃度の差が麻酔の初期段階で小さくても，時間経過により拡大するようなことがあれば，麻酔の終盤になって鎮静度が不十分になったり，逆に過鎮静になる可能性がある．

　長時間麻酔におけるディプリフューザーTCIの予測精度についてはPandinらの報告[8]がある．それによると，平均12時間を超える麻酔において，ディプリフューザーTCIの予測精度はMDPEが−12.1％，MDAPEは22.1％，また

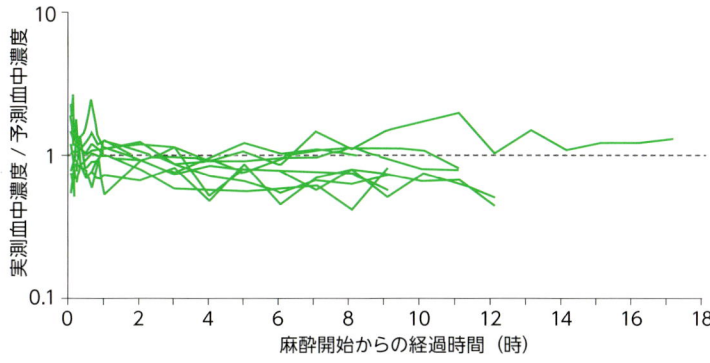

図 ● 長時間麻酔におけるディプリフューザー TCI の精度
文献8を参考に作成

divergenceは−2.92％/時であった．すなわち，10時間を超える麻酔においても，ディプリフューザーTCIの誤差は許容範囲内で予測精度の変動も小さかった（図）．

ただし，この論文は出血が少なく侵襲度が大きく変化しない頭頸部手術のデータである．麻酔中に出血，心拍出量や肝血流の変動，低体温など，薬物動態に影響を与える変化が起こると（**Q66**，**72**），予測血中濃度と実測血中濃度の差が大きくなることもあるので注意する必要がある．

Point

- ☑ ディプリフューザーTCIの予測血中濃度と実測血中濃度の差は25％以下である．
- ☑ 長時間麻酔でもディプリフューザーTCIの予測精度は維持されるが，薬物動態に影響する変化があると誤差が拡大する可能性がある．

〈内田　整〉

第1章 TIVAを行うために必要な知識　❷TCIポンプと輸液回路

Q5 TCIポンプ（テルモ社TE-371）の基本的な使い方，画面の見方を教えてください

Answer

テルモ社テルフュージョン® TCI TE-371はディプリフューザーTCIを搭載したシリンジポンプである．TE-371は通常のシリンジポンプとしても使用できるが，ここではTCI機能に限定して解説する．

●TE-371の外観（図1）

他のシリンジポンプと大きく違う点は，製剤（1％ディプリバン®注-キット）を認識する機構と液晶画面の下にある機能ボタンである．後で解説するように，[プライミング]ボタンの扱いには注意する必要がある．

●1％ディプリバン®注-キットの設置

電源投入後，1％ディプリバン®注-キットをTE-371に設置する．**キット製剤の青色タグを［識別タグ］と書かれたポンプの所定の位置にセットして，TE-371に製剤を認識させる**（図2）．製剤が認識されると画面上部にディプリバン1％と表示される．

●TCIの初期設定

（F1）ボタンを押してTCIモードを選択し，続いて，画面表示に従い，年齢，体重，目標血中濃度の順に設定を行う．各項目は設定ダイアルを回して数値を変更し，（F1）ボタンで確定する．

目標血中濃度の設定が完了するとTE-371はスタンバイ状態になる（図3）．設定内容を確認して，正しければ[プライミング]ボタンを押して延長チューブを薬液で満たす．設定内容を修正する場合は（F3）ボタンで元に戻り，やり直す．

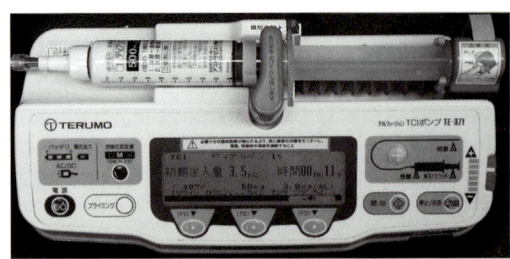

図1 ● TE-371と1％ディプリバン®注-キット

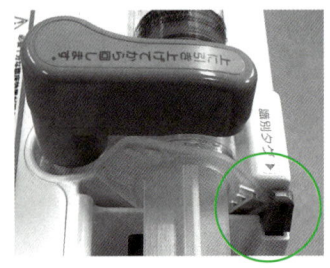

図2 ● 製剤のタグは識別タグの位置に正しく設置する

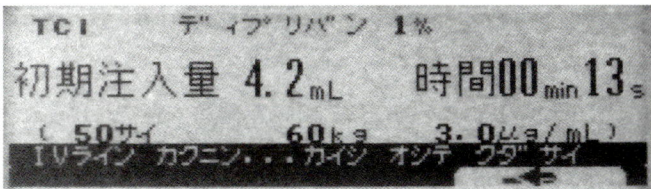

図3 ● 設定完了後，画面で内容を確認する

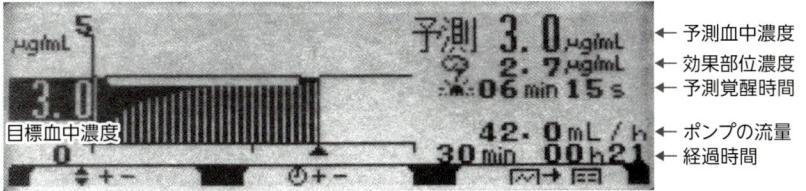

図4 ● TCI投与中の画面

● TCI開始〜維持

　[開始] ボタンを押すとTCI投与が開始される．初期注入量が1,200 mL/時で投与され，その後，持続投与に移行する．投与中は図4のような画面が表示される．ディプリフューザーTCIは血中濃度をターゲットとするTCIであるが，効果部位濃度の動きを見ながら目標血中濃度を調節することを心がける．

　目標血中濃度を変更する際は，設定ダイアルを回して画面左の目標血中濃度の表示を変更し，**OKが点滅している10秒以内に** [開始] ボタンまたは（F1）ボタンを押して確定する．確定しなければ目標血中濃度の表示は元に戻り，設定変更は行われない．

　[停止] ボタンを押して変更操作を行ってもよいが，投与停止せずに目標血中濃度を変更する上記の方法が便利である．

● シリンジ交換

　[停止] ボタンを押して（残量警報が鳴った場合は2回押す）投与を停止し，新しいシリンジと交換する．製剤が認識され，画面にディプリバン1％と表示が出るのを確認して [開始] ボタンを押す．シリンジ交換中は投与が停止して血中濃度が低下するため，**再開直後にボーラス投与が行われ血中濃度が補正される**．

● 覚醒時の操作

　患者を覚醒させる際は目標血中濃度を0.1 μg/mLに変更する．プロポフォールの投与が停止し，血中濃度および効果部位濃度が低下を始める．画面の予測

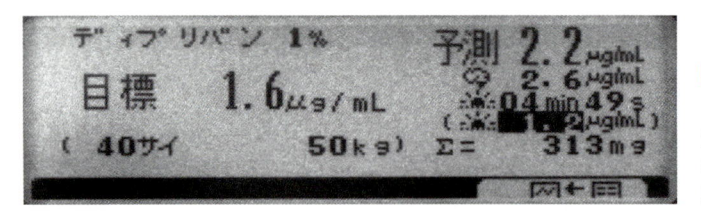

図5 ● TE-371の情報画面

覚醒時濃度（画面では1.2 μg/mL）は変更することができる

　覚醒時間は予測血中濃度が"覚醒時濃度"まで低下するのに要する時間であり，あくまでも参考である．効果部位濃度が覚醒時濃度に低下するには2～5分の追加時間が必要である．

　なお，覚醒時濃度はポンプ起動時に1.2 μg/mLに設定されている．この設定を変更する場合は（F3）ボタンを押して情報画面に切り替える（図5）．ダイアルを回して覚醒時濃度を変更し，（F1）ボタンで確定する．

● プライミング ボタンの使い方

　TE-371の プライミング ボタンによる注入は血中濃度の計算に使用されない． プライミング ボタンは麻酔の準備段階などで注入ラインを満たすためのみに使用し，TCI開始後は投与目的で使用してはいけない．体動や血圧上昇などで短時間に血中濃度を上げる必要がある場合は，一時的に目標血中濃度を高く設定することで対処する．

● 麻酔導入前に 開始 ボタンを押してしまったら

　もし，麻酔導入前の準備段階で 開始 ボタンを押してしまった場合は，一旦電源を切り，最初から設定をやり直す（キット製剤はそのまま使用できる）．電源を切らずにそのまま麻酔導入を行うと，ポンプが認識している量の一部が投与されないことになり，実際の血中濃度は画面表示よりも低くなる．

Point

- ☑ 製剤（1％ディプリバン®注-キット）の青色タグをTCIポンプの識別タグの位置に正しく設置して，ポンプに認識させる．
- ☑ プライミング ボタンは注入ラインを満たす目的のみに使用し，投与目的で使用してはいけない．
- ☑ 画面の予測血中濃度，効果部位濃度の動きに注目して麻酔管理を行う．

〈内田　整〉

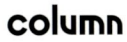

体重が不明の場合，体重がTCIポンプの設定範囲外の場合

　TCIポンプは体重を入力しないと動作しない．また，TE-371に設定できる体重は30〜150 kgである．体重が不明，あるいは設定範囲外の場合は以下の方法で対応する．

　体重が不明の場合は体格からおおよその体重を予測してポンプに設定し，TCI投与を開始する．標準的な目標血中濃度（3〜4 μg/mL）で麻酔導入を行い，就眠時の効果部位濃度や脳波モニタリングを参考にして目標血中濃度を調節する．後ほど体重が判明した場合は，目標血中濃度に［仮の体重］÷［正しい体重］をかけて補正すれば"正しい"目標血中濃度が得られる．

　患者の体重がTE-371の設定範囲外の場合は，n倍の体重をポンプに設定して，目標血中濃度をn分の1に補正することで対応できる．例えば，体重200 kgの患者の場合はTE-371の設定時に100 kgを入力する．その場合，画面に表示される濃度を2倍した値を基準として麻酔管理を行う．

〈内田　整〉

第1章 TIVAを行うために必要な知識　❷TCIポンプと輸液回路

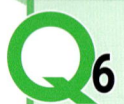 TCIでは，TCIポンプ以外からプロポフォールを投与してはいけないのはなぜですか？

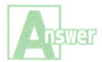

　TCIポンプは，自らが投与した量がすべて，かつ唯一の経路で患者に投与されるという前提で血中濃度を予測して投与速度を制御する．三方活栓の側管など，TCIポンプ以外からの投与は濃度計算に関与しない．また，テルモ社のTCIポンプ，TE-371では，プライミングボタンによる投与も濃度計算に含まれない（**Q5**）．

　濃度計算に関与しないプロポフォール投与があると，その分だけポンプの表示よりも血中濃度が高くなり，循環動態に影響が出たり，覚醒遅延の原因になり得る．したがって，TCIによる麻酔管理では，TCIポンプ以外の経路からプロポフォールを投与しないことが鉄則である．

◆ TCIポンプ以外からの投与と血中濃度への影響

　では，TCIポンプ以外の経路から投与されたプロポフォールは，どの程度，血中濃度に影響するのだろうか？　図はプロポフォール0.2 mg/kg，1 mg/kg，2 mg/kgのボーラス投与後の血中濃度である．TCIポンプ以外からプロポフォールが投与されると，ポンプ画面に表示される血中濃度よりもグラフで表した分だけ実際の濃度が高くなると考えて良いだろう．図に示すように，血中濃度に及ぼす影響は投与直後では大きいが時間とともに小さくなる．ボーラス投与量が1 mg/kgでは60分以内に，また，2 mg/kgでも90分以内に血中濃度への影

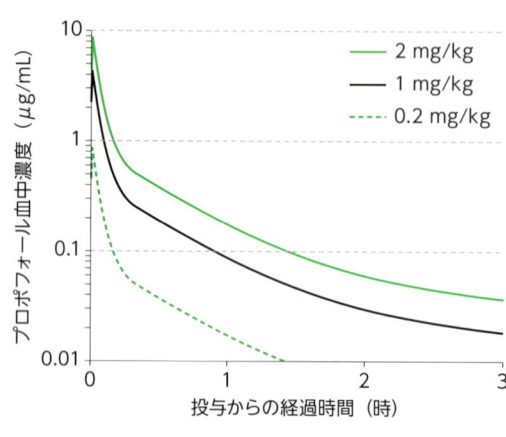

図 ● プロポフォール0.2 mg/kg，1 mg/kg，2 mg/kg投与後の血中濃度

響は0.1μg/mL以下になる．また，ボーラス投与量が0.2 mg/kg（約1 mL）では，実質的な血中濃度への影響は10分程度である．

◆ TCIポンプ以外の投与に対して，目標血中濃度の補正をどうするか？

　一旦，生体に投与されたプロポフォールは元に戻すことができない．特に，投与からしばらくは血中濃度への影響が大きいため，TCIポンプ以外からのプロポフォール投与に対してポンプ側で目標血中濃度を補正する（目標血中濃度を低くする）必要もある．

　しかし，補正量を計算しながら目標血中濃度を調節することは簡単ではない．脳波モニタリングで鎮静度を評価して補正を行う方法が現実的である．また，循環動態への影響に対しては，輸液負荷と血管収縮薬で対処する．

　TCIポンプ以外の投与から時間が経過すると血中濃度への影響は小さくなる．例えば，麻酔導入に際して三方活栓からプロポフォールが投与された場合，投与量が少なければ，手術終了の頃には血中濃度への影響は誤差範囲になり，その時点では目標血中濃度を補正する必要はほとんどないと考えてよい．

　プライミングボタンで投与されたプロポフォールに対しては1〜2 mLであれば目標血中濃度を補正する必要性は小さいが，投与がくり返されると血中濃度への影響が大きくなる．したがって，このような操作は行うべきではない．

Point

- ☑ TCIポンプは自らが投与した量のみで濃度計算を行っているため，TCIポンプ以外からの投与があると実際の血中濃度がポンプに表示される濃度よりも高くなる．
- ☑ 1〜2 mg/kgのプロポフォールをTCIポンプ以外から投与すると，直後では血中濃度への影響が大きく，鎮静度や循環動態に影響する可能性がある．

〈中尾正和，内田　整〉

第1章 TIVAを行うために必要な知識　2 TCIポンプと輸液回路

Q7 TCIポンプがない場合，TIVAはできないのでしょうか？

Answer

　TCIポンプがなくても通常のシリンジポンプを使用してTIVAを行うことが可能である．ただし，単純にプロポフォールの投与速度を変更する管理ではなく，薬物動態シミュレーションを活用して濃度を指標にすること，脳波モニタリングで鎮静度を評価することが重要である．

◆ ボーラス＋ステップダウン法でプロポフォールを投与

　TCIを行わない場合，プロポフォール投与はボーラスと持続投与の組み合わせになる．すなわち，最初のボーラス投与で血中濃度を目標値まで上げ，その後は投与速度を段階的に下げる持続静注（ステップダウン）により目標血中濃度を維持する．マニュアル操作では，TCIポンプのように投与速度を短い間隔で変更することは実質的に不可能であるため，目標血中濃度には少し幅をもたせる．
　薬物動態に基づくプロポフォール投与方法を最初に考案したのは英国ブリストル大学であり，その方法は"10-8-6投与法"として知られている[9]（図）．これは血中濃度がほぼ3μg/mLを維持する投与方法で，現代でもTCIを使用しないプロポフォール投与方法の基本である．オリジナルでは，投与開始から20分以降の

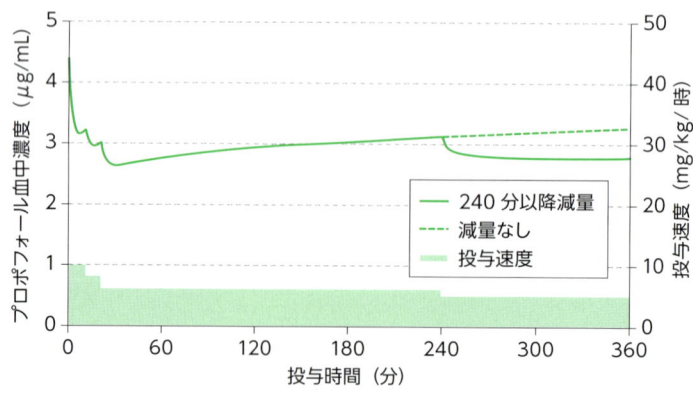

図●10-8-6投与法の薬物動態シミュレーション
プロポフォール1 mg/kgのボーラス投与に続き，10 mg/kg/分（10分）→ 8 mg/kg/分（10分）→ 6 mg/kg/分の持続投与を行う薬物動態シミュレーション．シミュレーションにはディプリフューザーに実装されているMarshモデルを使用．このスケジュールでは，投与時間が延長すると次第に血中濃度が上昇する（----）．開始から3〜4時間以降で投与速度を減量（5 mg/kg/時）すると，さらに安定した血中濃度が期待できる．

表 ● 代表的なプロポフォールの投与方法（ボーラス+ステップダウン法）

	ボーラス（mg/kg）	ステップダウン（mg/kg/時）	維持期の投与速度（mg/kg/時）
成人	0.7〜1.5	10→8→6	5〜6
高齢者	0.5〜1.2	9→7→5	4〜5

　投与速度は6 mg/kg/時で一定であるが，時間が経過すると血中濃度が徐々に上昇するため，3〜4時間経過した時点でさらに投与速度を下げるほうがよいだろう．もちろん，BISなどで鎮静度を客観的にモニターすることは言うまでもない．

◆ 効果の個人差を評価して投与速度を調節

　ステップダウン法のプロポフォール投与速度は，目標血中濃度（μg/mL）×2＋4（mg/kg/時）で開始して10〜15分ごとに2 mg/kg/時ずつ減少させ，目標血中濃度（μg/mL）×2（mg/kg/時）で維持する方法が基本になる．**表**はボーラス＋ステップダウン法の代表例である．

　TCIを使用しない場合も，効果の個人差を考慮してプロポフォールの投与速度を調節する．具体的には，麻酔導入時に，就眠時のプロポフォール効果部位濃度（Ce_{LOC}）を推定して（**Q23**），麻酔維持中の投与速度の参考にする．麻酔維持中の血中濃度の目標範囲はCe_{LOC}＋1.0 μg/mLが基準になる．

◆ 鎮静度を下げる場合

　TCIでは目標血中濃度を下げると一時的に投与が停止して，最短時間で新しい目標血中濃度に到達するように動作する．しかし，マニュアルによる投与速度の管理では，投与を停止した後，再開を忘れると術中覚醒のリスクになる．TCIを使用しないTIVAで鎮静度を下げる際には，制御に時間がかかっても単純に投与速度を下げる方法がよいだろう．

　手術室内で薬物動態シミュレーションソフトが利用できる環境であれば，リアルタイムにプロポフォールの血中濃度／効果部位濃度をチェックすることができる．濃度を知ることができれば，ステップダウン法を基本にして投与速度の調節を行い，さらに精度が高い鎮静度の管理も可能だろう．

Point

- ☑ TCIポンプがない場合は，ボーラス＋ステップダウン法でTIVAを行う．
- ☑ TCIを使用しない場合でも，薬物動態シミュレーションを活用して濃度を指標とする投与を行い，脳波モニタリングで鎮静度を評価する．

〈内田　整〉

第1章 TIVAを行うために必要な知識　2 TCIポンプと輸液回路

Q8 輸液回路やシリンジの準備で気をつけることを教えてください

Answer

静脈内に投与した薬物は，静脈を経由して生体内の標的臓器に到達してはじめて効果を発揮する．特に，TIVAでは薬物の投与経路である静脈ルートが不確実であると効果が不十分になり，浅麻酔，さらには術中覚醒の原因になる．したがって，輸液回路やシリンジの準備では，薬物が確実に静脈内に投与されるように細心の注意を払う．

◆ 静脈確保と輸液回路

確実な静脈ルートを確保することはTIVAの基本である．静脈確保は関節の動きなどで滴下が妨げられない部位を選択する．静脈カニューラと輸液ラインの接続は他人に任せず，麻酔科医自身が確実に行う．

● 輸液回路には逆流防止弁を挿入する

輸液回路の基本構成は通常の麻酔管理と変わらないが，**TIVAでは投与した薬物が輸液製剤内に逆流することを防ぐために逆流防止弁（図）を挿入する**．挿入位置は輸液回路と薬剤ルートとの合流部より上流である．薬剤ルートを接続する三方活栓はできるだけ患者に近い位置が望ましいが，手を巻き込むような体位では麻酔科医が目視できる位置に設置する．

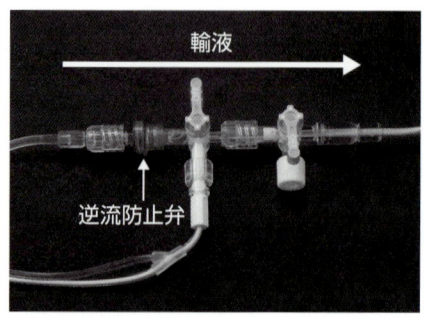

図 ● 逆流防止弁の位置

TIVAでは2種類（筋弛緩薬を持続投与する場合は3種類）の薬物を持続投与するため，三方活栓の数が増える．TIVAに特化した2連または3連の延長チューブ※が便利である．

※テルモ社TIVA（全静脈麻酔）用マルチ延長チューブ
https://www.terumo.co.jp/medical/equipment/me121.html

◆ シリンジの準備と交換

　麻酔薬のシリンジに延長チューブを接続した後は確実にラインを薬液で満たす．準備から麻酔導入まで時間があるときは，延長チューブの先端を高い位置に置いておく．延長チューブの先端がシリンジより低い位置にあると薬液が床に漏れることがある．

　延長チューブを三方活栓に接続する際には，再度ポンプから早送りをして，チューブ先端まで薬液が届いていることを確認する．**レミフェンタニル用のシリンジポンプは麻酔開始前に積算量をクリアしておく**．これは，麻酔導入中にレミフェンタニルの投与量を把握するために役に立つ．

　シリンジ交換に際しては，シリンジのプランジャーとポンプの押子の"遊び"（機構上の隙間）に注意する．特に，レミフェンタニルのように時間流量が少ない場合，"遊び"が大きいと交換後しばらくは薬液の注入が行われない状況も起こり得る．新しいシリンジをポンプに設置した後，ポンプの 早送り ボタンを押してシリンジから薬液が排出することを確認して延長チューブを接続することが推奨される．

Point

- ☑ 確実な静脈ルートはTIVAの基本である．
- ☑ 輸液回路には逆流防止弁を挿入する．
- ☑ レミフェンタニルのように時間流量が少ない薬液では，シリンジ交換時にプランジャーとポンプの押子の"遊び"が出ないように注意する．

〈内田　整〉

第1章 TIVAを行うために必要な知識　3 TIVAと脳波モニタリング

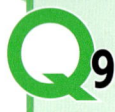

TIVAにおけるBISモニターの基本的な使い方, 見方を教えてください

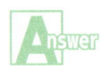

　BISモニターを使用する際にはBIS値だけでなく同時に表示されるSQI（signal quality index），EMG（筋電図），SR（suppression ratio）や脳波波形をみて総合的に判断することが重要である（表）．BIS値は測定値ではなく推定値であるため，典型的な脳波波形を示している場合でなければその信頼性は高くない[10]．BISモニターを使用する際には画面中央に脳波波形が表示されるように設定し，成人では25 μV/divのスケールにしておくとよい（図1）．図2Aのように振幅の大きな10 Hz前後の周波数の波形が優位であればほぼ適切な麻酔レベルであり，BIS値も信頼してよいと判断される[11]．図2Bのように，脳波振幅が10 μV未満であるような場合にはBIS値にはそれなりの誤差が含まれる．

　筆者はオピオイドを使用せずに麻酔導入を行い，応答消失時のプロポフォールの効果部位濃度を参考に，BISモニターで微調整するという方法を基本スタ

表　BISモニターに表示されるパラメータ

パラメータ名	パラメータの説明	麻酔維持中の適正値	その他
BIS	BIS値	40～60とされているが，典型的な脳波波形を示していない場合には信頼度が低下する	
SQI	脳波へのアーチファクト混入の程度	100%が理想．80%以上が許容範囲	1分間の脳波波形のうちパラメータ算出に使われた脳波のエポック（2秒の脳波断片）の比率を示す
EMG	筋電活動（dB）70～110 Hzのパワーを示す	30dB未満	EMGが混入すると意識レベルに関係なくBIS値は高値を示す
SR	1分間の脳波波形のうち0.5秒以上持続する平坦脳波（振幅が5 μV未満）の割合（%）	0	SRが0でない場合には本当にburst and suppressionが生じているかどうかを波形で確認すること．また，脳虚血の可能性がないか確認することも重要

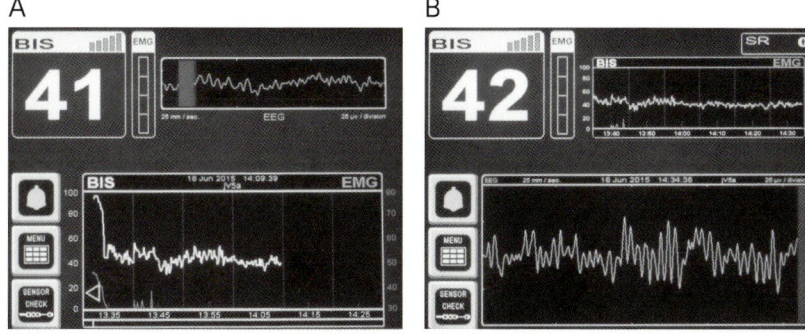

図1 ● (A) A3000の起動時の画面，(B) 画面設定を変更して脳波波形を中央に大きく表示し，SRも合わせて表示
画面設定を変更することにより，脳波波形を観察しやすくなる

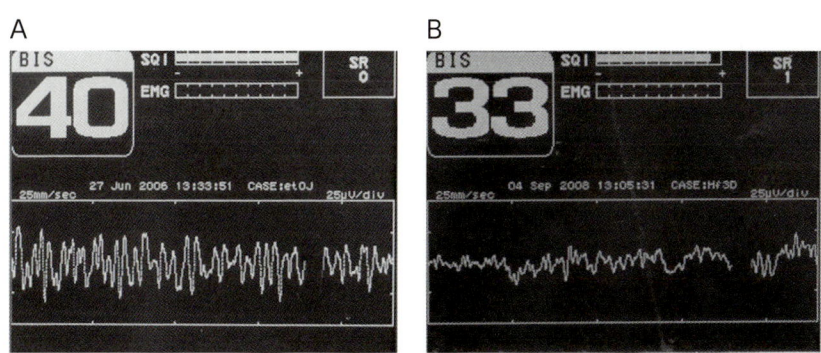

図2 ● プロポフォール麻酔中のBIS画面
(A) は振幅が大きくBIS値は信頼できる．(B) は振幅が小さくBIS値に誤差が含まれる

ンスとしている．**執刀までにプロポフォールの維持濃度を決定し**，原則としてこれを維持しながら鎮痛薬を調節する．

◆ 脳波波形を参考にする

　図3は61歳女性のTIVA中の脳波波形である．図3Aは振幅も小さく波の幅も狭い脳波である．この波形は覚醒直前のものであるが，このような波形が術中に認められた場合には麻酔は浅いと判断し，プロポフォールの投与経路を確認した後に，必要であればプロポフォールの目標濃度を高くする．図3Bは睡眠紡錘波とよばれる10 Hz前後が優位に認められる状態であり，麻酔レベルは

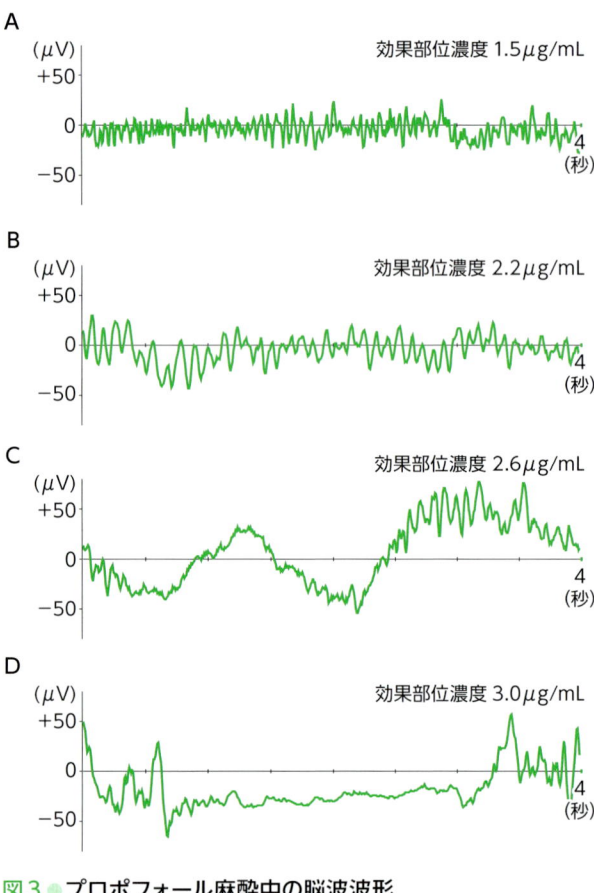

図3 ● プロポフォール麻酔中の脳波波形
(A) 浅い鎮静レベル，(B) 臨床麻酔レベル，(C) やや深い麻酔レベル，
(D) Burst and suppression

適正と考えられるものである[12]．睡眠紡錘波は鎮痛が不足していると消失し，この波形よりも先端の尖った波形を示すようになることが多い．波の形にも注目していれば脳波によって鎮痛のコントロールを行うことも可能である[13]．ただし，睡眠紡錘波には個人差があり，適切なレベルと考えられる麻酔レベルを維持しても優位とならない場合もあるので，この波形が見えないからといって不適切であるとは判断できない[14]．図3Cはやや深いレベルの脳波波形である．基線が揺れているのはデルタ波が混在しているからであり，一部に平坦脳波に近い波形が認められる．

執刀前の脳波の振幅が15μVを超える程度あればBIS値を参考にしてもよいが，低振幅の場合はBIS値の信頼度が低下する．一度，深麻酔時に認められるburst and suppressionパターン（平坦脳波と高振幅速波が交互に出現）が出現する（図3D）までプロポフォール濃度を上昇させ，そのときの濃度の80％程度の濃度を維持濃度とするのも1つの方法である．

術中はオピオイドの濃度調節を主体とし，**脳波波形を参考に必要と判断した場合にのみプロポフォール濃度を調整**する．EMGなどの高周波ノイズが混入するとBIS値は意識レベルに関係なく高値を示すため，モニター画面のEMGのバーに注意する．

Point

- ☑ BIS値だけでなく，SQI，EMG，SRなど他のパラメータや脳波波形を総合的に判断することが重要である．
- ☑ 執刀までにBIS値や脳波波形から適切と考えられる目標血中（効果部位）濃度を推定する．
- ☑ 術中ははっきりした理由がない限りプロポフォールの目標濃度は固定し，適切な鎮痛が得られるように努める．

〈萩平　哲〉

第1章 TIVAを行うために必要な知識　❸ TIVAと脳波モニタリング

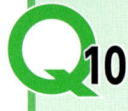
麻酔中に**BIS値が上昇**した場合の対応を
教えてください

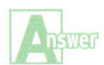

　　　　　大切なことは本当に麻酔が浅くなったのかどうかを見極めることである．さらには鎮痛が不足していないかを判断することである．BIS値はいろいろな要因で変化する．**「BIS値＝鎮静度」とは限らない**ことを理解しなければならない．術中にBIS値が上昇する主な原因は以下の3つである．**①本当に麻酔が浅くなっている，②EMG（筋電図）や高周波ノイズが混入している，③鎮痛が不足している**．なお，鎮痛が不足している場合にはEMGが混入することも多い．

◆ 麻酔薬の適切な投与，ノイズやEMGの有無を確認

　　BIS値が上昇した場合の対応として，まず，最初に**プロポフォールやオピオイドが正しく投与されているかどうか**を確認する．点滴ボトルは空になっていないか，輸液路がどこかで外れていないか，静脈留置針の刺入部位で点滴漏れはないか，などを確認する．TIVAで最も問題となるのは薬物が適切に投与されていない場合であり，術中覚醒の原因になるため最初にこの点を確認する．薬物が正しく投与されていることが確認できたら，**電気メスのノイズやEMGの混入がないか**確認する．薬物が適切に投与されているのにEMGが混入する主な原因は鎮痛不足である．フェンタニルの追加投与あるいはレミフェンタニルの投与速度を上昇させることで対処する．これでもEMGのバーが消えない場合には筋弛緩薬の追加投与（成人ではロクロニウム 10 mg）を行いBIS値や脳波の変化を確認する．

◆ 脳波波形を観察

　　ノイズもEMGも混入していないなら，脳波の波形をよく観察する．低振幅速波が主体であるなら浅麻酔になっていると判断されるので，プロポフォールの目標血中濃度を上げてBIS値や脳波の変化を観察する．脳波の振幅が10 μV以上あり，波の幅が狭く（速波）なければそのまましばらく様子をみてもよい．心配ならプロポフォールの目標血中濃度を上昇させ，脳波波形やBIS値の変化を観察する．

　　図Aは電気メスのノイズが混入したときのものであり，EMGのバーが長く延びているが脳波波形にノイズが混入しているのが見てとれるため，判別可能である．この状況では，脳波の振幅は小さくないのでこのまま経過観察でよいと

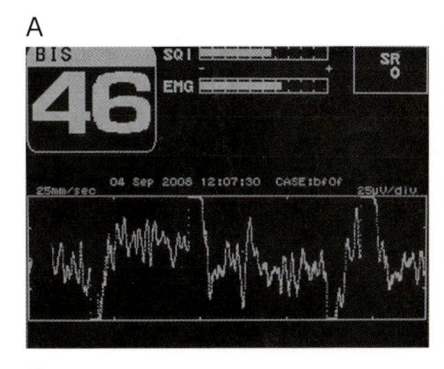

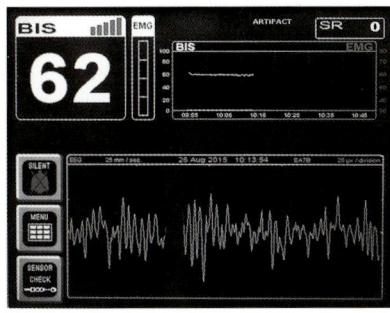

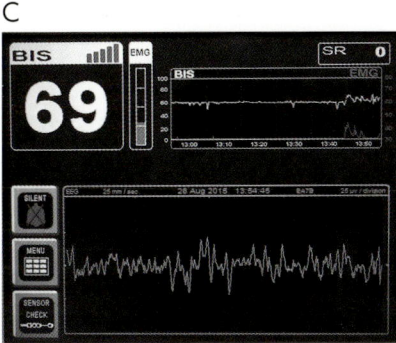

図 ● 電決メスの干渉とEMGの混入

A2000では写真のように電気メスによって脳波波形は障害されるが（図A），A3000ではARTIFACT表示はされるものの波形への影響はわずかである（図B）．EMGが混入した場合にはBIS値は高値を示す（図C）．

判断される．最新のA3000では電気メスのノイズに強くなっており，画面に"ARTIFACT"の文字は表示されるが，脳波波形の影響は最小限である（図B）．一方図CはEMGが混入している画面である．長くはないがEMGのバーが延びており波形全体に細かいノイズが連続して混入していることが判断できる．脳波波形では振幅は大きく鎮静が不足しているとは判断されないが，やや尖っているように見えることからも鎮痛が不足していることが示唆されるものである．このような場合はオピオイドの追加を行うのが第1選択である．

Point

- ☑ 輸液路を確認して麻酔薬が確実に投与されていることを確認することが第1である．
- ☑ 第2としてEMGや高周波ノイズの混入がないかどうか確認する．
- ☑ EMGの混入や脳波変化が生じる主な原因は鎮痛不足であるから，鎮痛薬を追加し状況を判断する．

〈萩平　哲〉

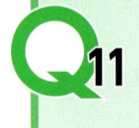

Q11 プロポフォールの目標濃度が適切にもかかわらず、BIS値が異常に低い（20〜30台）場合はどう判断すればよいでしょうか？

Answer

まずはTCIポンプの体重設定を確認する．体重を本来よりも大きく設定していれば目標濃度が適切と思われても実際の血中濃度は高くなってしまう．

BIS値が20〜30を示す状況は1つではなく，次に示すようないくつかの原因がある．① **Q9の図3D**のようなburst and suppressionパターンが出現している場合，② **Q9の図3C**のようなやや深麻酔時に認められるpre-burstと呼ばれる脳波パターンの場合，③ 脳波振幅が全体に小さく目視上suppressionではないが，機器がsuppressionと判定してしまう場合，④ 振幅の大きなデルタ波が混入している場合，などが考えられる．これらを鑑別するために脳波波形を確認する．

◆ Burst suppressionパターンの場合

①であれば麻酔が実際に深いか，もしくは低血圧などによって脳虚血が生じている可能性がある．術前値よりもかなり血圧が低下した状態であるなら少量のフェニレフリンやエフェドリン，エチレフリンなどで血圧を上昇させてみて脳波の変化を観察する．未治療の高血圧を有する患者では血圧がそれほど低くなくても脳虚血をきたすこともあり得る．Morimoto[15]らはセボフルランで麻酔を行った腎不全患者において，収縮期血圧が110 mmHg程度に低下した時点で**Q9の図3D**のような脳波波形を示してSR値が上昇，BIS値が低下しており，血圧を130〜140 mmHgに上げたところSR値は低下してBIS値が回復した症例を報告している．また，心臓外科手術などでは人工心肺中の低体温時や灌流圧が低い状態で脳波が同様の変化を示すことがあり，そのような場合にもBIS値は低くなる．また，筆者は術中に突然BIS値が0になり，術後に脳出血が判明した経験もある．脳波が平坦化してもノイズの混入があるとBIS値は0にならず20〜30程度の値を示すこともあるため，このようなトラブルも念頭に置いて瞳孔径を確認することも鑑別の1つである．

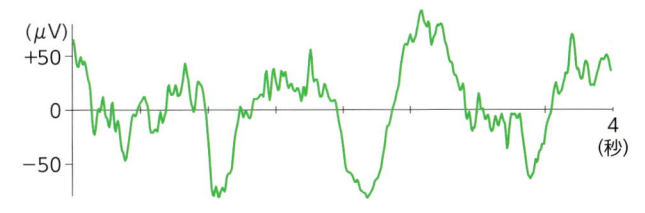

図 ● Paradoxical arousal現象時の脳波波形

◆ Pre-burstパターンの場合

　②であれば，BIS値は脳波波形，ひいては鎮静状態をほぼ適切に反映していると考えられるので，TCIポンプの目標血中濃度を0.2〜0.3 μg/mL程度低下させて様子をみるとよい．心拍数の減少などにより心拍出量が低下した場合には，TCIポンプの設定が不変であっても実際のプロポフォールの血中濃度は上昇する．また，1,000 mL前後の出血に対して輸液もしくは赤血球濃厚液で補っていた場合では血清蛋白の低下により蛋白非結合のフリーのプロポフォールが増加し，作用は増強する．

◆ 目視上suppressionではないがsuppressionと判定される場合

　③の状況は高齢者においてプロポフォールとレミフェンタニルの組合わせでTIVAを行った場合に時折認められる．このような場合には脳波波形の時間軸方向の幅を観察して脳波の主要周波数を観察する．Q9の図3Aに近いような幅の狭い速波が多い場合には実際には麻酔が浅く覚醒に近い状況であることが考えられるため，TCIポンプの目標血中濃度を0.5 μg/mL程度上昇させて脳波変化を観察する．もし明らかにsuppressionと思われる波形が出てくるようであれば設定を元に戻し，そうでない場合には経過観察してもよい．このような波形の場合には鎮静度を詳細に推定することは難しく，状況が許すなら一度suppressionが認められるまでプロポフォールの目標血中濃度を上昇させてみるのが1つの解決策である．TIVAに慣れていなければセボフルランへ変更することを考慮してもよい．

◆ 振幅の大きなデルタ波が混入している場合

④が麻酔維持中に認められる可能性は低いが，鎮痛が不足していてparadoxical arousalと呼ばれる現象が生じている可能性があるため，フェンタニルの追加投与もしくはレミフェンタニルの投与速度の上昇を行い，脳波変化を観察する[16]．

麻酔中に強い侵害刺激が加わったときに巨大なデルタ波が出現し，BIS値やスペクトル端周波数95％（SEF95）など低下する現象を言う．本来であれば侵害刺激によって意識レベルは上昇すると考えられ，その結果としてBIS値やSEF95は高くなるのが自然と考えられるが，これに反して両方とも低下することからこのような呼び名が付けられている．図にparadoxical arousal現象時の脳波波形を示す．時にはBIS値が10～20程度までSEF95は6～10 Hz程度まで低下することがある．

Point

- ☑ 体重や目標濃度など，TCIポンプの設定を今一度確認する．
- ☑ **burst and suppression**が認められる場合には，深麻酔と脳虚血の両方に注意する．
- ☑ 巨大なデルタ波が認められる場合には，paradoxical arousalを考慮し鎮痛を増やす．

〈萩平　哲〉

第1章 TIVAを行うために必要な知識　❸ TIVAと脳波モニタリング

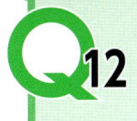

Q12 プロポフォールの濃度を上昇させてもBIS値が高いままの場合，吸入麻酔薬に変更すべきでしょうか？

Answer

　Q10と同様のステップで確認する．まず行うべきことは**プロポフォールが適切かつ確実に投与されているかどうかを確認**することである．特にプロポフォールの濃度を上昇させてもBIS値が高いときには薬物が正しく投与されていない可能性を第1に考えなければならない．輸液路に不備があり麻酔薬が適切に投与されていなかった場合，すぐ修復できないなら一時的に吸入麻酔薬を追加することはオプションの1つである．簡単に解決できるなら輸液回路の接続を修復し，プロポフォールの目標血中濃度を一時的に高くして浅麻酔の状態から脱却することをめざす．プロポフォールの投与開始からおよそ1時間以上が経過していれば以前の目標濃度に戻せばほどなく元の状態に近い状態に復帰させることが可能である．もちろん厳密には投与されていたはずのプロポフォールの一部が投与されなかったため実際の濃度は予測濃度よりも低くなる．しかし，回路外に漏れたプロポフォールが少量であれば，多くの場合には誤差の範囲と考えてよい．

　次にEMGや高周波ノイズの混入の有無を確認する．Q10と同じく脳波波形やEMGのバーなどからノイズの混入の有無を判断し，EMGが混入している場合には鎮痛薬の追加投与の後，必要に応じて少量の筋弛緩薬を追加する．基本的には脳波振幅が10μV以上あり，波の幅が狭く（速波）なければ鎮静度はおおむね適正であると判断してそのままTIVAで管理しても問題ないと考えられる．短期間の脳波波形だけから麻酔効果を正確に見積もることは困難であり，難しい場合には麻酔薬濃度を上昇させたときの変化などを参考にすべきである．もちろん，**脳波の判読に不慣れであり，かつ吸入麻酔でも問題がないケースでは，吸入麻酔薬への変更を考慮してもよい．**

Point

- ☑ 輸液路を調べて，麻酔薬が確実に投与されていることを確認することが第1である．
- ☑ 第2としてEMGや高周波ノイズの混入がないかどうか確認する．
- ☑ BIS値を含めた脳波による判断が困難なら吸入麻酔への切り替えを考慮してもよい．

〈萩平　哲〉

第1章 TIVAを行うために必要な知識　3 TIVAと脳波モニタリング

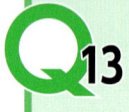

Q13 オピオイド，特に高用量のレミフェンタニルは脳波やBIS値にどのように影響しますか？

Answer

　臨床麻酔レベルのオピオイド（フェンタニル，レミフェンタニルでは1.0〜3.0 ng/mL程度）それ自体は脳波にほとんど影響しない[17]．もちろん侵害入力が加わっている場合にはそれを遮断して脳波を本来の鎮静状態のときのそれに戻す作用はある．一方，高用量のオピオイド（フェンタニル，レミフェンタニルで10 ng/mL以上）では脳波は徐波化し，BIS値は低下することもある．しかしながらBIS値が低下しても覚醒している可能性が十分にある点がプロポフォールや揮発性吸入麻酔薬によるBIS値低下とは大きく異なる．したがって，高用量オピオイドを併用したTIVAではBIS値が低いことを理由にプロポフォール濃度を下げていくと，手術中に体動もなく循環動態が安定していても術中覚醒する危険性がある．これはKatohら[18]のセボフルラン麻酔時のMAC，MAC-awake，MACbarのアイソボログラムの重ね合わせを考慮すれば容易に理解できる現象である．

　したがって高用量オピオイドを併用した場合には，脳波やBIS値は鎮静の参考とすることは危険である．脳波モニタリングの立場からは，鎮静の評価ができる程度の適切なオピオイドを併用したバランス麻酔を行うことが推奨される．

Point

- ☑ 通常，臨床量のオピオイドはそれ自体では脳波に影響しない．
- ☑ 高用量オピオイドを使用した場合には，脳波は徐波化しBIS値は低下するが，必ずしも鎮静度を反映しない．
- ☑ 現時点で高用量オピオイドを使用する合理的理由はなく，脳波モニタリングが活用できる適切なオピオイドを併用したバランス麻酔を行うべきである．

〈萩平　哲〉

第1章 TIVAを行うために必要な知識　❸TIVAと脳波モニタリング

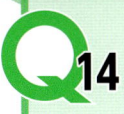

Q14 プロポフォールにケタミンやミダゾラムを追加した場合，脳波やBIS値にどのように影響しますか？

Answer

　複数の麻酔薬や鎮静薬を混合投与した際の脳波波形は非常に複雑であり，そのような状態で脳波から鎮静度を推定することはしばしば困難である．プロポフォールと揮発性麻酔薬を混合投与した場合には，その作用機作が類似していることからある程度脳波モニターが役に立つと考えてよいが，本稿タイトルにあるケタミンやミダゾラムを併用した場合には難しい．

　ケタミンを単独で投与した場合，脳波波形は30〜40 Hzという通常のベータ波（β波）よりもさらに速い波が主体の波形を示す．時には低周波数帯域のシータ波（θ波）や巨大なデルタ波（δ波）が認められることもある．一般に，プロポフォールや揮発性麻酔薬にケタミンを加えると，プロポフォールなどによって生じている睡眠紡錘波の基本周波数が高くなる[19]．このために，ケタミンを加えたことによって（おそらくは）鎮静は深くなっているはずだがBIS値は上昇し，数値的には鎮静が浅くなったように計算される．プロポフォールと，フェンタニルやレミフェンタニルによるTIVAに0.3 mg/kg/時程度のケタミンを加えた場合には，BIS値が60を少し超える程度でも適切な麻酔となっていることが多い．他稿でも解説しているように**BIS値だけを指標とすることは危険**であり，**さらに睡眠紡錘波が認められているかどうかなどを参考に判断する**ことが重要である．

　ミダゾラムにプロポフォールを加えた場合の脳波波形はほぼプロポフォール単独時のそれに近いが，実際の鎮静度がどの程度であるかを判断するのは難しい．脳波から判断されるよりも鎮静は深い可能性が高いが詳細なデータはない．

Point

- ☑ 複数の麻酔薬や鎮静薬を同時に使用した場合は脳波モニターの信頼度は低下する．
- ☑ ケタミンを併用した場合は脳波全体の周波数が高くなるためBIS値は本来の鎮静度よりも高くなる．
- ☑ ミダゾラムとプロポフォールの併用では脳波波形上はプロポフォール単独に近いが，鎮静度を厳密に評価することは容易ではない．

〈萩平　哲〉

第1章 TIVAを行うために必要な知識　**3 TIVAと脳波モニタリング**

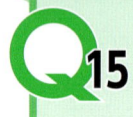

Q15 脳波電極の位置は鎮静度評価に影響するのでしょうか？

Answer

◆ 脳波波形は電極の位置により異なる

　基本的には**脳波波形は導出により異なるため，電極の位置は評価に影響**する．特にBISモニターは得られた脳波だけでなく，脳波データベースを多変量解析して得られた係数を用いてBIS値を算出している．したがって，この脳波データベースの構築に用いられたのと同じ脳波導出法を用いなければ，脳波から適切に麻酔薬の効果を推定することは困難である．BISセンサーを後頭部に貼付したり，顔面に貼付したりしている麻酔科医も存在するが，少なくともBIS値に関しては科学的には適切ではない．仮に本来の位置に貼付したセンサーから得られたBIS値と，それ以外の場所に貼付されたセンサーから得られたBIS値の間に相関が認められたとしても，測定原理を考えると，本来の部位以外の導出が鎮静度を正しく表示する保証はない．すなわち**BIS値算出のアルゴリズムが非公開である現状では，機器が推奨する導出により前頭部から得られたBIS値とそれ以外の部位から得られたBIS値が乖離する可能性は否定できない**からである．

　鎮静度が適正な状況で見られる睡眠紡錘波（**Q9**）は徐波睡眠Ⅱ期や麻酔中に前頭導出の脳波で優位になることが知られているが，後頭導出ではほとんど認められない．このように導出によって脳波は大きく異なる．適正な鎮静管理にはBIS値だけでなく脳波変化なども参考に判断すべきであるが，そのためには異なる導出での脳波波形が麻酔薬によってどのように変化するのか知っておく必要がある．

◆ BIS-Quatro™ センサー

　現在のBIS-Quatro™センサーはFpz-TA1（左側の場合）もしくはFpz-TA2（右側の場合）という導出を使用しており，これに加えて基準電極とEMGをキャンセルするために第4の電極が付加されている．メーカーの推奨する電極配置では，①がFpz，②がFp1（左）かFp2（右），③がTA1（左）かTA2（右）になる．麻酔中には左右の脳波は非常に似た波形を示すため左右による差は通常は問題とならない．脳波からパラメータを作成する際にはプラスとマイナスが逆転しても同じ数値が得られるため，図のようにセンサーを逆転して，先端を

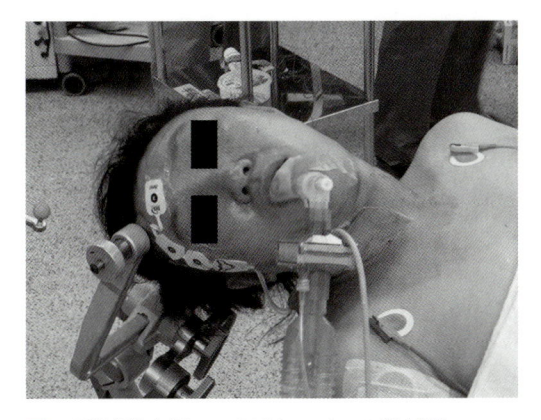

図 ● 脳外科症例でのBISセンサーの貼付例
前後を逆転してセンサーを貼付している

　中央のFpzの位置に，近位側をTA1もしくはTA2の位置に貼付することは許容される．この場合，EMGのキャンセリング効果に問題が生じる可能性は否定できないが，適切な麻酔が行われEMGが混入しない状況であれば無視できる．図は覚醒下開頭術の症例におけるBISセンサーの貼付例であるが，この症例ではさらにセンサーを透明なドレッシングでカバーして消毒液から保護している．脳外科や耳鼻科など頭頸部の手術ではこのような貼付方法を考慮してもよい．

　もう少し加えるなら前頭誘導であれば少々側方にずれても脳波波形は大きくは変わらないため，Fpzの位置をFp1もしくはFp2あたりに置いてもよい．反対に正中を跨いで両側に電極が配置される貼付では視床に由来するリズムが観測できなくなるため，BIS値にも影響が生じる．

Point

- ☑ 脳波波形は電極の位置によって異なることに注意する．
- ☑ BISモニターの場合には，所定の部位に電極を設置することが基本である．
- ☑ BISセンサーを逆向きに貼付することは1つのオプションである．

〈萩平　哲〉

第1章 TIVAを行うために必要な知識　❸ TIVAと脳波モニタリング

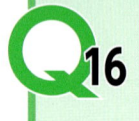

Q16 脳外科手術，耳鼻科手術のようにBISモニターの装着が困難な場合には，何を指標に鎮静度を管理すればよいでしょうか？

Answer

　解決策はいくつか存在する．第1の方法は麻酔導入時にBISセンサーを貼付しておき，術野の準備や消毒がはじまる前にBISモニターを参考に必要と考えられる目標濃度を見積もることである．その後はBISセンサーを外してもよい．**術中は執刀前に決定した目標濃度を固定し**，心拍数や血圧が上昇した場合には鎮痛が不足していると判断してフェンタニルの追加投与もしくはレミフェンタニルの投与速度を上げるようにする．薬物動態シミュレーションソフトなどを利用し，算出される効果部位濃度も参考にするとよい．

　第2の方法はBISモニターに頼らない方法である．オピオイドを使用せずにプロポフォール単独で麻酔導入を行い，就眠時の効果部位濃度を確認する．**維持濃度はおおよそ就眠時の効果部位濃度より0.8〜1.0 μg/mL程度高い濃度**とする（右ページのコラム）．ただし入室時に緊張している患者の場合，プロポフォールの効果部位濃度が上昇してもなかなか就眠が得られない場合がある．このような場合には就眠時のプロポフォールの効果部位濃度を過大評価している場合がある．したがって第1の方法の方が優先であり，同時に第2の方法を併せて行うのがよい．何らかの理由でBISセンサーの貼付が最初から困難である場合には，第2の方法をとらざるを得ない．**TIVAに慣れておらず，かつ，どうしてもTIVAでなければならない理由がない場合には吸入麻酔**による維持を考慮してもよい．

Point

- ☑ プロポフォール単独で応答消失が得られる効果部位濃度はプロポフォールの維持濃度の推定に有用である．
- ☑ 執刀前にBISモニターを用いて維持に必要なプロポフォールの目標血中濃度を決めることができればTIVAの維持に有用である．
- ☑ TIVAに慣れていない場合には，BISモニターが使用できなければ吸入麻酔による維持を考慮してもよい．

〈萩平　哲〉

column

BISモニターがない場合のTIVAの管理

　TIVAにおいて，TCIポンプによる血中あるいは効果部位濃度の管理とBISに代表される脳波モニタリングは，いわば，車の両輪である．BISモニターがない，あるいは装着できない場合は効果部位濃度を頼りに麻酔管理を行うが，いくつかの点で注意が必要である．

プロポフォールはTCIで投与する

　適正な鎮静度を維持するには効果部位濃度の管理が不可欠である．プロポフォールはTCIで投与を行い，画面に表示される効果部位濃度を指標にする．

就眠時効果部位濃度を確認してからオピオイドを開始する

　麻酔導入はプロポフォールから投与を開始し，就眠時の効果部位濃度（Ce_{LOC}）を確認した後にレミフェンタニルまたはフェンタニルを投与する．鎮静薬と鎮痛薬は相乗作用を示すため（**Q90**），オピオイドが投与されている状況でプロポフォールを開始するとプロポフォール単独よりもCe_{LOC}が低くなる．

　麻酔導入後は，TCIの目標血中濃度を$Ce_{LOC}+0.8～1.0\mu g/mL$に設定して維持を行うが，年齢が若い患者や侵襲が大きい手術では10～20％の"保険"をかけて，少し高めの目標血中濃度で維持することが推奨される．

十分な鎮痛を行う

　鎮静薬と鎮痛薬の相互作用を考えると，鎮痛が浅くなれば鎮静度も低下する．麻酔中は一定以上のレミフェンタニルを投与して，総合的に十分な鎮静を得るようにする．また，術野の状況が許せば筋弛緩薬の投与量を少し制限しておく．そうすることで，不意の鎮静または鎮静度の低下があれば体動で検出できる．

<内田　整>

第2章 TIVAによる麻酔管理　❶麻酔導入と維持

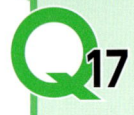

Q17 TIVAの麻酔導入から手術開始までの薬物投与と手順について教えてください

Answer

　TIVAによる麻酔導入で意識することは"濃度"の管理である．これは，投与量や血圧で管理してきた麻酔導入と大きく異なる．すでに，TIVAの麻酔管理については成書や講演などで多数紹介されている．ここではTIVAの初心者を想定して，筆者が行っている方法を中心にプロポフォールTCIとレミフェンタニルそれぞれについて，麻酔導入から手術開始までの投与方法を紹介する（図1）．なお，プロポフォールとレミフェンタニルの投与順序については，それぞれに長所と短所があるので（**Q18**），それらを理解したうえで麻酔導入を行う．

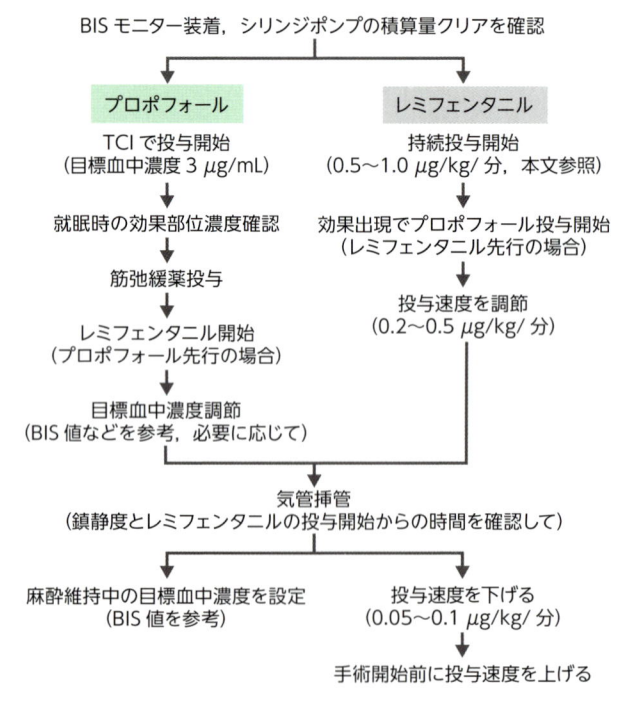

```
       BISモニター装着，シリンジポンプの積算量クリアを確認
              │                              │
              ▼                              ▼
        [プロポフォール]                [レミフェンタニル]
              │                              │
         TCIで投与開始                    持続投与開始
     （目標血中濃度 3 μg/mL）       （0.5～1.0 μg/kg/分，本文参照）
              │                              │
      就眠時の効果部位濃度確認       効果出現でプロポフォール投与開始
              │                    （レミフェンタニル先行の場合）
         筋弛緩薬投与                        │
              │                         投与速度を調節
         レミフェンタニル開始           （0.2～0.5 μg/kg/分）
     （プロポフォール先行の場合）
              │
         目標血中濃度調節
     （BIS値などを参考，必要に応じて）
                          │
                          ▼
                      気管挿管
           （鎮静度とレミフェンタニルの投与開始からの時間を確認して）
              │                              │
      麻酔維持中の目標血中濃度を設定       投与速度を下げる
         （BIS値を参考）              （0.05～0.1 μg/kg/分）
                                             │
                                    手術開始前に投与速度を上げる
```

図1 ● TIVAによる麻酔導入の手順

◆ プロポフォールの投与

　濃度を管理する立場からプロポフォールはTCIで投与する（Q3）．BISなどの脳波モニタリングは麻酔導入時から開始する．これは，就眠を患者の反応と脳波の両面から評価するためである．

　TCI投与開始時の目標血中濃度は3.0 μg/mLが一般的である．投与開始から1.5〜3分ほどで就眠するので効果部位濃度（Ce_{LOC}）を確認し，筋弛緩薬を投与する．プロポフォールから先に投与する場合は，この時点でレミフェンタニルを開始する．

　通常，TCIの目標血中濃度は気管挿管まで変更する必要はない．しかし，高齢者や循環予備力が低下した患者では，就眠確認後に目標血中濃度をCe_{LOC}の1.5〜2倍程度に下げることで麻酔導入時の血圧低下を軽減できる．逆に，効果部位濃度が上昇しても（1.5 μg/mL以上）就眠が得られない患者では目標血中濃度を4〜5 μg/mLに上げる．

　気管挿管のタイミングは鎮静度とレミフェンタニルの投与量（積算量，または投与開始からの時間）で判断する．挿管前に，プロポフォールの効果部位濃度がCe_{LOC}の2倍以上，また，BIS値が50以下であることを確認する．気管挿管後はBIS値が40〜50を維持するようにプロポフォールTCIの目標血中濃度を調節する．

◆ レミフェンタニルの薬物動態[20]と投与計画

　レミフェンタニルの持続静注では，標準体型の場合，投与速度（μg/kg/分）の約25倍が定常状態の血中濃度（ng/mL）になる．したがって，目標とする血中濃度を得るには，その25分の1の投与速度で持続静注すればよい．また，レミフェンタニルの血中濃度半減期は約3分であるので，開始から3分間の投与速度を2倍にすれば3分でほぼ維持期の血中濃度に到達する．

　レミフェンタニルの添付文書には，麻酔導入時に0.5 μg/kg/分（挿管刺激が強い場合は1.0 μg/kg/分）で持続投与する，と記載がある．しかし，"濃度"を管理するためには，一定速度の持続投与ではなく，目標とする濃度が得られるように投与速度を調節して麻酔導入を行う．気管挿管の刺激を抑制するレミフェンタニル効果部位濃度のEC_{50}，EC_{95}は，それぞれ4.6 ng/mL，6.0 ng/mLと報告されている[21]（プロポフォール効果部位濃度は3.4 μg/mL）．そこで，これらの濃度を目標として投与方法を計画する．

◆ レミフェンタニルの投与

図2は20歳，60歳，80歳（すべて，男性，165 cm，60 kg）を対象として，レミフェンタニルを最初の3分間は0.5 μg/kg/分，その後は0.25 μg/kg/分で持続投与する薬物動態シミュレーションである．60歳では投与開始から4〜5分で効果部位濃度がほぼ6 ng/mLに到達し，気管挿管に適した状態になる．しかし，レミフェンタニルの薬物動態は年齢に影響されるため，20歳では効果部位濃度が不足し，逆に80歳では6 ng/mLを大きく上回る．したがって，麻酔導入時のレミフェンタニル投与速度は0.5 μg/kg/分で開始，0.25 μg/kg/分で維持が1つの目安であるが，年齢に応じて調節する．また，ダブルルーメン気管チューブのように刺激が大きい気管挿管では投与速度を1.5〜2倍にする．

効果部位濃度の曲線から，気管挿管のタイミングは投与開始から5〜6分以降である．挿管後から手術開始までは侵襲が小さくなるので，挿管後は（あるいは挿管直前に）レミフェンタニルの投与速度を0.05〜0.1 μg/kg/分に減量する．なお，麻酔導入時の血圧低下に対しては輸液や血管収縮薬で対処する．

TIVAの麻酔導入に慣れてくれば，少し大きい投与速度でレミフェンタニルを開始してもよい．図3はレミフェンタニルの開始投与速度を0.5 μg/kg/分と1.0 μg/kg/分で比較したシミュレーションである．初期投与速度を大きくすることにより，挿管に必要な濃度に到達する時間を短縮できる．ただし，投与速度を下げるタイミングには注意する．図3ではそれぞれ3分後，1.5分後に投与速度を0.25 μg/kg/分に減量しているが，減量時点の積算投与量は1.5 μg/kgで同量である．投与速度変更のタイミングを見るにはポンプの積算量表示が有用である．なお，高用量のレミフェンタニルでは低血圧・徐脈や筋硬直に注意する．

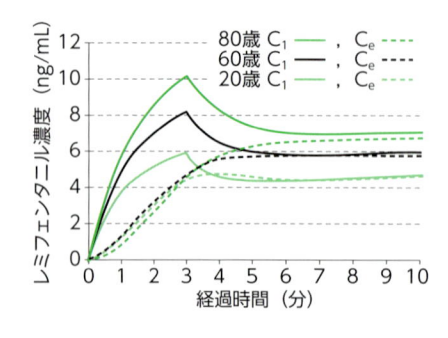

図2 ● レミフェンタニルを0.5 μg/kg/分で開始し，3分後に0.25 μg/kg/分に変更する持続静注の年齢別の薬物動態シミュレーション（Mintoモデル）

対象は男性，165 cm，60 kg．C_1：血中濃度，C_e：効果部位濃度

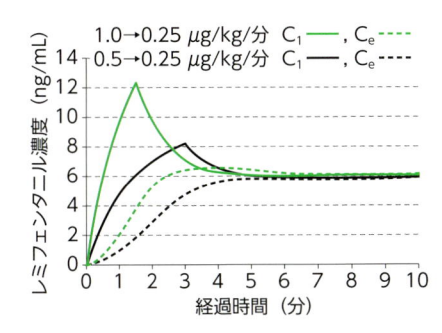

図3 レミフェンタニルを0.5 μg/kg/分および1.0 μg/kg/分で投与開始する麻酔導入の薬物動態シミュレーション

両者とも，積算投与量が1.5 μg/kgで0.25 μg/kg/分に減量．開始時の投与速度を大きくすることで効果部位濃度の上昇が速くなる．対象は60歳男性，165 cm，60 kg． C_1：血中濃度，C_e：効果部位濃度

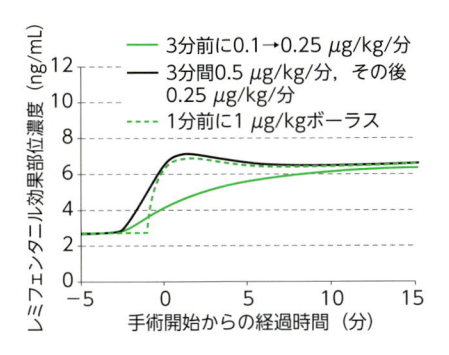

図4 手術開始時にレミフェンタニルを0.1 μg/kg/分から0.25 μg/kg/分に増量するシミュレーション

投与速度を上げるだけでは効果部位濃度が上昇するまで10分以上必要である．手術前の数分間の投与速度を大きくするか，ボーラス投与を併用することで，短時間で手術開始に必要な効果部位濃度を得ることができる．グラフは効果部位濃度のみを表示．対象は60歳男性，165 cm，60 kg

◆ 手術開始への備え

手術開始が近づいたらレミフェンタニルの投与速度を0.2〜0.4 μg/kg/分に上げる．この場合，単純に投与速度を変更するだけでは，手術侵襲に対応する効果部位濃度に到達するまでに10分以上を要する．手術開始前の数分間を維持投与速度の2倍程度とするか，ボーラス投与（手術開始1分前に1 μg/kg）を併用することにより，手術開始の時点で必要な効果部位濃度を得ることができる（図4）．

Point

- ☑ TIVAによる麻酔導入では"濃度"を意識して麻酔薬を投与する．
- ☑ プロポフォールはTCIで投与し，BIS値などを参考に適正な鎮静度を維持する．
- ☑ レミフェンタニルは投与速度と濃度の関係を理解して，効果部位濃度の動きをイメージしながら投与速度を調節する．

〈内田　整〉

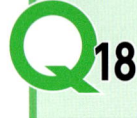

Q18 TIVAの麻酔導入では，プロポフォールとレミフェンタニルのどちらから開始すべきですか？

Answer

結論からいうと，どちらも一長一短がある．利点，欠点をよく考えて患者によって選択するのがよい．

◆ プロポフォール先行の利点，欠点

プロポフォールを先行投与する場合は，麻酔導入時にプロポフォール単独での就眠時効果部位濃度（Ce_{LOC}）を評価することができる．これは術中覚醒予防の面からは有用である．

しかし，プロポフォール注入時の血管痛はレミフェンタニル以外の方法で緩和する必要がある（**Q18**）．また，プロポフォールで就眠する濃度は，レミフェンタニル先行投与時よりも高くなるので麻酔導入にやや時間がかかる可能性がある．

◆ レミフェンタニル先行の利点，欠点

レミフェンタニルから投与を開始する利点は，レミフェンタニルがある程度効いていることでプロポフォールの血管痛を抑制できる点にある．また，レミフェンタニルとプロポフォールの相互作用により，低い濃度のプロポフォールで就眠させることが可能である．

欠点は，レミフェンタニルとの相乗効果によりプロポフォールのCe_{LOC}が低下するため，Ce_{LOC}と麻酔維持中の目標血中濃度との関係に注意が必要なことである．麻酔維持中のプロポフォール目標血中濃度はCe_{LOC}の2倍程度に設定するが，これはプロポフォール単独で就眠させた場合である．レミフェンタニル先行投与では2倍以上の濃度が必要である．また，手術中にプロポフォール効果部位濃度がCe_{LOC}を維持していても，レミフェンタニルの投与速度を減量すると鎮静度が低下して患者が覚醒する可能性がある（図）．レミフェンタニル濃度を患者が意識消失したときの濃度以下に減量する場合は，BISモニターを用いて術中覚醒に注意し，適宜プロポフォール濃度を上昇させる．

また，高用量のレミフェンタニルを先行することで筋硬直が出現することがある．患者の就眠後は速やかに筋弛緩薬を投与するか，ロクロニウムであれば5mg程度をレミフェンタニル投与開始後に投与しておく．

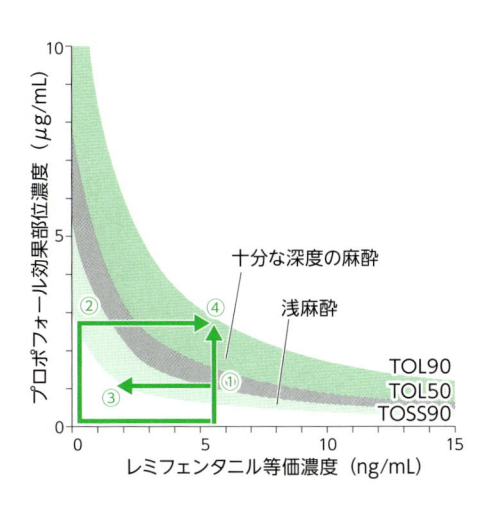

図 アイソボログラムでみた麻酔導入時のプロポフォールとレミフェンタニル (SmartPilot® Xplore, i-Phone用を用いて作製)

レミフェンタニルを先行投与した場合，プロポフォール濃度が低濃度で患者の反応がなくなる（①，TOSS 90）．しかし，レミフェンタニル濃度が低下すれば患者の反応が出現する可能性がある（③）．一方，プロポフォールを先行投与すれば麻酔導入時にプロポフォール単独で就眠濃度が評価できるため（②），レミフェンタニル濃度によらず術中覚醒を抑制することができる．どちらを先行しても，気管挿管時には同様の麻酔深度を得ておく必要がある（④，TOL 90）．
TOSS：tolerance of shake and shout, TOL：tolerance of laryngoscopy

　筆者は，若い女性など，確実にプロポフォールの血管痛を抑制したい症例ではレミフェンタニルを先行投与する．この場合は，麻酔導入後にBISモニターでプロポフォールの維持濃度を決定する．
　その他の症例では，プロポフォールを先行投与し，麻酔導入時にプロポフォールの就眠時効果部位濃度を評価するようにしている．

Point

- ☑ 麻酔導入にプロポフォールとレミフェンタニルのどちらを先行投与するかは一長一短がある．
- ☑ プロポフォール先行投与は術中覚醒予防の面からは有利であるが，血管痛対策が必要である．
- ☑ レミフェンタニル先行投与の長所はプロポフォールの血管痛を抑制できることであり，特に若い女性などで適応になる．ただし，術中覚醒を防止するために，麻酔維持中の目標血中濃度の設定に注意する必要がある．

〈森本康裕〉

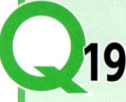

第2章 TIVAによる麻酔管理　1 麻酔導入と維持

Q19 導入時のプロポフォール注入痛を緩和する方法を教えてください

Answer

「中枢に近くて比較的太い静脈から投与する」，「プロポフォールを投与する前にリドカインやオピオイドなどの薬物を前投与する」などの方法で，麻酔導入時のプロポフォール注入痛を緩和できる．その他，「プロポフォールの投与速度を遅くする方法」，「輸液流量を大きくする方法」，「プロポフォールを脂肪乳剤で希釈する方法」，「中鎖／長鎖トリグリセリド含有プロポフォールの使用」なども報告されている[22, 23]．

◆ 中枢に近く，太い静脈を選択

静脈路を確保する部位が中枢に近くなるほど血管痛の訴えが少なくなる．つまり，手背，手首，前腕部の順番で血管痛の訴えが少ないことが知られている[22]．導入前に血管確保部位を選択できるのなら前腕の太い静脈を選ぶのがよい．

◆ リドカインによる前処置

リドカインによるプロポフォール注入痛対策では，「単純にリドカインを先行投与する」，「プロポフォールにリドカインを混合して投与する」，「駆血して静脈を閉塞した状態でリドカインを投与し，その後，閉塞を解除してプロポフォールを投与する」方法がある．このなかでは，静脈を閉塞してリドカインを投与する方法の有効性が高い[22]．成人の場合，リドカインの投与量は20～50 mgが一般的である．TIVAの麻酔導入でプロポフォールから開始する場合は，リドカインの前処置が第一選択である．

◆ オピオイドの先行投与

プロポフォール注入時痛を緩和するためにフェンタニルやレミフェンタニルを先行投与する場合は，これらの薬物の効果発現を待ってプロポフォールを投与することが原則である．**フェンタニルならば2 μg/kg以上のボーラス投与**

から3〜5分後[24]，レミフェンタニルなら効果部位濃度が4 ng/mL以上になるまで待ってからプロポフォールを投与する[25]．ケタミンを導入に用いるのなら，0.4 mg/kg以上をプロポフォール投与の1分前に前投与する．

◆ その他の方法

その他，NSAIDs，メトクロプラミド，チオペンタールを用いる方法もあるが，麻酔導入時のプロポフォール注入痛緩和には現実的ではない．

プロポフォールの投与速度自体を遅くする方法は，入眠時間が後ろにずれ込むので現実的ではない．しかし，輸液流量をできるだけ速い速度にすることは，血管内でプロポフォール濃度が希釈されるため有効であろう．

プロポフォールの1％製剤を脂肪乳剤（中鎖/長鎖トリグリセリド）で0.5％に希釈すると，遊離プロポフォール濃度が減少して疼痛緩和に有効であるという報告[26]がある．しかし，これは脂肪負荷の増大，TCIに対応していない，手間がかかるなどの理由で，あまり現実的な方法ではない．プロポフォール製剤を4℃に冷却，あるいは37℃に加温して投与する対処方法もあるが，常温と比較して有効性は小さい[22]．

Point

- ☑ 手背ではなく前腕部の太い静脈から投与するとプロポフォール注入痛は少ない．
- ☑ リドカインの前投与では，静脈をあらかじめ閉塞させてリドカインを静脈に"なじませてから"プロポフォールを投与する．
- ☑ フェンタニルの前投与では投与から3〜5分後，レミフェンタニルの前投与では効果部位濃度が4 ng/mLになってからプロポフォールを投与する．

〈讃岐美智義〉

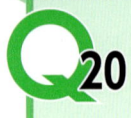

第2章 TIVAによる麻酔管理　❶麻酔導入と維持

Q20 麻酔導入時にレミフェンタニルで換気困難になることがあります．対処方法を教えてください

Answer

　1 μg/kg以上のレミフェンタニルが30秒以内でボーラスで投与されると，筋強直のリスクが高まる[27]とされている．また，オピオイドでは急速なボーラス投与で声門閉鎖をきたすことが知られている[28]．麻酔導入中に起きる鉛管現象や声門閉鎖では，換気困難をきたして低酸素血症をひき起こすため，投与速度のコントロールには十分な注意が必要である．

　意図しない急速投与の予防としては輸液ルートが安定して流れていることを確認することである．例えば，輸液回路のクレンメを閉じた状態でレミフェンタニルを開始すると，クレンメを開放した時点で相当量のレミフェンタニルが投与されることもある．また，レミフェンタニルを使用する麻酔導入では，鉛管現象による換気困難を予測して，十分に酸素投与を行ってから導入を開始することも安全対策である．**換気困難の予防には，非脱分極性筋弛緩薬のプライミング投与が有効**である．プライミング量としては，ベクロニウムでは0.02 mg/kg，ロクロニウムでは0.06 mg/kgを用いる[29]（ただし，ロクロニウムは血管痛が強いため使用しにくい）．同様に，オピオイドが原因で発生する麻酔導入時の筋強直や声門閉鎖は，筋弛緩薬の投与で解除できる．

　しかし，患者の解剖学的理由で換気困難が生じた場合[30]には，マスク換気不能な事態になることも想定される．したがって，レミフェンタニルの換気困難に限らず，**一般的なマスク換気困難症例に対応ができる知識と実力を備える必要がある**．

Point

- ☑ 輸液ルートの閉塞や解除に注意し，オピオイドが安定して流れていることを確認する．
- ☑ 非脱分極性筋弛緩薬のプライミング投与で，麻酔導入時の筋強直は予防できる．
- ☑ レミフェンタニルで生じた換気困難には筋弛緩薬の投与が有効であるが，これに限らず一般的なマスク換気困難に対応する能力が要求される．

〈讃岐美智義〉

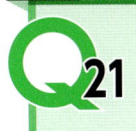

第2章 TIVAによる麻酔管理　1 麻酔導入と維持

Q21 TIVAで麻酔導入を行う場合の血圧低下への対処方法を教えてください

Answer

　静脈麻酔薬による血圧低下の原因は，血管拡張作用（前負荷の減少），交感神経活動の減少，血中カテコラミンの減少，心筋収縮力の抑制であるとされている[31]．これらに対応するには，ボルベン®などの血管内に残留しやすい輸液製剤を使用してあらかじめ血管内を満たしておく，フェニレフリンやエフェドリンなどのα刺激薬，β刺激薬を投与するなどの方法がある．TIVAに限らないが，自発呼吸から人工呼吸に移行すると胸腔内圧の上昇で静脈環流が減少する．術前脱水や循環器系内服薬の影響があると血圧低下を助長するため，呼気時間を十分に確保して静脈環流を維持するような用手的人工呼吸を心がける．

　気管挿管後は侵害刺激が低下して血圧低下をきたすことも多いため，挿管後にはすみやかに，鎮痛薬や鎮静薬の投与速度を減速する（血中濃度を下げる）．また，チューブ位置の確認や固定などに時間をとられるため，特に麻酔科医が1人で導入する場合は，麻酔薬の投与速度を下げてから気管挿管の操作を行ってもよいだろう．

　プロポフォールとレミフェンタニルの相互作用では，プロポフォールはレミフェンタニルの分布容積を減少させるとする報告があり[32]，特に投与初期にレミフェンタニルの血中濃度が上昇する．一方，レミフェンタニルの血管拡張作用や徐脈により心拍出量が減少すると，プロポフォールのクリアランスが低下して血中濃度が上昇することが知られている．これらを考え合わせるとTIVAによる麻酔導入では，ある程度の血圧低下は避けられない．**血圧低下に対しては麻酔薬を減量するのではなく，輸液負荷や血管収縮薬・昇圧薬の投与で対処する**．静脈麻酔薬は本来の目的である鎮静・鎮痛を適正に維持する量を投与するように心がける．

Point

- ☑ 静脈麻酔薬による血圧低下の原因は，血管拡張作用（前負荷の減少），交感神経活動の減少，血中カテコラミンの減少，心筋収縮力の抑制である．
- ☑ ボルベン®などの輸液製剤やα・β刺激薬により，あらかじめ昇圧を図る．
- ☑ 気管挿管後には一時的に麻酔薬を減量する．

〈讃岐美智義〉

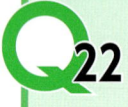

第2章 TIVAによる麻酔管理　①麻酔導入と維持

Q22 TCIでrapid sequence inductionを行うコツを教えてください

Answer

ディプリフューザーTCIは血中濃度をターゲットとする薬物投与方式であり，効果部位濃度の変化は血中濃度の変化より遅れる．そのため，麻酔導入の開始から気管挿管に適した麻酔レベルになるまでにやや時間がかかる．このような特性はフルストマック症例などでrapid sequence induction（迅速導入）を行う状況には不向きであるが，目標血中濃度の設定を工夫することによりTCIでも短時間の麻酔導入に対応することが可能である．

◆ 目標血中濃度を高く設定して麻酔導入を開始

目標血中濃度を3μg/mLに設定してディプリフューザーTCIで麻酔導入を行うと，効果部位濃度が2μg/mLを超えるまでに4分以上必要である（図1A）．より短い時間で効果部位濃度を上昇させるためには，麻酔開始時の目標血中濃度を高く設定して初期注入量（ボーラス量）を大きくする．

例えば体重50 kgの場合，目標血中濃度3μg/mLでTCI投与を開始すると初期注入量は3.5 mLであるが，8μg/mLに上げると初期注入量は9.8 mL（約

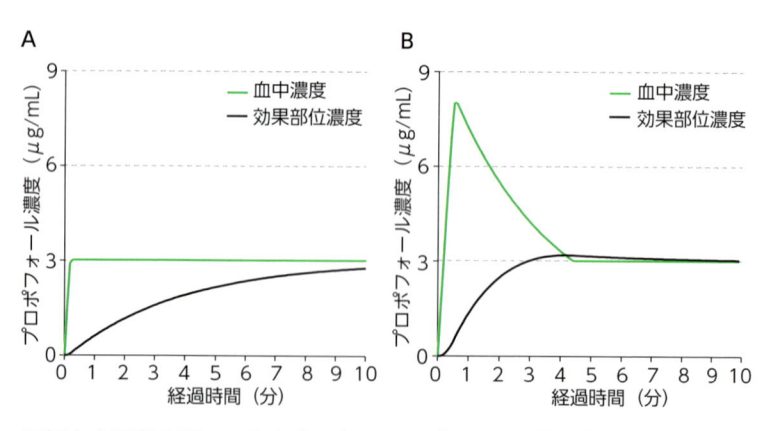

図1 ● 目標血中濃度の違いによるディプリフューザーTCIの麻酔導入
（A）目標血中濃度3μg/mLで導入すると効果部位濃度が2μg/mLを超えるまでに4分以上を要する．
（B）目標血中濃度8μg/mLで開始すると約90秒で効果部位濃度が2μg/mLに到達する．この場合，初期注入量の投与が完了して血中濃度が8μg/mLに到達したら，すみやかに目標血中濃度を3μg/mLに下げて過剰投与を防止する

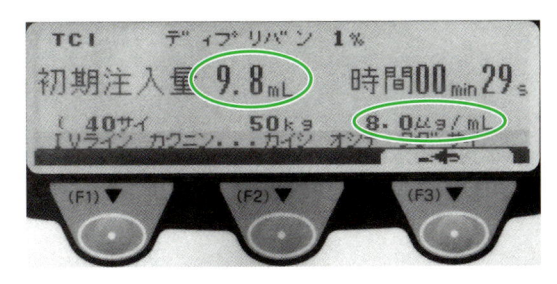

図2 ● TCIポンプTE-371
（テルモ社）の画面
目標血中濃度を高くする場合は，画面で初期注入量を確認する

2 mg/kg）になる．図1Bは目標血中濃度8μg/mLのTCIで麻酔導入を行うシミュレーションである．この場合は約90秒で効果部位濃度が2μg/mLに到達する．

　注意点として，高い目標血中濃度のTCIで麻酔導入を行う場合，開始時の設定をそのまま継続すると投与量が過剰となり，循環動態に影響を及ぼす．初期注入量が投与されたことを確認したら目標血中濃度を標準的な値（例えば，3μg/mL）に下げることを忘れないようにする．

　なお，TCIポンプTE-371では，患者属性および麻酔開始時の目標血中濃度を入力すると初期注入量の確認画面が表示される（図2）．麻酔導入前にこの量を確認する．

◆ レミフェンタニルの先行投与でさらに麻酔導入時間を短縮

　プロポフォールTCIで迅速導入を行う際は，レミフェンタニルを先行投与しておき，プロポフォールとレミフェンタニルの相乗作用を利用すると就眠までの時間をさらに短くできる．レミフェンタニルは0.5～1.0μg/kg/分で投与して，積算量が1μg/kg（体重50 kgの場合0.5 mL）を超えるのを目安にプロポフォールTCIを開始する．また，鎮静度を客観的に評価するために脳波モニタリングは必ず行う．

Point

- ☑ 迅速導入では，TCIポンプの目標血中濃度を高く設定して初期注入量を大きくする．
- ☑ 高い目標血中濃度の麻酔導入では，初期注入量の投与完了後に目標血中濃度を下げて過量投与を防ぐ．
- ☑ レミフェンタニルを先行投与しておき，鎮痛薬と鎮静薬の相乗作用を利用する．

〈内田　整〉

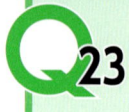

第2章 TIVAによる麻酔管理　1 麻酔導入と維持

Q23 TCIを使用しないTIVAの導入で，プロポフォールの効果の個人差を評価できますか？

Answer

　プロポフォールをTCIで投与する理由の1つは，就眠時のプロポフォール効果部位濃度（Ce_{LOC}）を確認することで効果の個人差を評価できるからである．TCIを使用しない，ボーラスと持続静注の組合わせによるTIVAの場合も，**麻酔導入時のプロポフォール投与方法を工夫**することで同様の評価が可能である．

◆薬物動態シミュレーションソフトで効果部位濃度をモニターする

　タブレットや麻酔情報管理システム（AIMS）上で動作する薬物動態シミュレーションソフトを使用して，プロポフォールの効果部位濃度をリアルタイムにモニターすればCe_{LOC}を知ることができる．ただし，TCIポンプと異なり，プロポフォールの投与操作とシミュレーションソフトが連動していないため，Ce_{LOC}の精度を得るには工夫が必要である．

　まず重要な点は，**投与時刻と投与量（あるいは投与速度）をできるだけ正確にシミュレーションソフトに入力**することである．ボーラス投与や持続投与速度の変更は，ソフトウェア上の時刻で毎分0秒に合わせて行うことで精度を高めることができる．

　また，迅速導入のように1.5～2.0 mgのプロポフォールをボーラス投与すると短時間で効果部位濃度が上昇して，Ce_{LOC}が低い患者と高い患者の区別がわかりにくい．**ボーラス投与量を少なくして，効果部位濃度がゆっくり上昇するような投与計画**もポイントである．

◆投与方法を工夫して効果の個人差を評価する

　麻酔導入時に正確な情報をシミュレーションソフトに入力することは意外と難しい．シミュレーションソフトに頼らない方法でプロポフォール効果の個人差を評価する方法もある．図1はプロポフォール0.7 mg/kgのボーラス投与の後，10 mg/kg/時の持続静注で麻酔導入を行う方法である．グラフに示すように，この投与スケジュールは目標血中濃度3 μg/mLのTCI投与に近い．

　効果の個人差は，TCIポンプの画面表示の代わりにプロポフォール投与開始から就眠までの経過時間で評価する．あるいは，シリンジポンプの積算投与量をチェックする方法も便利である．例えば，プロポフォール投与開始から110秒，または積

図1 ● プロポフォールのボーラス投与＋持続投与による麻酔導入のシミュレーション

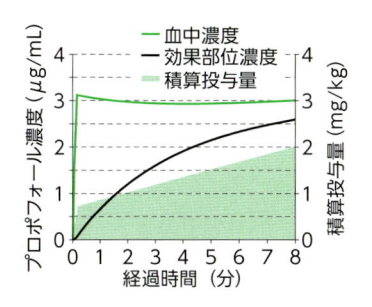

経過時間 (秒)	積算投与量 (mg/kg)	効果部位濃度 (μg/mL)
70	0.9	0.8
110	1.0	1.1
145	1.1	1.4
180	1.2	1.6
290	1.5	2.1

プロポフォール0.7 mg/kgをボーラス投与後，10 mg/kg/時で持続投与．就眠時にプロポフォールの投与開始からの経過時間（または積算投与量）を確認することで，その時点の効果部位濃度を知ることができる

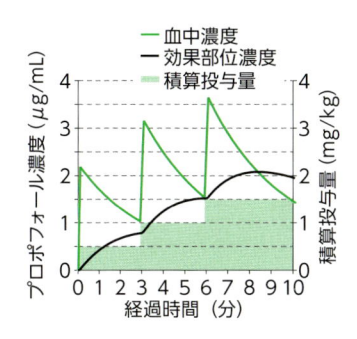

図2 ● プロポフォールの分割投与による麻酔導入のシミュレーション

プロポフォールを0.5 mg/kgずつ，3分間隔で1.5 mg/kg投与．導入から3分，6分，8分後の効果部位濃度は，それぞれ，0.8, 1.5, 2.1 μg/mLになる

算投与量が1.0 mg/kgの時点で就眠すればCe$_{LOC}$が1.1 μg/mLと推定できる．なお，積算量を確認するためには投与開始前にポンプの積算量をクリアしておく．

プロポフォールを少量のボーラスにわけて分割投与する麻酔導入でも効果の個人差を評価できる．図2はプロポフォール1.5 mg/kgを0.5 mg/kgずつ3分間隔で分割投与する麻酔導入のシミュレーションである．何回目のボーラスで就眠するかが個人差の評価になる．すなわち，1回目のボーラスで就眠すればCe$_{LOC}$≒0.8 μg/mLである．2回目，3回目では，Ce$_{LOC}$はそれぞれ，1.5, 2.1 μg/mLと推定できる．

Point

☑ 薬物動態シミュレーションと麻酔導入時のプロポフォール投与方法の工夫により，TCIを使用しないTIVAでも効果の個人差を評価することができる．

☑ プロポフォール効果部位濃度の上昇率が小さい投与方法が効果の個人差を判別しやすい．

〈内田　整〉

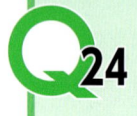

第2章 TIVAによる麻酔管理　❶麻酔導入と維持

Q24 麻酔導入時,TCIポンプの目標血中濃度は患者ごとに変更してもかまわないでしょうか？

Answer

　低リスク患者では麻酔導入時のTCIポンプの目標血中濃度は，患者ごとに変更せずに同じ設定で行う．その理由は，症例ごとに目標血中濃度を変えると効果の個人差（就眠時の効果部位濃度）の評価が難しくなるためである．

　TIVAの麻酔導入で重要な点は，プロポフォールに対する効果の個人差を評価して，それぞれの患者に合った目標血中濃度を決定することである．麻酔導入時に目標血中濃度を高く設定すると効果部位濃度が速く上昇するため，見かけ上の就眠濃度が高くなる可能性がある．すなわち，麻酔導入時の目標血中濃度を3 μg/mLと4 μg/mLで比較すると，就眠時の効果部位濃度が1.5 μg/mLで同じであっても，実質的な差があるという意味である．麻酔導入時には，ルートの長さや輸液の流速などの外的因子や，年齢[33]や体格などの内的因子がからみあって予測誤差が大きいが，これに導入時のTCIポンプの目標血中濃度の違いが加わると個人差の評価はさらに困難になる．もちろん，これはTCI投与開始時の目標血中濃度に関する議論である．就眠濃度が高い患者では，途中から目標血中濃度を上げることは問題ない．

　気道や循環器系合併症がある患者などでは，個人差の評価よりも患者のリスクが優先される．その場合は，麻酔開始時のTCIの目標血中濃度を低めに設定し，効果の発現を確認しながら段階的に目標血中濃度を上げて時間をかけて導入を行う．ただし，**プロポフォール開始時の投与速度が遅いほど，実際の就眠時間は遅くなり，就眠濃度のばらつきが大きくなる**[34]ことを知っておく必要がある．

Point

- ☑ 低リスク患者ではTCIポンプの目標血中濃度を患者ごとに変化させると，就眠時の効果部位濃度の個人差は正しく評価できない．
- ☑ 患者のリスクが優先される場合には，TCIポンプの目標血中濃度を下げてゆっくり導入するが，就眠時の効果部位濃度のばらつきが大きくなる．

〈讃岐美智義〉

第2章 TIVAによる麻酔管理　■麻酔導入と維持

Q25 麻酔維持中のプロポフォールの適正目標血中濃度は何を指標に決めるのですか？

Answer

　麻酔維持中のプロポフォール目標血中濃度には個人差が大きく，適正値を決めることはTIVAの麻酔管理において最も重要なポイントである．

　指標としてまず重要なのは，患者の就眠時のプロポフォール効果部位濃度である．この濃度を参考に，**就眠時の効果部位濃度の2倍程度に目標血中濃度を設定**する．

　就眠時の効果部位濃度はいろいろな因子の影響を受ける．初期の目標血中濃度は2～3μg/mLが適切である．目標血中濃度を高く設定すると誤差が大きくなる[35]．**低めの目標血中濃度でゆっくり麻酔導入する**のがコツである．併用するレミフェンタニルは就眠時の効果部位濃度を低下させる．プロポフォール単独で就眠させるとシンプルであるが，レミフェンタニルを併用した場合はどの程度のレミフェンタニル血中濃度だったのかを意識し，麻酔維持中はその濃度以下には下がらないようにレミフェンタニル濃度を維持する．

　患者の不安が強い場合はなかなか就眠しない場合もある．このような場合は，就眠時の効果部位濃度にこだわらずBIS値をもとに目標血中濃度を決定する．

　就眠時の効果部位濃度から目標血中濃度を設定した後は，**BISを使って適宜増減**する（Q9）．目標とするBIS値については筆者は40～50としている．手術中はレミフェンタニルや手術侵襲によりBIS値が影響を受けるため，**手術執刀前にBIS値と脳波波形から適正と思われるプロポフォール目標血中濃度を決定しておく**のがポイントである．

　一度，プロポフォールの目標血中濃度が決まったら，基本的には手術中大きく変化させる必要はない．手術中のBIS値や血圧上昇に対してはレミフェンタニルの増量で多くは対処が可能である．もちろん術中覚醒は起こしてはいけない．**迷ったら高めの維持濃度にして経過をみる**のもポイントである．

Point

- ☑ 麻酔維持中のプロポフォール目標血中濃度には個人差が大きい．
- ☑ 就眠時の効果部位濃度の2倍程度に目標血中濃度を設定する．
- ☑ 手術中はBISを目安に適宜増減する．

〈森本康裕〉

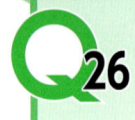

第2章 TIVAによる麻酔管理　❶麻酔導入と維持

Q26 麻酔維持中に血圧が低下した場合，麻酔薬を減量してもよいでしょうか？

Answer

　基本的に，麻酔維持中の血液低下に対しては輸液や循環作動薬で対処する．やむを得ず麻酔薬を減量する場合でも，鎮静・鎮痛が確保できる血中あるいは効果部位濃度を維持して術中覚醒を防止する．

　安定した循環動態を維持している場合，血圧低下に対して静脈麻酔薬（鎮痛薬または鎮静薬）を減量すると，麻酔薬の血中濃度が低下する．その結果，鎮痛や鎮静は浅くなり覚醒傾向となるため血圧上昇および心拍出量の増加をきたす．そのうえ，プロポフォールなど肝代謝を受ける静脈麻酔薬は，心拍出量の増加によりクリアランスが増加するため，実際の血中濃度はさらに低下する[36, 37]．すなわち，麻酔薬の投与速度の減少自体による血中濃度の低下と，それに続く心拍出量増加より生じる麻酔薬の血中濃度のさらなる低下により血圧は上昇する．このような方法では，麻酔の基本原則である確実な鎮痛と鎮静が行われず，血圧を指標に麻酔を行っていることになる．

　麻酔の基本に立ち返ると，麻酔薬の減量によって血圧低下に対応するのではなく，**輸液負荷や血管収縮薬・昇圧薬の投与により心拍出量および血圧を保つことで，麻酔薬の血中濃度を安定させることが必要**である．逆に，血管内容量や心拍出量の保持を逐次行うことができれば，内的要因による静脈麻酔薬の血中濃度変化は起こりにくい（出血などの外的要因は別）と考える．

　ただし，これらの処置を行っても血圧が保てない場合には，麻酔薬を減量して調節する．この場合でも血圧だけに頼るのではなく，BISなどで鎮静度をモニターして，術中覚醒を起こさないようにコントロールする必要がある．

Point

- ☑ 基本は，麻酔薬の減量により調節するのではなく，輸液や昇圧薬により血行動態を保つことで，麻酔薬の血中濃度を安定させる．
- ☑ 麻酔薬を減量すると血圧を上昇させることができるが，鎮痛および鎮静が浅くなるため，原則として行うべきではない．

〈讃岐美智義〉

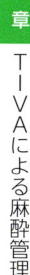

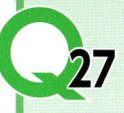

Q27 麻酔維持中の急激な血圧上昇や体動にはどのように対処すればよいですか？

Answer

◆ 術野からの手術侵襲や刺激が強くなった場合

　麻酔維持中に急激な血圧上昇と体動がある場合は，術野からの手術侵襲や刺激がこれまで以上に強くなったことを意味する．この場合，最も理想的な対処法としては，**即効性の鎮痛薬を急速投与するのが効果的である**．筋弛緩薬がある程度効いている状況でレミフェンタニルを持続投与しているのであれば，成人でレミフェンタニルを0.3〜0.5 mL（0.5 μg/kg程度）ボーラス投与する．もちろん，輸液の滴下速度を速めることも忘れてはいけない．

◆ 輸液ルートが停止していた場合

　原因として，静脈麻酔薬を持続投与中のルートの輸液製剤が空になっていた場合には，手術刺激が変わらなくても静脈麻酔薬の血中濃度の低下により急激な血圧上昇や体動を起こす．この場合には，輸液製剤を交換し輸液ルートを満たした後に，レミフェンタニルを前述と同程度ボーラス投与する必要がある．BIS値の上昇があり，プロポフォールも急速に投与する必要がある場合は一時的に目標血中濃度を上げて対処する．TCIポンプの プライミング ボタンでもボーラス投与ができるが，このボタンによる投与は血中濃度の計算に含まれないため使用すべきでない（**Q5**）．

　体動を指標にしてもレミフェンタニルと鎮静薬（プロポフォールあるいは吸入麻酔薬）は相乗的な効果を示す[38]．一時的に，レミフェンタニルではなく鎮静薬を増量することでも対応はできるが，手術刺激が続く場合には，鎮痛薬の増量が合理的であり，鎮静薬のみの対応は勧められない．

Point

- ☑ 急激な血圧上昇と体動がある場合は，手術侵襲や刺激が強くなったと考えて，レミフェンタニル0.5 μg/kg程度のボーラス投与で対応する．
- ☑ 輸液ルートの停止による静脈麻酔薬の血中濃度低下に対しても同様である．

〈讃岐美智義〉

第2章 TIVAによる麻酔管理　❶麻酔導入と維持

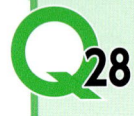

Q28 麻酔維持中のプロポフォール目標濃度は一定でよいのでしょうか？

Answer

　一定でよい場合もある．しかし，漫然と一定にしておくことはときに術中覚醒あるいは覚醒遅延の危険を伴う．

　通常，麻酔導入後の早い時期に何らかの形でプロポフォールの効果を評価し，目標濃度を決定する．基本的にはこの濃度を基準として麻酔維持を行うが，侵襲がそれほど大きくない手術や鎮痛が良好に得られている状態で循環動態が安定していれば，その後に目標濃度を変更する必要性は高くない．

　しかし，麻酔中の薬物動態・薬力学は一定ではなく，同一患者内でも変動することがある．変動に対しては患者に起こった生理学的変化を評価し，BISなどの脳波モニタリングを参考に目標濃度を調節する．

　心拍出量は予測濃度と実測濃度の関係に影響する大きな要因である．右ページの**コラム**で解説するように，心拍出量の変化により，血中濃度のうちfirst-passとよばれる成分が変化する．そのため，心拍出量が増加するとプロポフォールの血中濃度が低下し，心拍出量が低下するとプロポフォールの血中濃度が低下する．また，心拍出量の増減により二次的に肝血流が変化してプロポフォールのクリアランスが変化する．この場合，クリアランスが上昇すれば血中濃度が低下，低下すれば血中濃度が上昇する．その他，肝臓手術における肝血流の一時的遮断や体温の変動も薬物動態の患者内変動に影響を及ぼす（**Q66**）．脳波上，明らかに鎮静不足あるいは過鎮静の所見が認められる場合は目標濃度を変更する必要がある．

Point

- ☑ 鎮痛が適正でかつ循環状態が安定していれば，プロポフォールの目標濃度は一定のままでもよい．
- ☑ 心拍出量や肝血流量の変化などにより予測濃度と実際の血中濃度の差は変化する．

〈増井健一〉

column

薬物血中濃度に対する心拍出量の影響

　薬物を一定の速度で静脈内投与する場合，その血中濃度はfirst-passの濃度（投与した薬物が体内を一周して大静脈に戻ってくるまでの薬物濃度）とrecirculationの濃度（first-pass以外の薬物濃度）を合わせたものと考えることができる（図）．この場合，first-pass濃度は単位時間当たりの投与速度を心拍出量で除すことで計算できる（肺循環を通過する際の濃度変化は無視する）．例えば，体重60 kg，心拍出量6 L/分の患者に6 mg/kg/時（6 mg/kg/時×60 kg÷60分/時＝6 mg/分）でプロポフォールを投与すると，first-pass濃度は6 mg/分÷6 L/分＝1 μg/mLになる．

　仮に，6 mg/kg/時で投与中の実際のプロポフォール血中濃度（＝first-pass濃度＋recirculation濃度）が3 μg/mLであるとすると，first-pass濃度はプロポフォール血中濃度の1/3を占めることになり，first-pass濃度を引いた残りの2 μg/mLがrecirculation濃度となる．

　前述の状況で，術中の侵害刺激などにより心拍出量が2倍の12 L/分に変化すると，first-pass濃度は6 mg/分÷12 L/分＝0.5 μg/mLと半分になり，first-pass濃度＋recirculation濃度の合計は2.5 μg/mLに低下する．逆に，心拍出量が低下するとfirst-pass濃度が上昇し，recirculation濃度と合わせたプロポフォール血中濃度が上昇する．麻酔導入時に患者の交感神経系が緊張していると就眠時濃度が高くなることを経験するが，原因の1つは心拍出量の増加である．

　このように，心拍出量の変化が薬物濃度に影響することを覚えておく必要がある．

〈増井健一〉

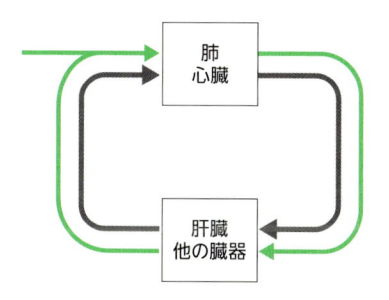

図 ● シンプルな生理学的モデル
薬物濃度はfirst-pass（→）の濃度とrecirculation（→）の濃度の合計と考えることができる

第2章 TIVAによる麻酔管理　❶麻酔導入と維持

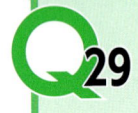

Q29 レミフェンタニルとフェンタニルの併用時に効果部位濃度を加算して考えてよいのでしょうか？

Answer

　レミフェンタニルとフェンタニルは作用部位が同じ薬物なので相加作用を示す．したがって，これら2種類の薬物の力価が同じであれば，併用時の鎮痛効果は効果部位濃度の加算として考えてよいことになる．

　現在のところ，鎮痛を直接モニタリングする方法がないため，鎮痛に対するレミフェンタニルとフェンタニルの力価が同じかどうかを比較することは難しい．代わりとして，揮発性麻酔薬のMACに対するレミフェンタニルとフェンタニルの影響を検討した研究が2つの薬物の力価を比較するための参考になる．

　Langらは，イソフルランのMACを半減させるレミフェンタニル血中濃度が1.37 ng/mLであることを示した[39]．また，McEwanらはイソフルランのMACを半減させるフェンタニル血中濃度が1.67 ng/mLであることを示した[40]．これらの論文は，ともにオピオイドの投与をTCIで行い，MACの判断基準は同一であった．以上の結果を総合すると，イソフルランのMACに対する力価はフェンタニルよりもレミフェンタニルがやや強く，その比は1.2になる．臨床的には，レミフェンタニルとフェンタニルの効果はほぼ同等と解釈できる．したがって，**レミフェンタニルとフェンタニルの効果部位濃度はそのまま単純に加算してよいと考えられる**．

　濃度を加算する意味をもう少し掘り下げて，加算した濃度の情報をどのように使うかを考えてみる．例えば，麻酔中にレミフェンタニルとフェンタニルの双方を使用していて鎮痛レベル（麻薬の効果部位濃度）を上げる必要が生じた場合は，レミフェンタニルを増量することが推奨される．麻酔維持中の効果部位濃度は，レミフェンタニルは0.2 μg/kg/分で約5 ng/mLであるが，フェンタニルについては一般麻酔における投与量ではせいぜい2〜3 ng/mLであり，麻酔中の鎮痛はレミフェンタニルに依存している．そのため，通常はレミフェンタニル単独の効果部位濃度で判断して問題ない．

　また，術後鎮痛を意識してフェンタニルを投与する場合も，フェンタニル単独の効果部位濃度をもとに投与計画を立てる．これは，術後にはレミフェンタニルの濃度がゼロになるからである．以上のように，麻薬の投与計画では，加算ではなくいずれかの薬物の効果部位濃度を単独で考えるとよいだろう．

　これに対して，覚醒時では状況が異なる．図はレミフェンタニルを0.2 μg/

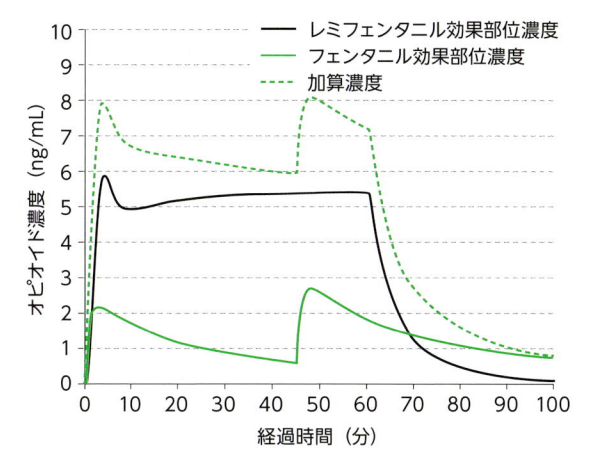

図 ● 麻酔からの覚醒におけるレミフェンタニルとフェンタニルの効果部位濃度の例

レミフェンタニルは0.2 μg/kg/分で60分間持続静注．フェンタニルは0分と45分に2 μg/kgずつ，計4 μg/kgを投与

kg/分で60分，フェンタニルを0分と45分に2 μg/kgずつ，計4 μg/kgを投与したシミュレーションである．レミフェンタニル投与停止から10分後（70分）では，フェンタニルの効果部位濃度は1.4 ng/mLで自発呼吸が出現する濃度まで下がっている．しかし，レミフェンタニルの残存により加算濃度が2.7 ng/mLあるため，自発呼吸は再開しない．レミフェンタニル停止から20分後（80分）になると，加算濃度が1.5 ng/mLまで低下して自発呼吸の出現が期待される．この例のように麻酔からの覚醒時では，レミフェンタニルとフェンタニルの効果部位濃度を加算して合計濃度を知ることが有用になる．

Point

- ☑ レミフェンタニルとフェンタニルの効果部位濃度は単純に加算して使うことができる．
- ☑ 麻薬の投与計画を考えるときには加算せずに使う方がよい．
- ☑ 麻酔からの覚醒時に自発呼吸の再開を待つ状況では加算濃度が参考になる．

〈増井健一〉

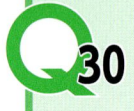

第2章 TIVAによる麻酔管理　❶麻酔導入と維持

Q30 レミフェンタニルで維持しているときにフェンタニルを投与する意味は何でしょうか？

Answer

　麻酔管理において，レミフェンタニルの持続投与中にフェンタニルを投与するのは，術中の手術刺激に対する鎮痛ではなく術後鎮痛を目的としている．

　手術中の侵害刺激に対する鎮痛にはフェンタニルよりレミフェンタニルの方が有利である[41, 42]．一般的な麻酔におけるフェンタニル効果部位濃度は2～3 ng/mL程度であるが，レミフェンタニルは0.2μg/kg/分の持続投与で効果部位濃度が約5 ng/mLとなり，レミフェンタニルのほうが圧倒的に高い鎮痛を提供できる．レミフェンタニルは効果発現時間が早く，かつ持続時間が短いため，特に，一時的に急激な手術侵襲が加わる場合には積極的に選択する理由になる．また，レミフェンタニルはCSHT（context-sensitive half-time）が3分程度と短く蓄積性がないため[42]，大きな手術侵襲が長時間続く状況に対して，投与速度を上げて高い効果部位濃度を保つことに躊躇することはない．以上の理由から，術中の手術刺激に対しては，フェンタニルではなくレミフェンタニル投与で対応するのがよい．

　しかし，レミフェンタニルは術後鎮痛に使用できないため，ほかのオピオイドへの乗り換え（transitional opioid）として，フェンタニルなどの比較的効果が持続する鎮痛薬が必要になる[43]．特に，術後iv-PCAを行う場合や術後痛が強い手術などで術中から術後へのシームレスな鎮痛を考えると，術後鎮痛の目的で，麻酔中から"仕込み"としてフェンタニルを投与することに意味がある．

　なお，フェンタニルを基礎鎮痛薬として用い，変動する手術侵襲の不足分をレミフェンタニルで補う方法[44]もあるが，この方法では，その時々にどちらの薬物が必要であるかをよく考えないと意味のない使い方になる．いかなる状況においても，レミフェンタニルとフェンタニルは意識して使いわけたい．

Point

- ☑ レミフェンタニル投与中にフェンタニルを追加するのは術後鎮痛目的である．
- ☑ 手術侵襲に対応する鎮痛の目的では，レミフェンタニルの持続投与速度を増減して対応する．
- ☑ 術後鎮痛にフェンタニルを使用する場合には，覚醒時のフェンタニル濃度を保つ必要があるため，術中からのフェンタニルの投与には意味がある．

〈讃岐美智義〉

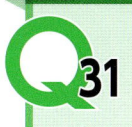

第2章 TIVAによる麻酔管理　❶麻酔導入と維持

Q31 TIVAから吸入麻酔へ，あるいはその逆への切り替えの要点を教えてください

Answer

麻酔中にTIVAから吸入麻酔へ，あるいはその逆方向へ麻酔薬を切り替える状況も起こり得る．重要な点は2つの麻酔薬の相互作用を理解して，切り替え時を含めて鎮静度を適正な範囲に管理することである．

プロポフォールとセボフルランは併用すると**相加作用**を示すことが報告されている[45, 46]．式で表現すると以下のようになる．

$$Ce_{add} = a \times Ce_{prop} + b \times Ce_{sev} \quad \text{❶}$$

ここで，Ce_{prop}，Ce_{sev} はそれぞれプロポフォール，セボフルランの効果部位濃度（μg/mLまたは%）である．Ce_{add} は総和の効果部位濃度で，いずれかの単位に換算される．係数a，bは定数で，Schumacherらの論文[46]に従えば，プロポフォールに換算する場合はa=1，b=2.33，セボフルランに換算する場合はa=0.43，b=1である．例えばCe_{prop}が2.0 μg/mL，Ce_{sev}が0.5%の場合，Ce_{add}は3.2 μg/mLまたは1.4%になる．

式❶の適用には注意点が2つある．1つ目は式が効果部位濃度の加算である点である．したがって，**プロポフォールはTCIで投与して効果部位濃度を確認**し，セボフルランは呼気ガスモニタリングで効果部位濃度を推定する必要がある．もう1つの注意点は，前出の論文ではプロポフォールの効果部位濃度をSchniderモデルで計算していることである．ディプリフューザーTCIに置き換えると，標準体型の男性では論文の係数と大差ないが，それ以外では補正が必要になる．理論上，セボフルラン換算の定数aは女性や，やせ型の男性では0.43より小さく，肥満患者では大きくなる[47]．

麻酔薬を切り替える際は鎮静度の管理が難しく浅麻酔や過鎮静になりやすい．**BISなどで鎮静度をモニター**することも重要なポイントである．

Point

- ☑ プロポフォールと揮発性吸入麻酔薬を併用すると相加作用を示す．
- ☑ TIVAから吸入麻酔へ，またはその逆方向に麻酔方法を変更する場合，効果を管理する立場からプロポフォールはTCIで投与する．
- ☑ 術中覚醒や過鎮静を防ぐため，BISなどで鎮静度をモニターする．

〈内田　整〉

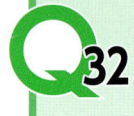

第2章 TIVAによる麻酔管理　❷麻酔からの覚醒・抜管

Q32 手術終了後，プロポフォールとレミフェンタニルを減量，停止するタイミングを教えてください

Answer

　麻酔から覚醒時に考慮するのはプロポフォールとレミフェンタニルのcontext sensitive-half-time（CSHT）である（**Q89**）．プロポフォールのCSHTは短時間の投与では20分以下であるが，麻酔時間により延長する．プロポフォールは覚醒濃度の2倍の血中濃度で維持している場合，覚醒濃度に低下するにはCSHT分の時間が必要になる．また，覚醒濃度の2倍以上の血中濃度で麻酔維持を行っている場合は，覚醒までにCSHT以上の時間がかかることにも留意が必要である．このため，すみやかな覚醒を得るには，手術終了に向けてプロポフォールの維持濃度を軽度低下させておく必要がある．特に長時間麻酔の症例では，CSHTの延長によりプロポフォール濃度の低下に時間がかかることを頭に入れておく．

◆ プロポフォールの減量，停止

　手術終了後，X線撮影による確認を行う症例では手術が終了したら，プロポフォールの目標血中濃度を軽度低下させる．この場合，BIS値を60以下に維持することが目安になる．麻酔導入時にプロポフォールの就眠時効果部位濃度を評価している症例では，その濃度以下には低下させないことも重要である．通常，就眠時効果部位濃度＋0.5μg/mL程度にしておけばすみやかな覚醒を得ることができる．

　X線撮影のない症例では，皮膚縫合など手術終了まであと10分程度になったらプロポフォール濃度を低下させてもよい．この場合，レミフェンタニルは十分な量を投与していることが前提である．BIS値が60を超えないようにして，術中覚醒には注意する．

◆ レミフェンタニルの減量，停止

　一方，レミフェンタニルのCSHTは麻酔時間によらず数分と短い．このため，プロポフォールよりもすみやかに濃度が低下するので，覚醒前にはこの特性を利用する．手術終了までは十分な量を投与し，手術終了時，あるいは手術終了10分前を目安に0.1μg/kg/分程度に低下させておけばよい．レミフェンタニルの濃度がリアルタイムでシミュレーションできる場合，5 ng/mL程度までで

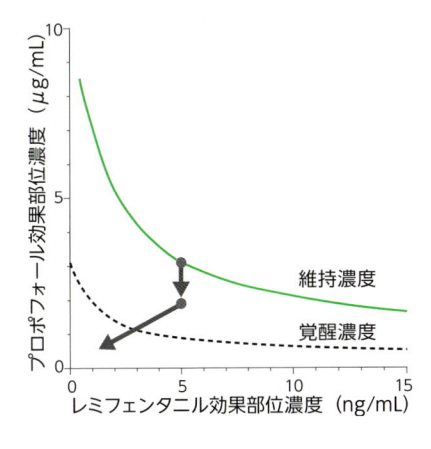

図 ● 手術終了時のプロポフォールとレミフェンタニルの減量
手術終了に備えてプロポフォールを減量する．ただし，BIS値は60以下に維持する．X線撮影が終わるなどで覚醒の準備ができた時点で，プロポフォールとレミフェンタニルを停止する

あれば，数分以内に自発呼吸が出現する2 ng/mLまで低下するので問題なく使用できる．プロポフォール投与と同時にレミフェンタニル投与も中止するが，覚醒時に挿管チューブによる刺激やそれによる血圧上昇を避けたい症例では0.05 μg/kg/分程度を維持し，抜管後に中止してもよい．

まとめると，手術後X線撮影とその確認を行う症例では無理をせず，手術終了後から覚醒を考慮して少しプロポフォール濃度を低下させる（図）．X線撮影を行わない症例では手術終了前から徐々にプロポフォール濃度を低下させるが，BIS値を60以上にしないことと，レミフェンタニルは5 ng/mL程度を手術終了まで継続する．

なお，ディプリフューザー対応のTCIポンプには，"今，プロポフォール投与を中止したら，任意の血中濃度になるまでに何分かかるのか"が表示される．また，パソコンやスマートフォンのアプリやAIMS搭載の薬物動態シミュレーターには，現在だけでなく，未来の濃度を予測できるものもある．このような情報も参考にするとよい．

Point

- ☑ 覚醒に向けてレミフェンタニルで十分な鎮痛を得ながらプロポフォール濃度を軽度低下させる．
- ☑ 手術後，X線撮影を行う症例では手術終了から低下させればよい．
- ☑ 手術終了まで，BIS値は60を超えないようにする．

〈森本康裕〉

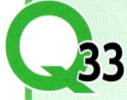

Q33 覚醒時のフェンタニル効果部位濃度はどの程度が適正ですか？

Answer

覚醒時のフェンタニル効果部位濃度の目安は症例により異なるので一定の基準はない．

◆ フェンタニル投与の目的

まず，フェンタニルを投与する目的を考えてみる．手術中はレミフェンタニルで十分な鎮痛を得ることができるが，術後は使用することができない．そこで，手術後にフェンタニルによる鎮痛が必要であれば手術中から使用して覚醒時にある程度の鎮痛を得ておく必要がある．これがフェンタニルを投与する目的である．このほか，レミフェンタニルの効果が急激に消失するのを避けたり，覚醒時に気管チューブの刺激を軽減する目的でも使用される．

こう考えると，適正なフェンタニル効果部位濃度は症例によって異なることがわかる．

◆ 症例ごとの適正なフェンタニル濃度

まず，体表面の小手術など術後の痛みがNSAIDsで充分コントロールできる症例や，末梢神経ブロックや硬膜外麻酔などの区域麻酔で十分な鎮痛を得ることができている症例では，覚醒時にフェンタニルは必要ではない．覚醒時の気管チューブの刺激を避けるなどの目的で1ng/mL程度効いていれば充分である．過量投与はむしろ術後の悪心・嘔吐など副作用が前面に出てしまうので注意する（図1）．

一方，手術後はフェンタニルのiv-PCAなどで鎮痛を継続する必要がある症例では，術後鎮痛に必要なフェンタニル濃度を維持した状態で覚醒させる必要がある．肝臓手術など上腹部を大きく切開する症例ではフェンタニル効果部位濃度として1.5～2ng/mLが必要になる．しかし，フェンタニル効果部位濃度が2ng/mLを超えると呼吸抑制が出現するリスクがあるので，少し低めの濃度で覚醒させて，あとは覚醒後の患者の鎮痛状態，呼吸状態をみながらPCA投与でフェンタニルを追加するのが安全である．より低侵襲の症例では，フェンタニル濃度として1～1.5ng/mL程度で十分な鎮痛を得ることができる（図2）．

また，iv-PCAは行わないが術後しばらくフェンタニルの効果を期待したい症例もあり得る．フェンタニルはcontext-sensitive half-time（CSHT）が延長

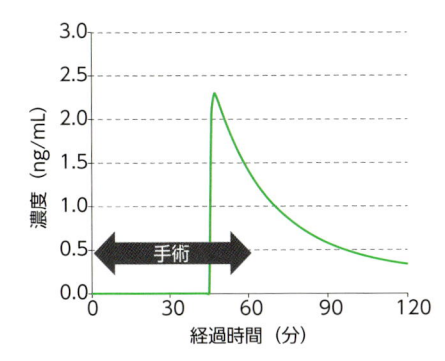

図1 ● フェンタニルを手術終了前に1回投与（2 μg/kg）時の効果部位濃度

Transitional opioidとしてフェンタニルを手術終了15分前に2 μg/kg投与すると手術終了時にはフェンタニル効果部位濃度は1 ng/mLまで低下している

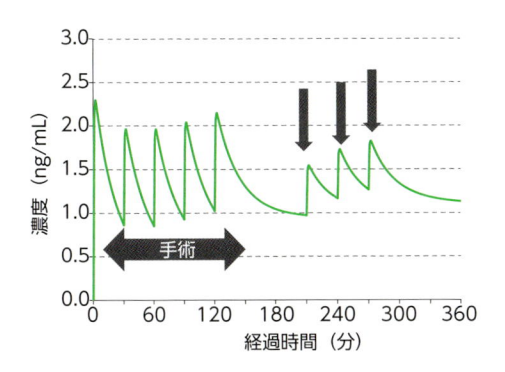

図2 ● フェンタニル iv-PCA時の効果部位濃度

フェンタニルを手術開始時に2 μg/kg，その後30分ごとに1 μg/kgを4回投与後，0.5 μg/kg/時で持続投与を開始．手術終了時のフェンタニル効果部位濃度は1.2 ng/mLで呼吸抑制なく抜管できた．病棟で患者が疼痛を訴え，PCA投与（0.5 μg/kg）を3回くり返して良好な鎮痛が得られた．PCA投与はフェンタニルの必要量のタイトレーションに有用である

するので，これを利用すれば手術後も2〜3時間は鎮痛効果を得ることが可能である．このような症例では**1.5ng/mL程度を目安に覚醒**させるとよい．

　iv-PCAを行う場合も行わない場合も，高齢者ではフェンタニルは血中濃度，および感受性の両面から効果が強くなる．年齢にもよるが，前述の1/2〜2/3の濃度に留めておき，覚醒させてから追加する方が安全である．

Point

- ☑ 覚醒時の適正なフェンタニル濃度は症例により異なる．
- ☑ 2ng/mL以上では呼吸抑制のリスクが高まるので使用しない．
- ☑ 術後の鎮痛効果を期待する場合，1.5ng/mL程度が1つの目安になる．覚醒後にPCAで適正な鎮痛レベルを調節することも重要である．

〈森本康裕〉

Q34 Transitional opioidのポイントを教えてください

Answer

◆ Transitional opioid

　手術終了前に，鎮痛薬を短時間作用性のオピオイドであるレミフェンタニルから中時間作用性のフェンタニルや長時間作用性のモルヒネに変更することをtransitional opioidという．Transitional opioidでは，患者の年齢や手術侵襲の大きさのほか，術後鎮痛の方法（区域麻酔やiv-PCAの併用の有無など），手術直後の管理体制（リカバリーで鎮痛に習熟したスタッフが管理するのか，直接病棟に戻るのか）などを考慮して，使用する鎮痛薬と投与量を決める必要がある．重要な点は，**レミフェンタニルを停止して効果が消退した時点で確実な鎮痛を提供する**ことである．

◆ フェンタニルの投与

　術後疼痛が強くない場合は，フェンタニルを100μg（約2μg/kg）を手術終了前に投与するのが一般的である（図1）．この場合，投与から約15分経てば十分な自発呼吸が期待できる．しかし，1時間程度で効果部位濃度が0.5 ng/mL程度まで低下するので，ほかの鎮痛薬の投与が必要になる場合もある．強力な鎮痛が必要な場合は，分割投与または1回量を多くすることでフェンタニルを多めに投与してもよい．この場合，薬物動態シミュレーションソフトを使用して，麻酔覚醒時にフェンタニルの効果部位濃度が1.5〜2 ng/mL以下になるような投与計画が必要である（図2）．

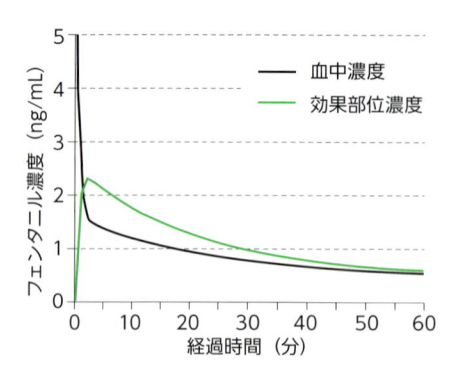

図1● フェンタニル2μg/kg投与後の血中濃度と効果部位濃度
投与後数分で効果部位濃度は最高となるが，10分程度で2 ng/mL以下となる．

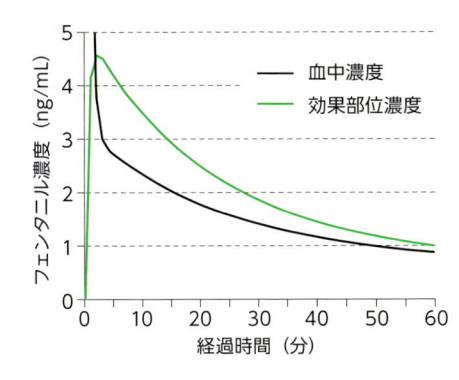

図2 フェンタニル4μg/kg投与後の血中濃度と効果部位濃度

投与後数分で効果部位濃度は最高となり，2 ng/mL以下となるには30分以上必要である．

◆ モルヒネの投与

　モルヒネはフェンタニルよりも作用時間が長く，代謝産物のM6G（morphine-6-glucuronide）も薬理活性を有するのが特徴である．iv-PCAを用いるほどではないが，フェンタニルよりも長時間の鎮痛作用を期待したい場合に適応になる．モルヒネの場合，最大効果発現時間は投与後154分[43]で，フェンタニルよりも作用発現時間は長いが，長時間作用する．Transitional opioidとしての投与量は0.1〜0.25 mg/kgである．

　モルヒネ投与のタイミングについてはMunozら[48]の研究がある．手術終了40分以上前に投与された群は，それ以降の投与群と比べ鎮痛効果が優れていた．同様にFletcherら[49]は手術終了30分前にモルヒネ0.15 mg/kgまたは0.25 mg/kgを投与して鎮痛効果を比較した．0.25 mg/kgでは2％の患者に呼吸抑制を生じている．これらの結果より，モルヒネは手術終了の少なくとも40分前に0.15 mg/kgを静脈内投与するとよいと考えられる．

Point

- ☑ 手術終了前に鎮痛薬を超短時間作用性のオピオイドであるレミフェンタニルから中時間作用性のフェンタニルや長時間作用性のモルヒネに変更することをtransitional opioidという．
- ☑ 術後疼痛が強くない場合は，フェンタニル100μg（約2μg/kg）を手術終了前に投与するのが一般的である．
- ☑ モルヒネは手術終了の40分以上前に0.15 mg/kgを投与する．

〈森本康裕〉

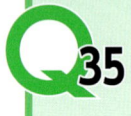

第2章 TIVAによる麻酔管理　2 麻酔からの覚醒・抜管

Q35 自発呼吸の再開が遅い場合の対処方法を教えてください

Answer

麻酔覚醒時に自発呼吸の再開が遅い原因の多くはオピオイドの過量投与である．特に高齢者では予想以上に高い濃度が残存している場合がある．

◆ 患者属性によるレミフェンタニル薬物動態の違い

レミフェンタニルの薬物動態は年齢と体格（除脂肪体重で補正が必要）の影響を受ける．このため同じ投与速度でも高齢者や肥満患者ではレミフェンタニル濃度が高くなる．図はレミフェンタニル0.25 μg/kg/分で60分投与した後，投与を中止したときのシミュレーションである．20歳男性，身長170 cm，体重60 kgの患者では，投与中止10分で効果部位濃度は1 ng/mL程度に低下し，transitional opioidとしてフェンタニルを投与していても問題なく自発呼吸が出現する．一方，170 cm，60 kgでも年齢が80歳の場合，同じ0.25 μg/kg/分の投与速度でも濃度は1.5倍程度になる．投与終了10分を経過しても効果部位濃度は2 ng/mLを越えており，1 ng/mL以下になるまで20分以上かかる．

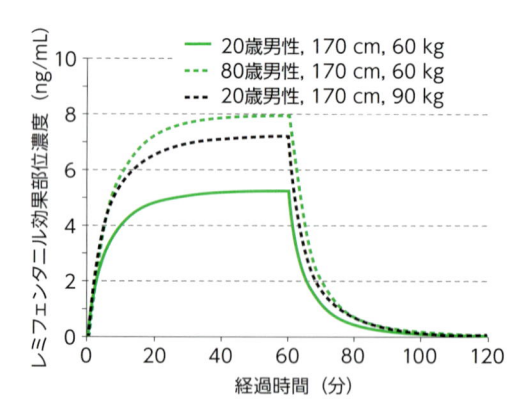

図 ● 年齢・体格の違いによるレミフェンタニル濃度の差

属性が異なる患者に対して，レミフェンタニルを0.25 μg/kg/分で60分間投与した場合の効果部位濃度のシミュレーション．投与速度が同じであっても，高齢者や肥満患者では若年の標準体型と比較して効果部位濃度が高くなり，投与停止後に自発呼吸が出現するまでに時間がかかる

78　臨床の疑問に答える　静脈麻酔Q&A99

レミフェンタニルのCSHTは数分であるが，投与終了から効果部位濃度が90％低下するまでの時間は約20分である（**Q89**）．特に，高濃度でレミフェンタニルを維持している場合はこの特性にも留意する．

肥満患者でも同様の注意が必要である．肥満患者に対してレミフェンタニルを投与する場合は標準体重をもとに投与速度を計算することが推奨されている（**Q67**）．しかし，図に示すように実体重から投与速度を設定すると非肥満患者よりも濃度が高くなる．高齢者と同様にレミフェンタニル濃度が予想以上に高濃度となり，自発呼吸の出現に時間がかかってしまう．

◆ フェンタニルの影響

フェンタニル投与に対しても同様の注意が必要である．術中の血圧上昇時などにあまり考えずにフェンタニルを投与していると覚醒時には予想以上に高濃度となっている可能性がある．**レミフェンタニルとフェンタニルはオピオイドとしてはほぼ等価なので，覚醒時には両者を足した濃度で考える必要がある**．薬物動態シミュレーションで予測効果部位濃度をリアルタイムモニタリングができない施設ではこのような予期しないオピオイドの過量投与を考慮すべきである．

もちろん，筋弛緩薬や麻酔薬の過量投与という可能性もある．筋弛緩モニタやBISモニターでこれらの過量投与を除外することも必要である．

◆ 自発呼吸の再開まで待つ

オピオイドの過量投与，特にレミフェンタニルの過量投与であれば10〜20分程度待てば自発呼吸は出現する．血糖値や電解質など覚醒に影響しそうな因子をチェックし，体温保持に努めながらしばらく待っていれば通常は問題ない．

鑑別診断も兼ねてナロキソンを投与してみてもよい．ナロキソンは0.04 mg（1/5A）程度を投与し，患者の状態をみながら追加投与する．作用時間は30〜60分なので，その後，再度呼吸抑制が出現することに注意する．

Point

- ☑ 自発呼吸の再開が遅い場合の多くはオピオイドの過量投与である．
- ☑ 筋弛緩の残存，麻酔薬の効果遷延，血糖値や電解質異常などを除外しながら待つ．
- ☑ ナロキソンを投与してもよいが，効果消失後の呼吸抑制に注意する．

〈森本康裕〉

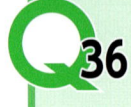

第2章 TIVAによる麻酔管理　2 麻酔からの覚醒・抜管

Q36 TIVAからの覚醒遅延の予防法・対応を教えてください

Answer

TIVAからの覚醒遅延にはいくつかの原因が考えられる．

◆ プロポフォールの効果の個人差による遅延

通常はプロポフォールの効果部位濃度が1.5 μg/mL程度で覚醒する．しかし，覚醒時の効果部位濃度が1 μg/mL以下にならないと覚醒しない症例も稀ではない．このような症例は，麻酔導入の際にプロポフォールの効果部位濃度が低い時点で就眠することが多く，そのときの効果部位濃度を確認しておけば，低い濃度で覚醒するであろうことが予測できる．一般に，麻酔維持のプロポフォール濃度を就眠濃度の2倍程度に設定しておけば覚醒遅延になることはない．例えば，プロポフォールの効果部位濃度が0.8 μg/mLで就眠した場合，1.5 μg/mL程度で維持すれば，維持濃度の半分になるにはcontext-sensitive half-time（CSHT）の時間待てばよいことになる（**Q89**）．このような症例で3 μg/mLで維持すると，維持濃度の1/4の濃度にならないと覚醒しないため覚醒遅延となる．麻酔導入時に，就眠時のプロポフォール効果部位濃度の個人差を認識して，適切な維持濃度を設定することがポイントである[※]．

就眠時の効果部位濃度を評価していない症例でも，術中BISモニターを使用することで適切な維持濃度を設定することは可能である．適切な目標BIS値にはいろいろな意見があるが，筆者は40～50程度が適切であると考えている．30台，あるいはburst and suppression波形が出現してSR値が上昇する状況は過鎮静である可能性がある．

[※]高用量のレミフェンタニルを併用すると，プロポフォールの就眠効果部位濃度が低めに修飾されることに注意する．このような導入方法を使用する場合，就眠時の2倍のプロポフォール濃度で維持すると術中覚醒の危険性もある．就眠効果部位濃度の信頼性を上げるためには，レミフェンタニルを併用せず，プロポフォール単独で麻酔導入することが推奨される．

◆ 投与時間による遅延

もう1つの可能性は長時間手術である．プロポフォールのCSHTは投与時間とともに少しずつ延長する（**Q89**）．そのため，長時間のプロポフォール投与後は，短時間の症例よりもプロポフォール濃度の低下に時間がかかる．手術の

終了前，あるいは終了後のX線撮影中にプロポフォール濃度を低下させすみやかな覚醒が得られるようにしておくのが予防策になる（**Q32**）．

◆ 麻酔薬以外による遅延

　適切と思われる麻酔深度を維持していても覚醒遅延となる症例も稀には経験する．このような場合は，まず麻酔薬以外の覚醒に影響する因子を確認してみる．体温を保持しつつ，血糖値や電解質を確認する．筋弛緩モニターを使用して筋弛緩薬が過剰投与となっていないか，スガマデクスにより確実に筋弛緩が拮抗されているかを確認する．オピオイドについてもレミフェンタニルとフェンタニルの効果部位濃度を確認し，両者の合計濃度が2 ng/mL以上であれば濃度が低下するまで待つか，ナロキソンの投与を考慮する．これらの確認によっても覚醒しない場合は，プロポフォールの効果が遷延しているか，中枢神経に何らかの異常が起こっている可能性がある．プロポフォールの効果が遷延する状況として，低心拍出量，肝臓手術（頻回の肝血流遮断）や出血による血中アルブミン低下などもある．

　まずBIS値と脳波波形を確認する．脳波が高振幅の睡眠紡錘波であればプロポフォールの効果が残存している可能性が高い．この場合，脳波波形をみながらプロポフォール濃度が覚醒濃度まで低下するのを待つしかない．

　麻酔終了後にBISの低値が持続したり，脳波波形が平坦脳波に近い場合は，術中に脳梗塞など中枢神経系の異常が起こった可能性がある．上級医や外科医と相談のうえ，頭部CT撮影など必要な検査を検討する．術中に何らかの中枢神経障害をきたす症例としては，脳外科手術，心臓外科手術，術前に虚血性脳障害の既往のある症例，坐位やビーチチェアー位の症例などである．

> **Point**
> - ☑ TIVAからの覚醒遅延の予防は術中の適正なプロポフォール濃度の設定が第一である．
> - ☑ 覚醒遅延となった場合は，通常は麻酔薬以外の要因を除外しながら時間を待っているうちに覚醒するが，術中の中枢神経障害の可能性を常に考慮しておく．

〈森本康裕〉

第2章 TIVAによる麻酔管理　❷麻酔からの覚醒・抜管

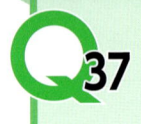

Q37 吸入麻酔からの覚醒方法とTIVAからの覚醒方法の違いを教えてください

Answer

　　吸入麻酔とTIVAで覚醒方法に大きな違いはない．ただし，覚醒時に注意するポイントは両者で違いがある．

◆ 吸入麻酔からの覚醒

　　吸入麻酔からの覚醒で最も重要なのは，充分な換気である．したがって，新鮮ガス流量を増やして適正な換気を継続することが必要になる．新鮮ガス流量としては10L/分程度が必要である[50]．換気の制限は吸入麻酔薬のwash outを遅らせるので，患者の意識が回復するまでは人工呼吸を継続する（自発呼吸で維持していた症例を除く）．特に注意が必要なのは声門上器具を使用して麻酔を維持していた症例である．覚醒時の不用意な刺激は声門を閉鎖させ，換気を困難にする．

◆ TIVAからの覚醒

　　TIVAでは覚醒に換気は関係ない．抜管後の呼吸器系のトラブルの予防のため純酸素には変更するが，新鮮ガス流量を増やす必要はない．覚醒に重要なのは時間なので，患者が覚醒するまで待つしかない．低換気（$EtCO_2$で40台半ば）にして，自発呼吸の再開を促してもよい．声門上器具を使用した症例で，覚醒時に換気が困難になっても，時間が経過すれば患者は覚醒するので，自発呼吸を促すことで状況は改善する．

◆ 抜管後

　　吸入麻酔では，覚醒後の低換気は患者を再入眠させてしまう可能性がある．この点，TIVAは意識に影響するレベルまで$PaCO_2$が上昇しない限り呼吸状態は患者に意識に影響しないので，より安全といえる．

Point

☑ 吸入麻酔では換気依存性に，TIVAでは時間依存性に覚醒する．

〈森本康裕〉

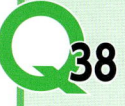

Q38 抜管後に疼痛が強い場合，フェンタニルを追加してもよいでしょうか？

Answer

適切な鎮痛処置を行ったつもりでも，覚醒後に患者の痛みが非常に強い場合がある．このような場合，いろいろな対応が考えられるが，**最も有効で即効性があるのはフェンタニルの投与である**．

◆ すでに iv-PCA が装着されている場合

このような症例ではPCA投与を行う．あるいは，PCAでの投与量を静注する．フェンタニルの投与後，効果が最大になるのは数分後である．数分間経過をみて患者の痛みが強ければ，再度同量を投与する．

◆ iv-PCA が装着されていない場合

この場合は投与量が問題となる．

手術中に全くフェンタニルが投与されていなければ2μg/kg程度投与可能である．高齢者では半量程度に減量する．痛みが軽くなっても，呼吸抑制の可能性があるので少なくとも10分は経過を観察後，病棟へ帰棟させる．また，フェンタニルの効果が消失した後は再度痛みが出現するので，追加の鎮痛処置を行う必要がある．フェンタニルのiv-PCA，フルルビプロフェンあるいはアセトアミノフェンの投与，硬膜外鎮痛を行っている症例であれば硬膜外の追加投与などを行う．

術中にフェンタニルをある程度投与している症例では投与量は難しい．追加投与前のフェンタニル効果部位濃度が1ng/mL以下であれば1μg/kg（50μg）程度，それ以上であれば0.5μg/kg（25μg）程度がよいだろう．投与後に，鎮痛効果はもちろん，呼吸状態にも注意するのは同様である．

Point

- ☑ 抜管後に疼痛が強い場合，フェンタニルを追加してもよい．
- ☑ 投与量は，術中にフェンタニルを使用していない症例では2μg/kg．手術中に使用していれば0.5〜1μg/kgを投与する．
- ☑ 投与後は，鎮痛効果はもちろん，呼吸抑制にも注意し，少なくとも10分間は経過観察した後に病棟へ帰室させる．
- ☑ フェンタニルの効果消失後に対応できる追加の鎮痛処置を考慮する．

〈森本康裕〉

第2章 TIVAによる麻酔管理　❷麻酔からの覚醒・抜管

Q39 抜管後のシバリングの予防法・対応を教えてください

Answer

抜管後のシバリングはレミフェンタニル発売後に問題となった合併症である．現在はその頻度は少ないと考えられるが予防と発生時の対応は重要である．

◆ 体温低下によるシバリング

シバリングは基本的には低体温に対する患者の防御反応である．全身麻酔中は低体温に対する身体の反応は抑制されているが，覚醒後に回復する．このときに低体温であれば，末梢血管の収縮とともにシバリングにより体温を上げようとする．したがって，シバリングの予防は基本的には手術中の患者の体温保持に努めることに尽きる．温風式の患者加温装置の使用，輸液の加温や，覚醒時の室温管理は特に重要である．アミノ酸製剤の使用も術中の体温保持効果があることから有効である可能性がある．

◆ レミフェンタニルの効果消失によるシバリング

しかし，このような患者の体温保持を行っても覚醒時にシバリングを生じることがある．この原因としてレミフェンタニルの効果消失があまりにも急激であることが一因と考えられている．したがって予防法としては，transitional opioidの使用（**Q34**），レミフェンタニルの投与速度を緩徐に減量するなどの対策が考えられる．Transitional opioidの使用は，シバリングの誘因の1つである術後疼痛対策としても有効である．

◆ その他の要因によるシバリング

このほか，手術侵襲によるインターロイキンの上昇は体温調節のセットポイントを上昇させる．したがって，患者の覚醒時にはセットポイントが上昇しており，正常の体温であっても低体温に対する反応が生じる可能性がある．このようなインターロイキンの放出抑制にはNSAIDsが有効である．

また，マグネシウムには抗シバリング作用がある．周術期には低マグネシウ

ム血症となることが多く，術後のシバリングの一因となっている可能性がある．術中の輸液にマグネシウム含有のものを使用することで術後のシバリングを予防できることが報告されており，フィジオ140®やビカネイト®（ともにマグネシウム2 mEq/L）のように，できるだけマグネシウムの量が多い輸液を使用することもシバリング対策として有効である．

◆ 処置の組合せ，迅速な対応が重要

　実際の予防では，どれか1つの対策で有効というわけではなく，可能な処置を組合わせて使用することが重要である．

　シバリングが発生した場合，患者の加温はもちろんだが，シバリングによる酸素消費量増加は心筋虚血など患者に有害となる可能性がある．薬物による治療法としてはペチジンが最も有効とされている．0.5 mg/kgを静注する．

Point

- ☑ シバリングは予防が最も重要である．
- ☑ 予防法は，まず患者の体温保持である．
- ☑ Transional opioidの使用，NSAIDsの使用，マグネシウム含有の輸液の使用も有効である．
- ☑ シバリングが発生したら，ペチジンの使用が最も有効である．

〈森本康裕〉

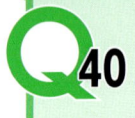

第2章 TIVAによる麻酔管理　❷麻酔からの覚醒・抜管

Q40 術後iv-PCAを行う場合，術中のオピオイドはどのように投与すればよいでしょうか？

Answer

術後iv-PCAを成功させるには手術中からのオピオイドの使用，すなわち"仕込み"が重要になる．

◆ フェンタニルのiv-PCA

フェンタニルのiv-PCAは，フェンタニルの持続静注＋PCA投与とするのが一般的である．この場合，**覚醒時にある程度のフェンタニル効果部位濃度を得ておく**ことが重要になる．Q33を参考に，術後鎮痛に必要な濃度が得られる量のフェンタニルを手術中に投与しておき，その後iv-PCAを開始する．

図1は，transitional opioidとしてフェンタニル2 μg/kgを投与後，0.5 μg/kg/時で持続静注したときのシミュレーションである．フェンタニル濃度は0.6〜0.7 ng/mLと低く，手術によっては鎮痛が不足し，覚醒時に頻回のPCA投与を必要とする可能性がある．図2は2 μg/kgを投与後，30分ごとに1 μg/kgを3回（計5 μg/kg）投与してから持続静注を開始したときのシミュレーションである．フェンタニル効果部位濃度は0.9 ng/mL程度とより高く維持される．

"仕込み"の違いはiv-PCA中のフェンタニル効果部位濃度の推移にも表れている．図1ではiv-PCA開始後に徐々にフェンタニル効果部位濃度が上昇している．これに対して，図2ではiv-PCA開始後は効果部位濃度が減少傾向である．iv-PCA中の呼吸抑制のリスクを小さくするためには，効果部位濃度が時間経過とともに上昇するような投与スケジュールは避けることが望ましい．

なお，Shaferモデルによるとフェンタニルのクリアランスは8.7 mL/kg/分であり，持続投与における定常状態の濃度（ng/mL）は，投与速度（μg/kg/時）÷0.52で計算できる．

◆ モルヒネのiv-PCA

モルヒネはフェンタニルよりも作用時間が長く，さらに代謝産物のM6G（morphine-6-glucuronate）も薬理活性を有する．このため作用発現は遅いが長時間持続する．レミフェンタニル使用後のtransitional opioidとしての投与量は0.1〜0.25 mg/kgである．

iv-PCAに使用する場合は，transitional opioid（**Q34**）に準じて**手術終了の少なくとも40分前に，0.15 mg/kgを静脈内投与**する．その後は，PCA

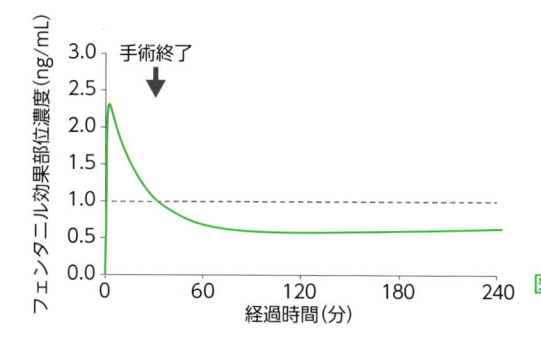

図1 ● フェンタニル2μg/kg投与後0.5μg/kg/時で持続静注

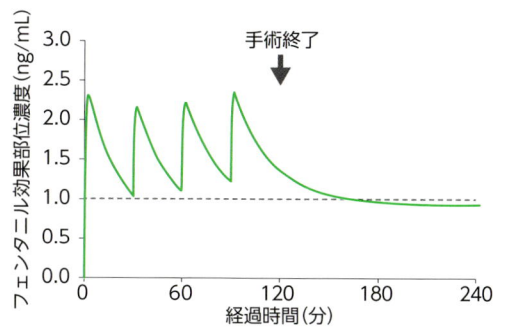

図2 ● フェンタニル2μg/kg投与後30分ごとに1μg/kgを3回追加投与してから0.5μg/kg/時で持続静注

1回量1〜2mg，ロックアウトタイム10分程度に設定してiv-PCAを開始する．副作用を考慮すると，持続投与は行わない方がよいだろう．

Point

- ☑ 術後iv-PCAを行う場合，覚醒時にオピオイドにより十分な鎮痛が得られるように手術中より投与計画を立てておく．
- ☑ 術後のフェンタニル濃度は手術中のフェンタニル使用量に影響されるので，手術中より十分に使用しておく．
- ☑ モルヒネの場合は，手術終了の少なくとも40分前に，0.15 mg/kgを静脈内投与してからiv-PCAに移行する．

〈森本康裕〉

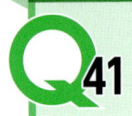

Q41 術後,抜管せずに鎮静を継続する場合はプロポフォールやオピオイドはどのように投与しますか？

Answer

心臓手術や胸部外科・脳外科手術などでは術後抜管せずに鎮静を継続する場合がある.このような場合もいくつかのパターンが考えられる.

◆ 術後数時間以内に抜管する

心臓手術や胸部外科手術などで,手術室では抜管できないもののしばらく経過観察して,術中の低体温の補正や,フェンタニルの効果が消失後に抜管するケースである.

プロポフォールは手術終了時の投与を継続する.TCIポンプをそのまま使ってもよいが,終了時のTCIポンプの投与速度(mL/時)を参考に,通常のポンプで投与を継続してもよい.手術中の維持投与速度から術後鎮静に必要な投与速度への移行は,血行動態を観察しながら段階的に行えばよいだろう.覚醒可能と判断したらプロポフォールの投与を中止する.

手術中にレミフェンタニルを使用する場合は,手術終了の際に他のオピオイドへの移行に注意が必要である.レミフェンタニルの投与停止により短時間で鎮痛度が下がることがあれば血行動態に影響する.特に,患者移送時の血行動態の変動は極力避けなければならない.Transitional opioidの投与は手術終了の少し前から開始し,レミフェンタニルの投与は手術終了前に停止する(**Q56 図2**).このように,手術終了からICU入室までの期間に鎮痛度が大きく変化しないように注意する.フェンタニルを使用する場合は,想定される抜管の時間に効果部位濃度が1.5ng/mL程度になるように投与を計画すればよいだろう.

◆ 数日は鎮静する

胸部外科手術や脳外科手術などで,しばらく鎮静を継続するケースである.その他,全身状態が悪く,しばらく鎮静が必要なケースも含まれる.

手術中の麻酔管理は通常と同様である.プロポフォールはTCI投与でよいが,しばらく鎮静する場合は,TCIにこだわらず,最初から通常のポンプで投与することも可能である.覚醒させないので手術中十分な鎮静を得ることを考えれ

ばよい．術中管理がTCIの場合は，終了時のTCIポンプの投与速度を参考に持続静注を決定し，通常のポンプで投与する．患者の搬送時にもプロポフォール投与を継続する．

　手術後にデクスメデトミジンの使用を予定している場合は，手術中終了前からデクスメデトミジンの投与を開始するか，プロポフォールの投与を継続し，手術後落ち着いてからデクスメデトミジンに変更する．

　オピオイドはレミフェンタニルにこだわる必要はなく，術後に効果が残存するフェンタニルは有用である．前述のように，レミフェンタニルの投与を手術室で中止すると，患者のICUへの搬送時あるいは搬送後に血圧上昇などをきたすので注意する．

Point

- ☑ プロポフォールは手術終了時のTCIポンプでの投与速度を参考に通常のポンプでプロポフォール投与を継続する．
- ☑ オピオイドは手術終了前からフェンタニルを投与して，手術室からICU入室までの期間に鎮痛度が大きく変化しないように注意する．

〈森本康裕〉

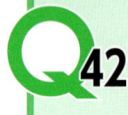

第2章 TIVAによる麻酔管理　3 TIVAの危機管理

Q42 術中覚醒を防止するには何に注意すればよいでしょうか？

Answer

静脈内に投与された薬物は，血管内に入り目的の組織に届いてはじめて効果を発揮する．まず，表1の基本をおさえる．麻酔開始後はシリンジポンプの動作を含めて表2の項目をチェックする．

◆ 鎮静薬は一定量以上必要である

麻酔効果が同等になる鎮痛薬と鎮静薬の濃度関係は双曲線となる（図1，Q90）．どんなに大量に鎮痛薬を投与しても，一定以上の鎮静薬なしでは十分な麻酔効果を得られない．したがって，鎮静薬が少ないと術中覚醒が起こり得る．鎮静薬と鎮痛薬のバランスでは，極端な鎮静薬優位あるいは鎮痛薬優位は好ましくない．調節性，覚醒までの所要時間，医療経済などを考慮してバランスを決める．

プロポフォールとフェンタニルの組合わせでは，低〜中等度のフェンタニル濃度を維持してプロポフォールを調節する考えが主であった．短時間作用性の

表1 ● TIVAの基本

確実な静脈路
・点滴ボトルが空になると静脈路の流速が低下する ・静脈ルートのはずれ，漏れ，逆流があると薬物が投与されない ・肢位によって流速が変わることにも注意 ・死腔（延長チューブなど）で薬物が停滞することがある 　（血圧カフと静脈ルートが同側の場合は逆流防止弁を挿入する）
TCI・薬物動態シミュレーションの前提
・薬物動態パラメータ，体重などの基本情報を間違えたら意味をなさない ・薬物は投与された瞬間に分布すると仮定して濃度を計算 ・ポンプが認識している積算投与量＝実際の注入量が成り立っているか 　（静脈ルートのはずれ，死腔への停滞などでは実際の注入量が減るがポンプは認識できない）

表2 ● プロポフォール投与中（TCIを含む）のチェック項目

・ポンプの表示量，実際の注入量，投与速度（図2）の確認 ・薬物が確実に投与されているか（ポンプから静脈路まで） ・静脈ルートに漏れ，回路のゆるみがないか ・積算量が投与速度に見あって増えているか（ポンプが期待通りに動作しているか）

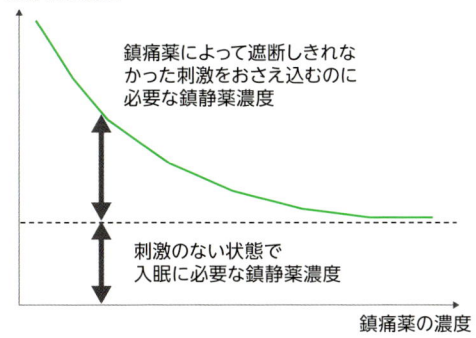

図1 就眠に必要な鎮静薬と鎮痛薬のイメージ
文献51より引用

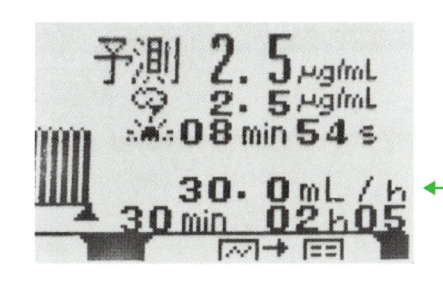

図2 投与速度を確認（テルモ社テルフュージョン® TE-371での表示画面）

レミフェンタニルが使用できるようになり，レミフェンタニルを調節する方向へ変わってきた．現代のバランス麻酔では，プロポフォール濃度は入眠時の効果部位濃度＋1.0μg/mL程度（安全のための加算）で維持を行うのが基本である．

◆ 麻酔深度の古典的指標（心拍数，血圧，体動，瞳孔径など）

麻酔深度を確実に評価する方法はない．特に，筋弛緩薬が投与されると浅麻酔の古典的なサインである痛み刺激による体動が検知できない．術中覚醒を防ぐ立場からは，筋弛緩薬が絶対的に必要な手術時期を除いて，刺激で体動が生じる程度の浅い筋弛緩状態を維持する考えもある．瞳孔径が確認できる場合は，手術中も定期的にチェックすることも推奨される．

◆ BISモニター

鎮静薬はBIS値が40〜60になるように調節するが，値はあくまで参考である．信頼性（SQIが高い，EMGが低い，適正な脳波波形と判断できる）が十分

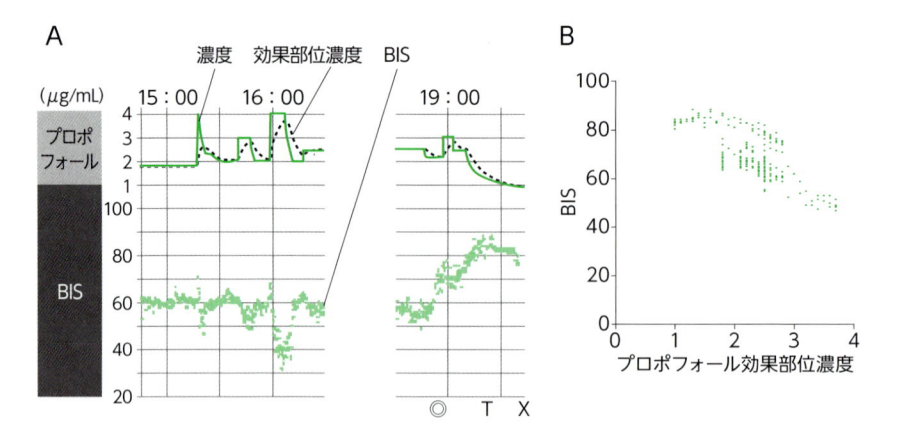

図3 ● BIS値が高くて心配な場合，プロポフォール濃度を上げてみてその反応をみる技
(A) BIS値が高めのとき，プロポフォール目標血中濃度を一時的に高くしてみてBISの反応をみる．
(B) プロポフォール効果部位濃度とBIS値の分布図
文献52を参考に作成

あるにもかかわらずBIS値が高い場合は，まず，表1の基本項目をチェックする．それでも解決できなければ，プロポフォールの目標血中濃度を一時的に上げてBIS値の挙動を確認するとよい（図3）．

Point

- ☑ TIVAで術中覚醒を防ぐ基本は，確実に薬物が投与されていることをおさえることである．
- ☑ 投与のつもりが実際には患者へ投与されていないのか，患者に必要な投与量を満たしていないのかの鑑別が第一歩である．
- ☑ BISモニターなどの高次脳波モニターは有用で参考になるが，それのみに頼らず，患者の綿密な観察やシミュレーション濃度なども参考に総合的な判断ができるように技を磨く．

〈中尾正和〉

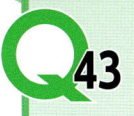

第2章 TIVAによる麻酔管理　❸ TIVAの危機管理

Q43 間違った体重でTCIを開始した場合，どのような対応をとればよいですか？

Answer

　商用TCIポンプ ディプリフューザーにはプロポフォールの成人用薬物動態モデル（Marshモデル）が組込まれており，年齢と体重の入力が必須である．年齢入力は小児でないこと（16歳以上）の確認のみに利用されており，モデルのパラメータに影響しないが，体重はモデルの共変数であるため誤入力すると投与速度に影響する．単純に誤った体重を入力する間違いだけでなく，体重と年齢を逆に設定してしまうミスも起こり得る．後者の場合，特に，痩せた高齢者では実際の体重よりも過大な設定にしてしまうことになり，過量投与で副作用も出やすくなる．

　逆に，体重が大きい若年者で年齢と体重を入れ間違うと，投与速度が不足して期待する鎮静度が得られない．

　開始前に設定値をチェックして誤設定しないことが基本である．

◆ 間違いに気づいたら

　間違った設定で開始したことに気づいても，ポンプの電源を切ってはいけない．その時点では，すでに患者の体内にプロポフォールが存在しているため，ポンプをリセットして新規患者としてTCIを開始すると過剰投与になる（**Q47**）．

　Marshモデルでは同じ目標濃度の場合，体重と投与速度は比例する．したがって，目標血中濃度は［正しい体重］÷［間違った体重］をかけて補正する．具体的には，年齢40歳60 kgの患者を，60歳40 kgと誤設定して開始したら，"本来設定したい"目標血中濃度の60/40倍をポンプに設定する．また，80歳35 kgで設定して開始するつもりで，実際には35歳85 kgで開始した場合は，"本来設定したい"目標血中濃度の35/80倍（0.43倍）に設定して維持すればよい．もちろん，BISモニターなどで鎮静度を管理することが推奨される．

Point

☑ 間違った体重で設定したと気付いても，新たな患者として再起動することはご法度である．体重の比率で目標血中濃度を補正する．

〈中尾正和〉

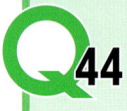

第2章 TIVAによる麻酔管理　❸TIVAの危機管理

Q44 麻酔維持中に点滴漏れを発見した場合，どのように対処すればよいでしょうか？

Answer

　静脈麻酔薬は静脈内に投与されてはじめて効果を発揮する．点滴漏れがあると，この前提が成り立たなくなり，血中濃度が低下して術中覚醒が起こり得る．輸液ルートからの漏れも同じである．

◆ 点滴漏れへの対応

　点滴漏れを発見したら，まず，確実な静脈ルートを確保しなおす．皮下に注入された薬物は最終的には吸収されるが，すぐには体循環には入らないので，当面はその分だけ投与量不足となる（図1）．
　輸液ルートの外れによる漏れの場合は，漏れている箇所の接続の"ゆるみ"やコネクターの"ずれ"を修正する．漏れた量の推定は困難であるが，希釈されていないプロポフォール製剤が床に漏れた場合は"ある程度"の推定ができることもある（図2）．

◆ 鎮静度の評価

　BISモニターなどで鎮静度を評価できる場合は，覚醒状態になっていないことを確認する．覚醒の可能性がある場合，BISモニターがない場合は次項に示

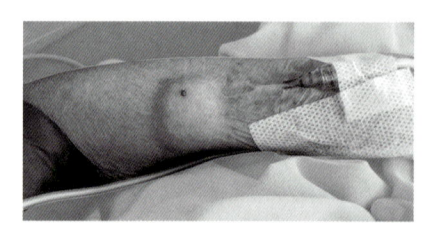

図1 輸液ルートを確保した上流側の穿刺部位から漏れた例
不足分の推定と補充：困難だが推定する（図2）．

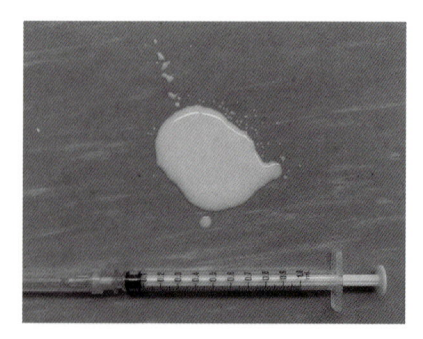

図2 輸液ルートの"はずれ"でプロポフォール製剤が1mLこぼれたときの再現

す患者への対応が必要になる．

◆患者への対応

　すでに患者が覚醒しているつもりで対処する．焦ってすみやかに再入眠させたいところだが，追加補充投与の前に，患者の耳元で「目が覚めているかもしれないが私も知っていますよ」と念のため話しておく．これが患者のPTSD（post traumatic stress disorder：心的外外傷後ストレス障害）予防となるとは限らないが，筆者は患者への礼儀だと考える．

◆薬物の不足量を補う

　テルモ社テルフュージョン® TE-371でTCI投与を行っている場合は，一旦停止して[プライミング]ボタンを押して漏れた量を想定して補充し，[開始]ボタンで再開する．別の対応策として，TCIポンプの目標濃度を一時的に上昇させる方法もある．

　TCIを使用しないTIVAでは[早送り]ボタンで不足量を注入し，その後，持続投与を再開する．

　いずれの場合も，漏れた量を正確に知る方法がないため，BISなどの脳波モニタリングで鎮静度を評価して再開後の投与量を調節することが適切であろう．

Point

☑ 患者に投与された量＝ポンプが認識している投与量というTCIの前提が守られるように輸液路を管理する．

☑ トラブルが判明したら患者がすでに覚醒している可能性を考慮し，まずPTSD予防を期待して患者の耳元で「目が覚めているかもしれないが私も知っていますよ」と説明する礼儀を勧める．そして，推定不足量をすみやかに補充注入する．

〈中尾正和〉

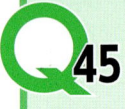

第2章 TIVAによる麻酔管理　❸ TIVAの危機管理

Q45 途中でTCIポンプが故障した場合の対策を教えてください

Answer

TCIポンプも機械であり故障する可能性がある．しかし，ポンプの停止の原因がすべてポンプの故障とは限らない．ポンプの故障と断定する前に，よくあるトラブルの除外診断をする．

◆ 途中でポンプが停止したら？

まず，ポンプのアラーム状態を確認して，原因がTCIポンプの故障かキット製剤の問題かを鑑別する．

①残量アラームの場合

　　交換用の新しい製剤を準備する．

②閉塞アラームが鳴って停止した

　　輸液ルートが閉塞していないかどうかを確認する．閉塞していたら原因を解除し，[消音]ボタンに続いて[開始]ボタンを押して再開する．

　　キット組み立て時に中子（プランジャーロッド）のねじ込みが足りないと，（注射器が長くなって）残量アラームが鳴る前に閉塞アラームで停止する．この場合は新規キットと交換して再開する．

③新しいキット製剤をポンプに装着して開始したら，すぐに閉塞アラームが鳴った

　　キットのルアーコネクターの差し込みが甘く，針がゴム栓を貫通していな

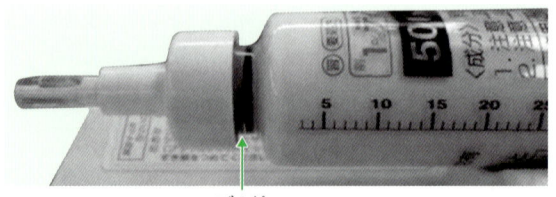

図1 ● 1%ディプリバン® 注 - キットの組立不良

いことが原因の場合が多い（図1）．貫通するまで押し込み，ポンプに再装着して再開する．

④ディプリバン®注キットが正しく認識できない

　キット製剤が認識できない原因の多くは，認識タグがポンプの正しい位置に設置されていないためである．タグ位置を再調整して，ポンプ画面に［ディプリバン1％］の表示が出ることを確認する．

　認識タグの問題でなければ新しいキット製剤に交換し，エラーが再現できるかどうかを確認する．エラーが再現できればポンプの故障である．ポンプ故障時にエラーコードが表示されている場合はそれも記録して修理に出す．新しいキットでエラーが発生しなければ，キット自体の問題である（この場合は製造元へ送って調査を依頼する）．

　以上のチェックでTCIポンプの故障と判明したら，別のポンプに交換する．

◆ 新規ポンプで継続するときの注意

①中断時間が長くなった際には不足分を補充する

　ポンプ動作が中断している間はプロポフォールが投与されない．投与されなかった量を推定して早送りを行い，その後，持続投与を開始する．例えば，30 mL/時で2分間中断なら30÷60×2＝1 mLを早送りする．

②ポンプ停止前の投与速度を維持する

　新しいポンプと交換した後はTCI投与を再開することはできない．マニュアルの持続静注となるが，ポンプ停止前の投与速度が参考になる[※]．投与速度を確認できていない場合は，停止直前の目標濃度（μg/mL）×2（mg/kg/時）で再開する．例えば，体重60 kg，目標濃度3 μg/mLであったならば3×2＝6 mg/kg/時＝36 mL/時になる．

[※]麻酔管理中にポンプの投与速度を確認する習慣をつけると役立つ（**Q42**の図2）．

- **Tips：ポンプにやさしく！**

　閉塞アラームが出るまで投与する習慣はやめよう．ポンプも機械である．しかもキット製剤は端が丸くなっており，閉塞アラームが出る直前には投与量が減るとともにモーターなどの駆動部分に負担がかかる．残量アラームが出たら早めに交換して，ポンプにやさしく大事に使おう．

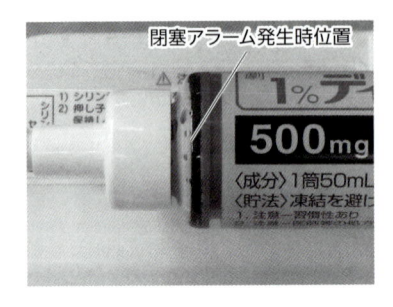

図2 ● 閉塞アラームが出る時点ではキット製剤のガラス注射器の内径が小さくなっている

Point

- ☑ TCIポンプが停止した場合は，ポンプの故障かキット製剤の問題かを鑑別する．
- ☑ キット製剤を新品に交換したら状況が改善するかどうかをチェックする．
- ☑ ポンプを交換する際は新たなTCIとして開始せずにマニュアルでの持続投与とする．この場合，中断時間に本来投与されていた分を早送りして補充し，これまでの投与速度で再開する．

〈中尾正和〉

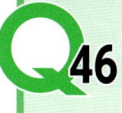

Q46 プロポフォール投与後に気管支けいれんが発生した際の対応を教えてください

Answer

プロポフォールでの気管支けいれん誘発は少なく（0.1％未満），喘息患者にも禁忌ではない．麻酔導入時は複数の薬剤が同時に投与されていることが多く，気管支けいれん誘発の原因の特定は困難な場合もある．まれに，浅麻酔でも起こることも要注意である．

気管挿管前であれば麻酔から覚醒させることも考慮する．まず，患者の状態を把握し，呼吸と循環を維持する．血圧，SpO_2，呼気CO_2波形の検知なども参考にする．原因薬の中止と麻酔の維持／中止の判断を行いながら治療を進める．

◆ 対応と治療

プロポフォールやレミフェンタニルを持続投与しているときには中止するか否かを判断する．筋弛緩薬については，ロクロニウムやベクロニウムであればスガマデクス（16 mg/kg）で拮抗できる．

他の麻酔薬へのスイッチとして，ケタミンの静注がある．悪性高熱症の既往などの禁忌でなければ，揮発性吸入麻酔薬への変更もオプションになる．ただしデスフルランは気道刺激性があり，急速に濃度を上げると症状悪化となり得る．セボフルランの方が使いやすいだろう．

薬物療法として，アドレナリン（0.3 mg皮下注，筋注ないし，10～20倍希釈して少量ずつ緩徐に静注），アミノフィリン（250 mg，5～10分かけてゆっくり静注．テオフィリンを内服している場合は過量［不整脈，頻脈，けいれんなど］に注意して少量から投与するか，別の薬物とする）がある．

短時間作用型β_2刺激薬プロテカロール（メプチンエアー™）はエアロチャンバー™を使用すれば麻酔回路内へ投与できる．

ほかに，副腎皮質ホルモンの静注があるが，喘息治療の詳細は正書にゆずる．

Point

- ☑ プロポフォールによる気管支けいれん誘発の頻度は低い．
- ☑ 麻酔導入時には複数の薬が投与されており，原因の特定が困難である．優先すべきは患者の状態を把握し，そして治療である．
- ☑ 術前の禁煙，上気道炎後など気道過敏時期を避ける，気管支喘息患者であれば治療しコンディションのよいときを選ぶなど，発症予防が望ましい．

〈中尾正和〉

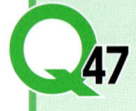

第2章 TIVAによる麻酔管理　❸ TIVAの危機管理

Q47 TCIで麻酔管理した患者が退室から短時間で再手術を受ける場合の注意点を教えてください

Answer

　TCIポンプは，開始時に患者の体内に目的の薬物が存在しないと仮定して薬物動態シミュレーションを行い，投与速度を制御する．前回手術から時間を経ずに再手術を受ける際には，投与された薬物がまだ体内に残存している．この状況で"新たな患者"としてTCIを開始すると，体内に残存する分だけ血中濃度が高くなる．

◆ 残存プロポフォールの影響

　図1に示すように，短いインターバルで2回目のTCIを行うと前回分の濃度が加算される．残存プロポフォールの影響は初回のTCI投与の終了から2回目のTCI開始までの時間が短いほど大きい．図2は目標濃度3μg/mLのTCIでプロポフォールを投与した後の血中濃度を，投与時間を2時間，4時間，8時間としてシミュレーションしたグラフである．グラフに示すように，投与時間が長いほど残存プロポフォール濃度の影響が大きい．例えば，前回投与のプロポフォール濃度が0.2μg/mL以下に低下するまでの時間を見ると，前回の投与時間が2時間でも3時間後，前回の投与時間が8時間であれば9時間以上必要であることがわかる．

　前述の理由により，前回手術から時間が経過していない状況では，"新たな患者"としてTCIを開始することは推奨できない．このような症例に対しては，

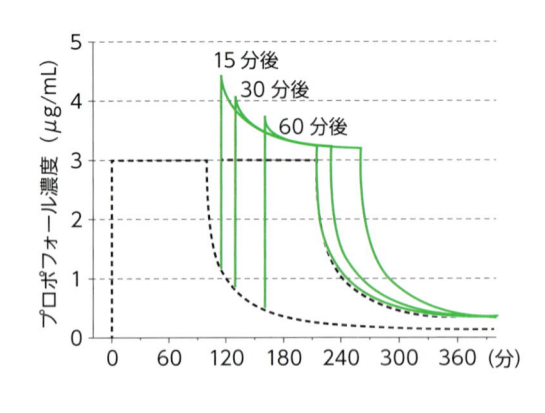

図1 ● 目標濃度3μg/mLのプロポフォールTCIで90分維持した後に，時間を空けて"新たな患者"としてTCI投与を再度行った場合のシミュレーション

----がTCIポンプに表示される予測濃度，——が残存量を加味した濃度である．シミュレーションにはディプリフューザー(Marshモデル)を使用

100　臨床の疑問に答える　静脈麻酔Q&A99

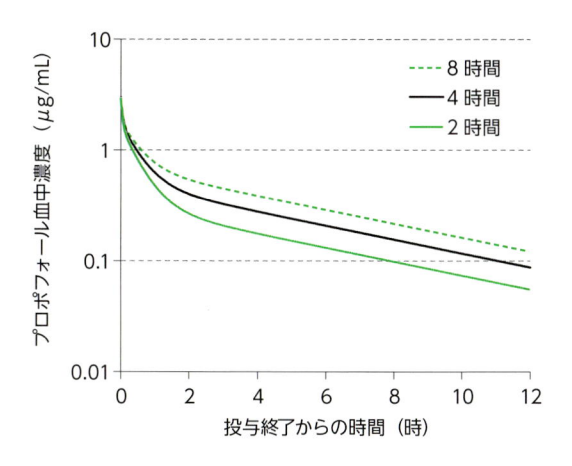

図2 ● 目標濃度3μg/mLのプロポフォールTCI終了後の血中濃度
TCI投与の時間を2時間，4時間，8時間としてシミュレーション

BISなどの脳波モニタリングを参考にして，プロポフォールのボーラスと持続静注の組み合わせで管理を行う．濃度管理が難しい場合は吸入麻酔も選択肢である．

では，どの程度の間隔があけばTCIを適用してもよいのだろうか？図2は平均的な濃度変化であり個人差を考慮する必要があるが，おおむね，前回の残存濃度が0.2μg/mL以下になるまで待つのが1つの基準であろう．もちろん，BISモニターなどを装着して鎮痛度を適正に管理することは言うまでもない．

ICUで長時間鎮静されている患者が手術となる際も患者の体内にプロポフォールが残存している．このような症例もTCIの対象外である．詳しくはQ64を参照されたい．

● Tips：確実な退室許可がでるまでTCIポンプの電源を切らない

手術が終了後，すぐにTCIポンプの電源を切る麻酔科医もいるが，確実に退室可能と判断されるまでは，TCIポンプの電源を切らない習慣が大切である．停止アラームが気になる場合は目標濃度を0.1μg/mLに下げておけばよい．

Point

☑ 原則として，以前にプロポフォールが投与されていて残存が予測される際には新たな患者としてTCIポンプを開始しない．

〈中尾正和〉

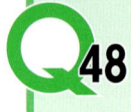

第2章 TIVAによる麻酔管理　3 TIVAの危機管理

Q48 プロポフォールを大量投与してしまった場合の対処を教えてください

Answer

　まず，患者のバイタルサインを確認する．プロポフォールでは呼吸循環抑制が起こる．舌根沈下，呼吸抑制があれば気道確保，人工呼吸を行う．血圧低下が起これば，昇圧剤の投与，輸液速度を上げるなどで対応する．脳波はburst and suppressionないし平坦化し，BIS値の低下やSRの上昇が起こる．脳波の異常によりプロポフォールの過量に気づく場合もある．過量だと判明したら一旦停止し[※1]，しかるべきタイミングで通常量で再開する．

※1 シリンジポンプによる投与の場合，電源を切ってはいけない．TCI投与では目標濃度を0.1μg/mLに設定する．それ以外のポンプでは投与速度を0にする．

◆ ディプリフューザーTCIの場合

　ディプリフューザーは専用プレフィルドシリンジに付加されている認識タグにより薬物の種類と濃度を確認して投与を行う仕組みのため，誤薬が起こりにくい．ポンプの設定範囲は，体重は30〜100 kg，目標濃度設定には上限15μg/mLまでの制限があり，とんでもない設定による過量投与は起こりにくく安全性は高い．しかし，年齢と体重を入れ間違って設定するミスは起こり得る（**Q43**）．

◆ マニュアル投与の場合

　汎用のシリンジポンプではポンプの仕様の範囲内でどんな投与量も可能であり，過量・過少投与が起こり得る．プロポフォールの大半は1％製剤（10 mg/mL）である．投与量をmg単位とするかmL単位とするかで間違えることがある．mgの数値のつもりがmL量で投与すれば10倍量を誤投与してしまう．一方，mLの数値でmg量を投与すれば期待された1/10しか投与されない．例えば，健康成人に対するマニュアル投与の導入量は通常2（1〜3）mg/kg程度なので，体重が50 kgならほぼ100 mg（すなわち10 mL）になると知ることで間違いを減らせる．

- ●体重当たりの投与速度を計算する機能（いわゆるガンマ計算）つきポンプ

　体重換算の投与速度を計算する機能（いわゆる"ガンマ"計算[※2]）があるポンプでは設定に注意が必要である．プロポフォールの持続投与でよく使用される単位はmg/kg/時であるが，ポンプによっては起動時の初期設定がμg/kg/分

になっている機種がある．もし，mg/kg/時の代わりにμg/kg/分が選択されると想定量の6％しか投与されない．この場合は過量ではなく過小投与となり，術中覚醒のリスクが高くなる．

　プロポフォールの投与量は体重に依存する．成人の場合，維持期のプロポフォール投与速度はほぼ20～50 mL/時の範囲に収まるが，小児では10 mL/時以下のことも多い．成人の投与量に慣れていると，小児に対して"桁間違い"を起こして10倍量を投与する危険性もある．安全面からは，症例ごとにmg/kg/時をmL/時に換算した表をポンプに貼っておくことも有用である．

※2 臨床では，投与単位を表すμg/kg/分の代わりに"ガンマ"がしばしば使用されるが，正式な呼称ではないことに注意．

● 注意 再開のタイミング

　過量投与といっても，最終的には効果がなくなり覚醒する．理論的には効果が薄くなりはじめるタイミングで持続投与を再開すればよい．その再開タイミングを図るには血中濃度シミュレーションやBISモニタリングが役立つ．このようなツールやモニターがあれば利用したいが，なければ覚醒しない投与速度で単純にはじめて，バイタルサインが落ち着くまでは昇圧薬等で対応する考えもあるし，バイタルサインが落ち着きはじめた時点で，揮発性吸入麻酔薬を開始する選択もある．

Point

- ☑ 大量投与した際には，まずバイタルサインを確認して安定させる．しかるべきタイミングで通常量で再開する．
- ☑ トラブル防止には使う道具（薬剤，機器）を正しく理解し，通常使用量を知って使用する基本を守ろう．
- ☑ 投与量を間違える原因はいくつもある．投与の単位（mg, mL），体重当たりの計算機能つきポンプ（μg, mg, /時, /分），TCIポンプの使い方などに習熟しよう．
- ☑ TCIポンプでは設定できる範囲が限定されているので安全性は高い．

〈中尾正和〉

第2章 TIVAによる麻酔管理　❸TIVAの危機管理

Q49 プロポフォール静注症候群とは何ですか？

Answer

　プロポフォールは，現在最も使用頻度の高い静脈麻酔薬であり，ほとんどの全身麻酔症例で麻酔導入薬あるいは維持薬として使用されている．一方で，小児において長時間投与すると，稀ではあるが重篤な副作用であるプロポフォール静注症候群（propofol infusion syndrome：PRIS）が発症することは世間一般にも広く知られている．**PRISはICUにおいて小児の鎮静に大量に長時間用いた場合に発症するものと考えている麻酔科医も多いかもしれないが，実は麻酔中でも，成人でも，少量投与でも，比較的短時間の投与でも発症している**．根本的治療法は存在しないため，早期発見して直ちにプロポフォール投与を停止しないと死亡率は高くなる．現時点でプロポフォールを全く使わない麻酔管理は難しいことから，初期症状を見逃すことなく早期診断することが鍵となる．

◆ PRISの臨床症状

　表にPRISの臨床症状を示す．成人と小児では臨床症状に違いがあるが，これらの臨床症状がそろうと死亡率が高くなる．その他Brugada型の心電図変化（V_1〜V_3でcoved型）を認めることもある．その後，PRISの定義を緩やかにして，乳酸アシドーシス，高脂血症，筋融解，腎不全の4項目のうち2つを満

表●プロポフォール静注症候群の臨床症状

	小児（11歳以下）	成人（16歳以上）
心臓	心不全90％	不整脈71％
肝臓	肝腫大82％	−
血液	乳酸アシドーシス88％	乳酸アシドーシス88％
筋肉	−	横紋筋融解65％
腎臓		腎不全47％
高脂血症	91％	21％
死亡率	83％	70％

小児：文献53を参考に作成
成人：文献54を参考に作成

たす場合にPRISと診断するように修正したところ，ICUで鎮静目的に24時間以上プロポフォールを投与された患者の約1％が新しい診断基準を満たしたことが報告されている[53]．このような定義の変更により，死亡率は大幅に低下して18〜40％とされている．

◆ PRIS発症の危険因子

　初期の報告では，長期間人工呼吸管理を受ける呼吸不全の小児にプロポフォールで鎮静を行う場合に発症するとされていた．しかし，その後，成人でも発症することが明らかとなっている．4 mg/kg/時以上の持続投与を48時間以上継続することは避けるべきとされているが，それ以下の投与量，短時間の手術中でも発症が報告されている[54, 55]．PRISがプロポフォールを投与する全症例で発生するわけではないので，発症にはほかの条件が存在すると考えられる．多変量解析では，人工呼吸が必要な呼吸不全であること，ステロイドやカテコラミンの関与などが示されている．

◆ PRISの発生機序

　プロポフォールは電子伝達系に複数の作用点をもち，ATP産生能を低下させる．そのためTCA回路がうまく機能しなくなり，ピルビン酸が乳酸へ変換されて乳酸が蓄積する．さらにプロポフォールによりβ酸化も抑制されるため，脂肪酸もエネルギーとして使用することができなくなり，特に，筋肉が大きく障害される．全体として乳酸アシドーシスが先行し，筋肉の障害が続き，腎不全と進行する．

◆ PRISのスクリーニング

　SchroeppelらはプロポフォールでCPKが5,000 U/L以上，または乳酸値が4.0 mmol/L以上でプロポフォール投与を中止するプロトコールを実行した[56]．1,038名中74名がPRIS陽性と診断され，72名でプロポフォール投与が中止されたが，この72名からはPRISが進行した症例はなかった．一方，投与が継続された2例はいずれも筋融解を発症し，死亡している．

◆ PRISの治療

　PRISに根本的な治療方法はなく，予防が重要となる．まず，**疑わしい場合にはプロポフォールの投与を中止する**．血液透析，濾過などは効果が小さい．ミオグロビン尿に対してハプトグロビンを投与しても結合しない．循環不全に対しては補助循環を用いる．

> **Point**
> - ☑ 臨床症状を見逃さない．
> - ☑ プロポフォールの持続静注が24時間を超えるときはCPKのスクリーニングを実施する．
> - ☑ 疑ったらすみやかにプロポフォールを止める．

〈坪川恒久〉

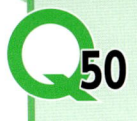

第2章 TIVAによる麻酔管理　❸ TIVAの危機管理

Q50 麻酔維持中に変色尿が出た場合，プロポフォール投与を中止した方がよいのでしょうか？

Answer

　プロポフォールで麻酔管理中に尿が白濁ないしピンク色になる現象は，注意深く観察しているとよく見かける．脱水傾向，乏尿状態，自発呼吸下などにおいて呼吸性アシドーシスの状態で出現しやすく，輸液負荷によって消失することが多い[57]．

　もちろんICUでの長期鎮静では原疾患やpropofol infusion syndromeを，麻酔中では黄疸，薬物，悪性高熱症，筋崩壊によるミオグロビン尿，人工心肺中の血尿などと鑑別する必要がある．通常は，これらを除外診断しながら，その消退を経過観察することでよい[58]．

　プロポフォール投与により尿酸排出量が増える報告がある（図）[59]．尿が濃縮，酸性傾向であれば尿酸が結晶として析出しやすくなる．プロポフォール投与中の変色尿は，多くの場合，この現象を観察しているものと思われる．

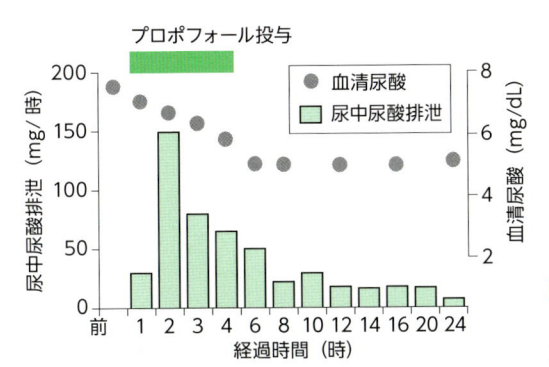

図　プロポフォール投与中に尿中尿酸排泄が増える
文献59より引用

Point

- ☑ プロポフォール投与中の変色尿は，多くの場合，尿酸の析出が原因である．
- ☑ 他の原因を除外診断しながら経過観察をする．プロポフォールの中止は不要である．

〈中尾正和〉

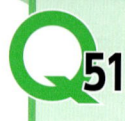

第3章 さまざまな患者，病態に対するTIVA　1各種手術におけるTIVAのコツ

Q51 声門上器具を使用する場合のTIVAのコツを教えてください

Answer

TIVAで声門上器具を使用する場合の考え方は吸入麻酔とは異なっている．

◆ 呼吸は調節呼吸が原則

吸入麻酔薬で声門上器具を使用する場合，筋弛緩薬を使用せず呼吸は自発呼吸で管理することが多かった．オピオイドの使用は自発呼吸を消失させることから少量に留める必要があった．吸入麻酔薬では濃度を上げることで，ある程度体動が抑制されるが，TIVAでは筋弛緩薬を使用しないと鎮痛の不足から体動が起こり，安定した麻酔管理を行うことは困難である．したがって，自発呼吸を温存できる程度のレミフェンタニル（通常0.1 μg/kg/分以下）やフェンタニルでは不十分であり，調節呼吸とする必要がある．**呼吸を気にせず手術に必要な鎮痛をオピオイドで得る**ことが声門上器具を使用したTIVAでの麻酔のポイントである．脊髄くも膜下麻酔や末梢神経ブロックなどで術野の鎮痛が得られている場合には，自発呼吸で麻酔管理可能である．

◆ 調節呼吸での注意点

では，声門上器具を使用して調節呼吸を行うことに問題はないだろうか．新しい製品であるラリンジアルマスクProSeal™や，i-gel等はカフの形状が改良されており，陽圧で換気した際のリークが少なくなっている．したがって，これらの製品を使う必要がある．

ところが，声門上器具を用いて調節呼吸を行うと，手術中の刺激により声門が閉鎖し，換気困難となる場合がある．この意味でも十分な鎮痛が必要である．換気困難となった場合，通常はレミフェンタニルの投与速度を上げたり，一時的にプロポフォールの目標血中濃度を上げることで対応可能である．しかし，対応を急ぐ場合には少量の筋弛緩薬の投与が有効である．筆者は，声門上器具での麻酔をTIVAで行う場合は，筋弛緩薬が必要ない症例でも麻酔導入時にロクロニウムを10 mg投与し，以後も換気困難となった場合には10 mgを追加投与する．筋弛緩薬を使用しない症例でもすぐに使用できるように，手術室内に確保しておく．

◆声門上器具を使用する麻酔をTIVAで行う意味

　このような注意点があるのに声門上器具を使用する麻酔をあえてTIVAで行う必要があるのだろうか．筆者はむしろ，声門上器具を使用する麻酔はTIVAで行うべきであると考えている．

　声門上器具は気管挿管と比べると気道確保が不確実である．吸入麻酔薬の場合は気道が閉塞すると麻酔薬の供給と排出ができなくなる．このため麻酔中の気道系のトラブルにより術中覚醒を起こしたり，逆に覚醒遅延を招く危険がある．TIVAでは麻酔薬の供給を経静脈的に行っているので，万一，気道系にトラブルが生じても自由に麻酔深度を調節することが可能である．

　現在の声門上器具では調節呼吸は問題なく施行することが可能である．むしろ積極的にオピオイドや筋弛緩薬を使用していくすることで，これまで声門上器具が使用しにくかった腹腔鏡下手術や開腹手術でも短時間の症例では"声門上器具＋TIVA"で麻酔管理が可能となる．その意味ではTIVAで管理する声門上器具を使った麻酔はこれまでの吸入麻酔薬による声門上器具の麻酔とは異なっている．このような症例を吸入麻酔薬で行うと手術室内への麻酔薬の少量の漏出が避けされない．低濃度であっても吸入麻酔薬の室内への漏出は手術室の安全面から好ましくない．

　TIVAを実践する立場から考えても，声門上器具を使用するメリットは大きい．筋弛緩薬の使用を少量に留めると，器具の挿入時や手術中などに患者の呼名反応を確認することができる．脳波モニタリングなどにより十分な麻酔深度が保たれていると思っていても，意外に呼名により患者が覚醒することがある．また筋弛緩薬を使用せずに患者の体動なく麻酔管理することは運動誘発電位など，手術中の筋弛緩薬使用が制限される症例にも応用が可能である．TIVAのトレーニングの段階で，声門上器具を使ってうまく麻酔管理できることは重要なステップである．

Point

- ☑ TIVAで行う声門上器具を使った麻酔ではオピオイドを十分に使用し，調節呼吸で管理するのが基本である．
- ☑ 声門閉鎖に対応するために筋弛緩薬がすぐに使用できるように準備しておく．
- ☑ 声門上器具を使ったTIVAの麻酔管理はトレーニングとしても有用である．

〈森本康裕〉

第3章 さまざまな患者，病態に対するTIVA　1 各種手術におけるTIVAのコツ

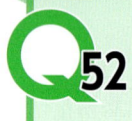

Q52 短時間手術におけるTIVAの問題点やコツを教えてください

Answer

　短時間手術では長時間投与時のようなcontext-sensitive half-time（CSHT）の延長はみられないので，プロポフォールからの覚醒はすみやかである．

　図はプロポフォール（目標血中濃度3 μg/mLのTCI）をそれぞれ1時間，2時間，3時間投与した後，投与を中止したときの効果部位濃度の変化である．いずれの場合も効果部位濃度は10分以内に投与前の1/2に低下する．維持濃度を覚醒時濃度の2倍に設定した場合，10分以内に覚醒することがわかる．また，1/3の濃度に低下する時間も投与時間3時間でも30分程度である．仮に維持濃度を高めに設定してしまっても短時間で覚醒することがわかる．

　レミフェンタニルのCSHTは投与時間の影響を受けないので手術時間を考慮する必要はない．

　これらのことから，短時間手術でのTIVAは覚醒遅延を起こすリスクが低く，失敗の少ない麻酔といえる．TIVAの初心者はまず短時間手術からはじめてみるとよい．

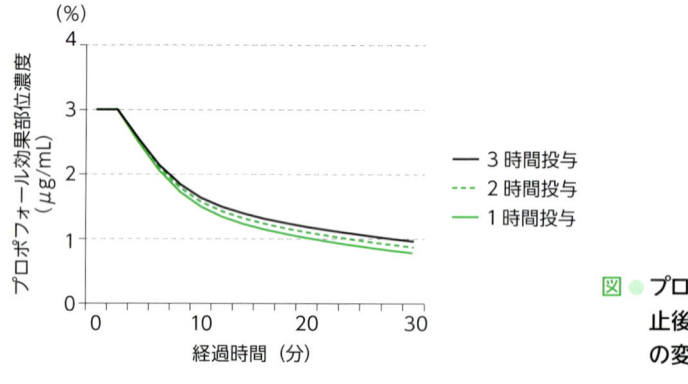

図 ● プロポフォール投与中止後の効果部位濃度の変化

Point

- ☑ 短時間手術のTIVAは覚醒遅延が起こりにくく，初心者がまずはじめてみる症例として適している．
- ☑ 短時間手術で，プロポフォールTCIの維持中の目標血中濃度の設定などに慣れてから，より長時間の症例に進むとよい．

〈森本康裕〉

第3章 さまざまな患者，病態に対するTIVA　❶各種手術におけるTIVAのコツ

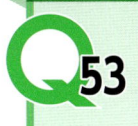

Q53 長時間手術におけるTIVAの問題点やコツを教えてください

Answer

　長時間手術におけるTIVAの問題点は，プロポフォールの長時間投与によるcontext sensitive half-time（CSHT）の延長である[60]（CSHTの詳しい解説はQ89）．このため短時間手術のときよりもプロポフォール濃度の低下が緩徐であり覚醒に時間がかかる．

　図にプロポフォールを目標血中濃度3 μg/mLで2〜10時間投与したときの，投与中止後の効果部位濃度の低下を示す．2時間の投与では効果部位濃度が維持濃度の1/2になるには10分程度であるが，10時間だと20分程度必要になる．したがって維持濃度の1/2で覚醒するのであれば10時間の麻酔でも20分程度待てば覚醒する．しかし，1/3の1 μg/mLで覚醒する患者では30分待っても覚醒しない．長時間のTIVAでは**短時間のTIVA以上に適切なプロポフォール目標血中濃度の設定が重要**になる．また，覚醒に時間がかかることを頭に入れておく．手術後のX線撮影の時間等を利用して早目にプロポフォール濃度を低下させておくことも重要である．一方，レミフェンタニルは投与時間によるCSHTの延長はみられないので問題なく使用できる．

　もう1つの注意点はプロポフォール静注症候群に対する注意である（Q49）．

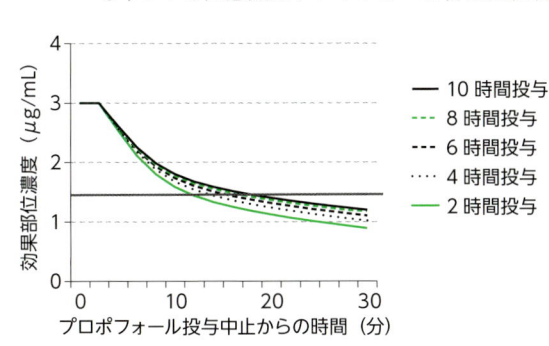

図 ● プロポフォール投与中止後の効果部位濃度の低下

Point

- ☑ 長時間のTIVAでは適切な目標血中濃度の設定が短時間症例以上に重要である．
- ☑ 長時間のTIVAではプロポフォールの総投与量にも注意し，原因不明のアシドーシスがみられればプロポフォール静注症候群の可能性を考慮する．

〈森本康裕〉

第3章 さまざまな患者，病態に対するTIVA　❶各種手術におけるTIVAのコツ

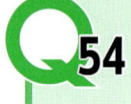

Q54 区域麻酔併用時のTIVAのコツを教えてください

Answer

　TIVAで最も重要なのは確実な鎮痛である．その意味では併用する区域麻酔で鎮痛が得られている症例は麻酔管理が容易ともいえる．ここでは区域麻酔に**脊髄くも膜下麻酔，硬膜外麻酔，末梢神経ブロック**などすべてを含めて考えていく．

　まず，考えないといけないのは**区域麻酔で手術野の鎮痛が完全に得られているかどうか**である．特に末梢神経ブロックを併用する場合は，ブロックで手術中の鎮痛を完全に得るのか，あるいは術後鎮痛のみでよいのかを選択して，全身麻酔およびブロックの計画を立てておく．

◆ 区域麻酔で完全に鎮痛が得られている症例

　最も典型的なのは脊髄くも膜下麻酔で術野の鎮痛は得られているが，鎮静のためにプロポフォールを使用している状態（デクスメデトミジンの併用は区域麻酔＋鎮静という扱いになるので対象外）である．硬膜外麻酔や末梢神経ブロックで充分な鎮痛が得られている場合も同様である．また，全身麻酔であるので声門上器具あるいは気管挿管で気道確保をしているとする．

　この場合は，基本的にはプロポフォールで確実に意識を消失させていればよい．オピオイドは併用しなくてもよいが，声門上器具や気管挿管に伴うストレス軽減に少量を併用してもよい．声門上器具を使用する場合は自発呼吸で麻酔を維持することも可能である．

　手術開始時には充分な鎮痛が得られていても，長時間の手術で脊髄くも膜下麻酔が切れてきたり，予想外に手術創が大きくなり区域麻酔でカバーできなくなってきたら下記の方法に移行する．

◆ 区域麻酔では完全に鎮痛が得られていない症例

　末梢神経ブロックを術後鎮痛目的で行った場合には，区域麻酔では完全に鎮痛が得られていないことがあり得る．例えば，膝人工関節置換術に対して大腿神経ブロックを行った場合，坐骨神経，閉鎖神経，あるいは外側大腿皮神経な

ど，ブロックの効果が及んでいない領域にも手術侵襲が加わる．また，ターニケットペインも十分に抑制することができない．このような症例では術中は適宜レミフェンタニルの投与により鎮痛を補助する必要がある．術後は手術中ほど広範囲の鎮痛が必要ないため，末梢神経ブロックの効果で十分な症例が多い．しかし，開腹手術など広範囲の鎮痛が必要な場合はフェンタニルの全身投与などを手術中より計画して投与する必要がある．

Point

- ☑ 区域麻酔により手術野の鎮痛が完全に得られているかどうかで麻酔管理が異なる．
- ☑ 区域麻酔で術野の鎮痛が得られていれば基本的にプロポフォールで鎮静すると考え，適宜気道確保を行えばよい．
- ☑ 区域麻酔を術後鎮痛目的で使用し，手術野の鎮痛が十分でない場合は手術の進行と，区域麻酔の効果が期待できる部位を見極めながら適宜オピオイドを使用する．

〈森本康裕〉

第3章 さまざまな患者，病態に対するTIVA　❶各種手術におけるTIVAのコツ

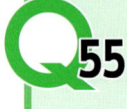

Q55 開腹手術におけるTIVAのコツを教えてください

Answer

　開腹手術は侵襲の大きい手術の代表である．手術中はもちろん，手術後も何らかの鎮痛対策が重要になる．開腹手術におけるTIVAのポイントは区域麻酔の併用の有無により異なる．近年は開腹手術とはいっても従来の開腹手術から小切開の開腹手術あるいは腹腔鏡補助下手術に変わってきた．また周術期の抗凝固・抗血小板療法の増加により硬膜外麻酔の併用頻度が減少している．ここでは開腹手術のTIVAの麻酔管理を，**①硬膜外麻酔併用，②神経ブロック併用，③区域麻酔の併用なし**にわけて解説する．

◆ 硬膜外麻酔併用

　開腹で行われる胃がんや大腸がん，膵臓手術などでは術中・術後の鎮痛法として硬膜外麻酔は有用である．この場合，患者に出血傾向がないこと，手術前に禁忌となる抗凝固療法を受けていないこと，手術後に肺塞栓症の予防目的でフォンダパリヌクス，低分子ヘパリンの投与が予定されていない，などが前提となる．
　手術中の鎮痛には，硬膜外麻酔を主体にオピオイドを併用する方法と，主としてレミフェンタニルを使用し，硬膜外麻酔は術後鎮痛目的で使用する方法がある．レミフェンタニルで手術中の鎮痛は十分に可能なので，筆者は硬膜外麻酔の使用はテストドーズのみに留め，手術開始後に持続硬膜外投与を開始することが多い．この場合，少なくとも手術終了時には硬膜外麻酔で十分な鎮痛が得られていること，および，硬膜外麻酔の効果に合わせてレミフェンタニルの投与量を減らしていくことが重要である．

◆ 神経ブロック併用

　超音波ガイド下末梢神経ブロックの進歩により，腹壁に対しても腹横筋膜面ブロックや腹直筋鞘ブロックなどの方法で鎮痛を得ることができるようになった．これらの方法の注意点は，あくまで正中，体表面のみの鎮痛に留まることである．したがって，手術開始後，皮膚切開にはブロックの効果があるが，開腹後はレミフェンタニルを増量しないと手術侵襲に対応することができない．閉腹時には，ブロックの効果が得られるので早目にレミフェンタニルを減量可能である．また，腹部内の痛み，つまり内蔵痛には無効であること，カテーテ

ルを挿入しなければブロックの効果は限定的であることから，手術後はオピオイドの全身投与を併用する必要がある．しかし，ブロックを行わない症例よりは，手術中のレミフェンタニルの投与量を減量したり，術後早期の良好な鎮痛を得ることができる．

したがって麻酔管理としては，区域麻酔を併用しない症例に準じて行えばよい．手術開始時はブロックの効果を確認するため，レミフェンタニルの投与量は0.1 μg/kg/分程度の少量でよい．その後，腹膜切開時にはレミフェンタニルを増量する．開腹手術中は区域麻酔を併用しない症例と同様か，やや少なめのレミフェンタニルが必要となる．術後のオピオイドの全身投与は区域麻酔を併用しない症例と同様に開始する．腹膜縫合後はレミフェンタニルを減量する．手術時間が長くなった場合や予定以上に皮膚切開が必要となった症例では手術後に再度ブロックを行うことを考慮する．

◆ 区域麻酔の併用なし

区域麻酔の併用がない場合は，手術中の鎮痛のために充分な量のレミフェンタニルが必要になる．レミフェンタニルは年齢や手術侵襲にもよるが0.25〜0.5 μg/kg/分程度が必要になる．筆者は手術執刀時に0.5 mg/kgのケタミンを併用することが多い．ケタミンを併用することでオピオイドの鎮痛効果を増強したり，急性耐性を抑制する効果が期待できる．ただし，ケタミン投与後はBIS値が10程度上昇するので注意する．したがって，BIS値を参考にプロポフォールで十分な鎮静を得てからケタミンを投与するとよい．手術中より適宜フェンタニルを投与し，術後はフェンタニルのiv-PCAを使用する（**Q40**）．

筋弛緩薬は揮発性吸入麻酔薬の場合と比べてやや多めの投与が必要になる．腹腔鏡補助下手術でも良好な手術野の確保には筋弛緩が保たれていることが重要である．

Point

- ☑ 区域麻酔により手術野の鎮痛が完全に得られているかどうかで麻酔管理が異なる．
- ☑ 区域麻酔で術野の鎮痛が得られていれば基本的にプロポフォールで鎮静すると考え，適宜気道確保を行えばよい．
- ☑ 区域麻酔を術後鎮痛目的で使用し，手術野の鎮痛が十分でない場合は，手術の進行と区域麻酔の効果が期待できる部位を見極めながら適宜オピオイドを使用する．

〈森本康裕〉

第3章 さまざまな患者，病態に対するTIVA　1各種手術におけるTIVAのコツ

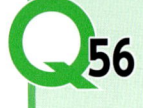

Q56 心臓手術におけるTIVAのコツを教えてください

Answer

　麻酔導入時の血圧低下や徐脈を懸念して心臓手術の麻酔をTIVAで行うことを敬遠する麻酔科医もいる．しかし，心臓麻酔においてプロポフォールは麻酔導入から人工心肺，さらに術後鎮静まで，投与の継続性がある麻酔薬である．また，薬物動態・薬力学を理解すれば，循環動態の大きな変動を避けることが可能である．プロポフォールとレミフェンタニルによる心臓麻酔の管理について，鎮静・鎮痛と循環動態の維持の両面からコツを解説する．

◆ TIVAによる心臓麻酔の導入

　心臓麻酔における麻酔導入のポイントは，気管挿管時の心血管系反応の制御と安定した循環動態の両立である．**TIVAによる心臓麻酔の導入では，心予備力や術前服用薬の影響などを考慮して，投与量（目標血中濃度あるいは投与速度）を細かく調節する**．

　十分な輸液流量を維持できるように18〜20 Gのカニューラで静脈確保を行う．心不全状態でなければ，麻酔導入に先だってヒドロキシエチルデンプン製剤（ボルベン®）などのような膠質液で輸液負荷を開始する．心機能が維持されている患者では動脈ラインの確保は就眠後でもよい．

　図1はプロポフォールTCIとレミフェンタニルによる麻酔導入の例である．麻酔薬の投与順には議論があるが，筆者は就眠までのプロポフォール量を少なくする立場からレミフェンタニル先行で麻酔導入を行う．レミフェンタニルは非心臓手術に準じて0.5〜1.0 μg/kg/分で開始し，1〜3分後に0.2〜0.25 μg/kg/分に減量する．レミフェンタニルの積算量が0.7〜1.5 μg/kgに達すると効果が出始めるので，その時点でプロポフォールTCIを開始する．非心臓麻酔と同様，プロポフォールTCIは目標血中濃度3 μg/mLで開始するが，高齢者，低心機能，あるいはTIVAに慣れていない場合は，目標血中濃度2.0〜2.5 μg/mLで開始して段階的に上げていく方法もある．

　プロポフォールは効果部位濃度を意識しながら目標血中濃度を調節する．患者が就眠したらプロポフォール効果部位濃度を確認して，その濃度の1.5〜2倍程度まで一時的に目標血中濃度を下げる（図1⬇）．この操作によりプロポ

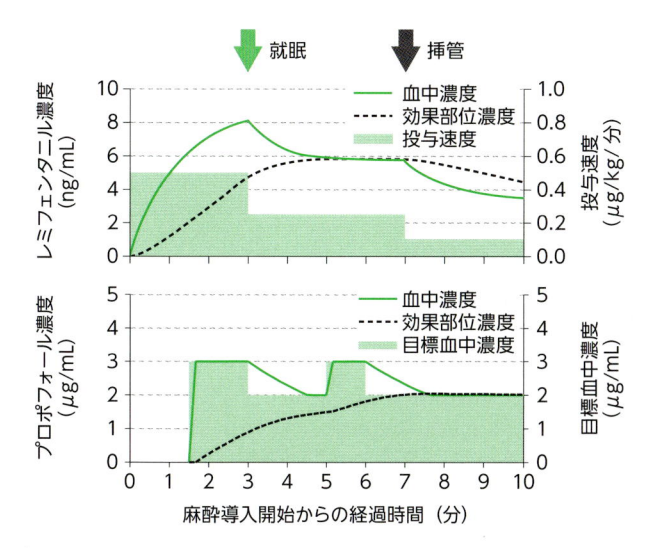

図1 ● プロポフォールTCIとレミフェンタニルによる心臓麻酔の導入のシミュレーション（60歳男性，170 cm, 60 kg）

レミフェンタニル0.5μg/kg/分で麻酔導入を開始し，90秒後にプロポフォールTCIを3μg/mLで開始する．患者が就眠したら（3分）プロポフォールの目標濃度を一旦下げる．また，レミフェンタニルも減量する．プロポフォールとレミフェンタニルの効果部位濃度が適正レベルになるのを待って気管挿管する（7分）．

フォールの注入は一旦停止するが，効果部位濃度は上昇を続ける．気管挿管のタイミングはレミフェンタニルの効果部位濃度が適正な範囲（5〜6 ng/mL）になる時点（図1⬇）とするが，BIS値などを参考に，鎮静度が不足している場合は再度プロポフォールの目標血中濃度を上げて調節する．

麻酔導入中の血圧低下に対しては輸液負荷および血管収縮薬（フェニレフリンなど）で対応する．また，レミフェンタニルの投与速度は，気管挿管前に0.05〜0.1μg/kg/分に下げておくと挿管後の血圧低下を軽減できる．

◆ 手術開始以後の管理

人工心肺までの麻酔管理は心臓手術と非心臓手術で大きな差はない．心拍出量が減少している患者では，低い目標血中濃度のプロポフォールで適正な鎮静度を維持できることも多い．心臓手術におけるレミフェンタニルの必要量は報告により差があるが，プロポフォールと併用する場合は0.2〜0.5μg/kg/分が

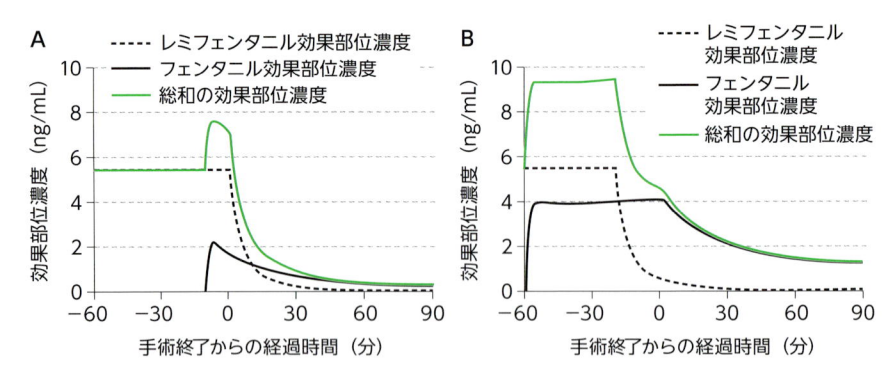

図2　心臓麻酔におけるtransitional opioidのシミュレーション
(A) 手術終了10分前にフェンタニルを2μg/kg投与し，レミフェンタニルは手術終了まで0.2μg/kg/分で継続した．この場合，手術終了から30分の間にオピオイド効果部位濃度の総和が大きく低下する．
(B) 手術終了前の60分間にフェンタニルを10μg/kg投与し，レミフェンタニルは終了20分前に停止した．この投与では，手術終了から30分間のオピオイド濃度の低下率は小さく，安定した循環動態が期待できる

標準的であろう．ただし，強い侵襲により血圧や心拍数が大きく上昇する状況では1μg/kg/分を超える投与速度も必要である．また，このような状況では1μg/kg程度のボーラス投与も有効である．

　人工心肺中の管理については次項（**Q57**）を参照されたい．人工心肺後は心拍出量や血漿アルブミン濃度の変動により，プロポフォールの必要量が変化することに注意する．プロタミン投与後，血行動態が安定した段階でtransitional opioidを開始する．

◆ 手術終了からICU移送への管理

　心臓手術では気管挿管のままICUで術後管理を行う場合が多い．手術室からICUへの移送中は，血行動態の変動を最小限に抑えるため，鎮静度および鎮痛度が大きく変化しないように注意する．

　プロポフォールは麻酔中の血中濃度（または持続投与速度）を継続して移送を行い，ICU入室後に鎮静量に調節するのがよいだろう．手術室で鎮静量に減量する場合は，減量後に効果部位濃度が安定するのを待って患者移送を行う．

　レミフェンタニルは投与停止から効果が10％以下になるまで15〜20分を要する（**Q89**）．**患者移送中に鎮痛度が大きく変化することを避けるため，手術**

終了時点でレミフェンタニルの効果部位濃度が十分に低くなるように投与計画をたてる．筆者はtransitional opioidとしてフェンタニルを10〜15μg/kg※投与しておき，胸骨閉鎖の時点でレミフェンタニルを停止する（図2）．このような投与を行うことで，手術終了からICU入室の間に鎮痛度が低下して循環動態が大きく変動することを避けることができる．

※投与量は抜管時期に合わせて調節する．

Point

- ☑ TIVAの基本的な方法は心臓麻酔と非心臓麻酔で大きな違いはない．
- ☑ 心臓麻酔の導入では，プロポフォールとレミフェンタニルの効果部位濃度に注目して，適正な濃度を維持するように細かな調節を行う．
- ☑ 手術終了からICU入室までの間は，鎮静・鎮痛効果が大きく変化しないように配慮する．

〈内田　整〉

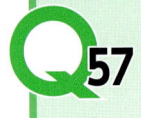

第3章 さまざまな患者，病態に対するTIVA　1各種手術におけるTIVAのコツ

Q57 人工心肺中はプロポフォールやレミフェンタニルの投与設定を変更する必要がありますか？

Answer

人工心肺は薬物動態に対して表に示すような影響を与える[61]．この影響は人工心肺回路による薬物希釈と，その後の人工心肺環境下における生理学的変化の二段階にわかれる．また，人工心肺の影響は一様ではなく，薬物の種類や人工心肺の諸条件により異なる．当然，静脈麻酔薬の効果に影響が出る状況では投与量（速度）を変更する必要もある．

表　人工心肺が薬物動態に及ぼす影響

	影響を与える因子	予想される濃度変化
人工心肺開始時	人工心肺回路による希釈	↓
	人工心肺回路への吸着	↓
	血漿アルブミン濃度の低下	↑（タンパク非結合分）
	臓器循環（クリアランス）の変化	↓〜↑
	肺循環の隔離	↑（人工心肺中の投与）
	ヘパリン（リパーゼ放出）	↑
人工心肺終了時	肺循環の再開	↓〜↑
	プロタミン（ヘパリンの中和）	↓（タンパク非結合分）

◆ プロポフォール

人工心肺中のプロポフォールの薬物動態はRussellらの論文[62]に端的に表現されている（図1）．人工心肺開始に伴う血液希釈（中心コンパートメント容積の増加）により一過性に血中濃度が低下するが，末梢コンパートメントから中心コンパートメントへの再分布により血中濃度は短時間で回復する．その後，血液温の低下とともに血中濃度が上昇し，復温が始まると血中濃度は人工心肺前に復帰する．

人工心肺中におけるプロポフォールのクリアランスについては，低下（血中濃度が上昇）と上昇に報告がわかれる[63〜65]．理由は1つではないが，人工心肺装置（充填量，人工肺の種類，流量など）や温度管理[66]が関係していると考えられる．濃度変化以外に，人工心肺中に血漿アルブミン濃度が低下すると，プロポフォールのタンパク非結合分画が増加して効果が増強される場合もある．

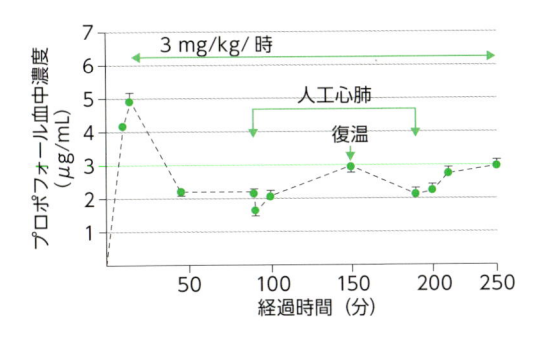

図1 ● 心臓麻酔におけるプロポフォール血中濃度の推移

人工心肺開始時には血液希釈により一時的にプロポフォール血中濃度が低下するが，短時間で回復する．低体温人工心肺中は血液温の低下とともにプロポフォール血中濃度が上昇し，復温により人工心肺前の濃度に復帰する
文献62より引用

　一般に，**常温～軽度低体温人工心肺ではプロポフォールの投与設定を変更する必要はない**．しかし，低体温人工心肺，あるいは客観的な鎮静度の上昇（BIS値低下）があれば，TCIの目標血中濃度（あるいは持続投与速度）を下げる必要がある．

◆ レミフェンタニル

　プロポフォール同様，人工心肺開始時には血液希釈により血中濃度が低下する．レミフェンタニルの中心コンパートメント容積はプロポフォールより小さく，血中濃度への影響は大きいが，再分布により血中濃度は短時間で回復する．その後のレミフェンタニル血中濃度は人工心肺中の体温管理に影響される．レミフェンタニルのクリアランスは血液温に依存し[67, 68]，同じ投与速度では血液温が低いほど血中濃度が上昇する（図2）．**常温人工心肺ではクリアランスが変化しないためレミフェンタニルの投与速度を変更する必要はないが，低体温人工心肺の場合は減量することが適切だろう**．ただし，復温とともにクリアランスも回復するため，人工心肺の終盤では投与速度を元に戻すことを忘れないようにする．

　超低体温循環停止では麻酔薬の供給が停止され，半減期が短いレミフェンタ

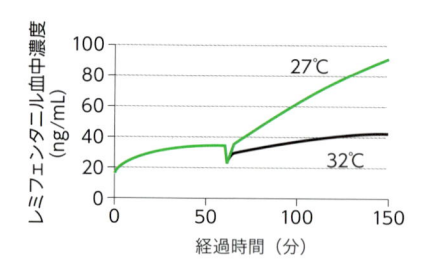

図2● 人工心肺中のレミフェンタニル血中濃度のシミュレーション

レミフェンタニルのクリアランスは体温に影響される．投与速度が同じ場合，人工心肺中の血液温が低いほどレミフェンタニルの血中濃度が高くなる．投与速度は1μg/kg/分で一定．人工心肺は60分から開始
文献68より引用

ニルは血中濃度が大きく低下することも危惧される．しかし，超低体温環境の脳波はほとんど平坦であり，麻酔薬の必要性自体に疑問がある．気になる場合は，循環停止前に少量のフェンタニルを投与すればよいだろう．

Point

- ☑ 人工心肺中は血液希釈，臓器循環，低体温，血漿アルブミン濃度の低下などにより，麻酔薬の薬物動態・薬力学に変化が起こる．
- ☑ プロポフォール投与量（目標血中濃度）を大幅に変更する必要はないが，BIS値が下がれば目標濃度を下げる．
- ☑ レミフェンタニルは体温低下とともにクリアランスが減少するため，低体温人工心肺では投与速度を減少させる．

〈内田　整〉

第3章 さまざまな患者，病態に対するTIVA　■各種手術におけるTIVAのコツ

Q58 大量出血時のTIVAの問題点を教えてください

Answer

　大量出血が薬物動態に与える影響としては，まず血液とともに薬物が体外に失われるという点がある．さらに晶質液や膠質液を補充することでプロポフォール濃度が低下する可能性がある．ただし，血液中に含まれるプロポフォールはわずか（濃度が3μg/mLとすると，血液1L中に3mg）である．出血による喪失に対しては組織から血液への再分布が起こるため，短時間の大量出血でなければ血中濃度が大きく低下することはない．

　もう1つは出血および希釈に伴う血中蛋白の低下である．プロポフォールに限らず薬物の多くは血液中では蛋白（主としてアルブミン）に一定の割合で結合しており，非結合の区画が薬理作用をもつ．したがって，蛋白濃度が低下すると遊離型薬物が増加して，薬物の血中濃度に変化がなくても薬理作用が増強する可能性がある．プロポフォールはそのほとんどが血中蛋白と結合して不活化しており，非結合型のプロポフォールは3％未満にすぎない[69]．希釈により蛋白濃度が低下すると非結合型の区画が増加し，結果としてプロポフォールの薬物効果は増強する．このような希釈によるプロポフォールの薬物効果の増強は人工心肺使用時にもみられる．

　さらに出血性ショックに陥れば肝血流量の低下からプロポフォールのクリアランスが低下し，血中プロポフォール濃度が上昇する可能性もある．

　臨床での検討では，出血時には血中プロポフォール濃度は変化しなかったが，非結合型プロポフォール濃度は上昇し，BIS値は低下した[70]．したがって，出血時にはBISを参考にしてプロポフォールの投与を適宜調節する必要がある．

Point

- ☑ 中等度までの出血で輸液により血管内容量が維持されていれば，血中濃度はあまり変化しない．しかし，血液希釈による薬理作用の増強の可能性がある．
- ☑ 脳波モニタリングを参考にプロポフォールの投与を調節する．
- ☑ 大量出血時は，プロポフォールの血中濃度は上昇する可能性がある．

〈森本康裕〉

第3章 さまざまな患者，病態に対するTIVA　1各種手術におけるTIVAのコツ

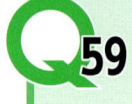

Q59 脳外科手術におけるTIVAのコツを教えてください

Answer

　脳外科手術は脳実質の弛緩や電気生理学的検査目的でTIVAが選択されることが多い手術である．電気生理学的検査とTIVAについては**Q61**に解説があるので，ここではその他の注意点についてまとめる．

　まず，TIVAの特徴は脳血流量と脳代謝への影響である．プロポフォールは覚醒時の40〜60%まで**脳血流量と脳代謝を抑制**する[71]．併用されるレミフェンタニルやフェンタニルの脳血流量と代謝に及ぼす影響は少ない．一方，揮発性吸入麻酔薬は脳代謝を抑制するが脳血流量は軽度増加させる．このため，脳腫瘍摘出術ではTIVAで麻酔した方が頭蓋内圧や硬膜切開後の脳腫脹は軽度であり，より安定した手術環境を提供できる．

　なお，TIVAで麻酔すると内頸静脈球部の酸素飽和度が揮発性吸入麻酔薬の場合と比べて低く，特に過換気にすると脳虚血の指標とされる50%以下となる症例があることが報告されている[72]．したがって**正常換気による呼吸管理を基本とする**．揮発性吸入麻酔薬による脳外科手術の麻酔では軽度過換気とすることが多いが，この点がTIVAにおける注意点である．

　その他のポイントは，長時間手術であること，可能であればすみやかな覚醒が求められること，脳に対する手術であるため中枢神経系の合併症の可能性を常に意識すること，などである．

◆ 麻酔導入

　麻酔導入では気管挿管時の循環変動をレミフェンタニルにより十分に抑制する必要がある．挿管時の血圧上昇は脳腫瘍手術では頭蓋内圧亢進，脳動脈瘤手術では動脈瘤破裂の危険があり避けなければならない．一方，虚血性脳疾患患者に対するバイパス術や内頸動脈内膜剝離術では血圧低下に注意する．

　脳外科手術でも他の症例と同様にBISモニターは有用である．術野に近いことから電極の貼付位置には注意し，消毒液から守るためにドレープなどで保護しておく．電極を後頭部など正規の部位以外に貼付したという報告も散見されるが，正規の位置以外での使用については充分な検討がなされていないので推奨できない．どうしても正規の前額部に貼れない場合，麻酔導入時にBISをモニターしてプロポフォールの目標血中濃度の目安をつけ，その後，電極をはが

すのも一法である（**Q16**）．麻酔導入時に患者の就眠時の効果部位濃度を記録し，両者を参考にして麻酔を維持する．

◆ 麻酔維持

　プロポフォールで適切な麻酔深度が得られたら，その目標血中濃度を維持する．手術中は，手術侵襲に応じてレミフェンタニルの投与速度を増減する（図1）．特に，気管挿管の後はピン固定時，手術執刀時に注意する．短時間にレミフェンタニルの効果を得るには0.5～1μg/kgをボーラス投与する（図2）．

　筋弛緩薬は電気生理学的検査を行う症例では使用できない場合があるが，それ以外の症例では適宜使用する．筋弛緩モニター下に持続投与するのが安全である．

　このようにTIVAによる脳外科麻酔では確実な薬物投与が必須であり**ルートトラブルは避けなければならない**．中心静脈ルートあるいは確実な末梢静脈路を確保し，1ルートを薬物投与専用とする．

図1 ● 脳神経外科手術の進行と手術侵襲

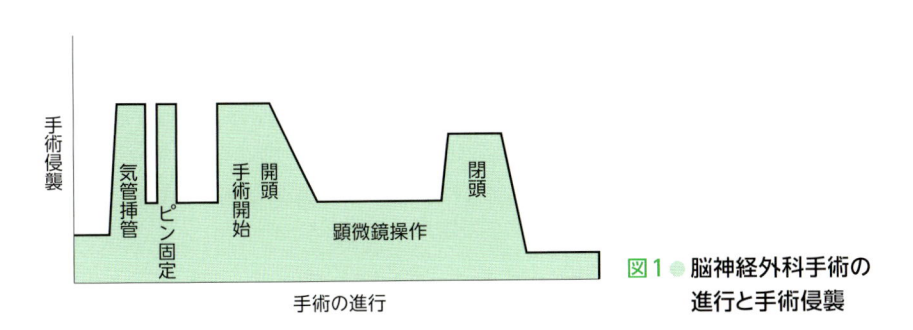

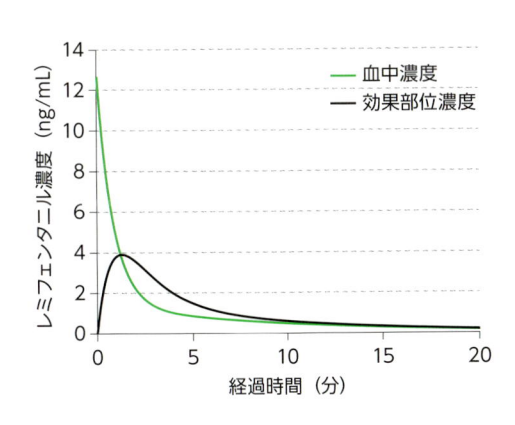

図2 ● レミフェンタニル1μg/kgボーラス投与時（40歳男性，身長170 cm，体重60 kg）の濃度
効果部位濃度は速やかに上昇するが10分程度で効果が消失する

◆ 覚醒

　覚醒に関しては長時間手術での注意点に準ずる．手術終了に向けて，皮膚縫合が始まった時点でプロポフォールの目標血中濃度を軽度下げておくとすみやかな覚醒が得られる．この段階では，プロポフォールの目標濃度は，就眠時の効果部位濃度＋0.5 μg/mL，BIS値60以下程度を目安にする．頭部の固定ピンを抜去するまではレミフェンタニルは維持量を継続する．Transitional opioid として投与するフェンタニルは100 μg程度で充分である．ピン抜去後にプロポフォールとレミフェンタニルの投与を終了する．

　プロポフォールの濃度が低下しても覚醒の兆候がみられないときは，術中脳梗塞など何らかのトラブルが発生した可能性がある．覚醒にこだわらずCT検査を施行することを考慮する．

◆ 術後疼痛対策

　覚醒時に注意が必要なのが術後疼痛対策である．上述のようにフェンタニルの過量投与では覚醒状態が悪くなるので使用量は他の手術より少量に留める．

　NSAIDsとして坐薬やフルルビプロフェンの静注，さらに近年使用可能となった**アセトアミノフェン**を使用する．アセトミノフェンの場合術後1日間は6時間ごとに定期投与する．この他，**頭皮ブロック**も有用である．前頭部の手術では眼窩上神経ブロックを，後頭部の手術では大後頭神経ブロックを行う[73]．側頭部については耳介側頭神経，頬骨神経ブロックを追加する．長時間作用性の0.75％ロピバカインを使用し，手術執刀前と終了時に行う．

Point

- ☑ TIVAは脳血流低下・脳代謝低下作用がある．
- ☑ 呼吸管理は正常換気とする．
- ☑ ルートトラブルに注意する．
- ☑ 術後鎮痛にはNSAIDs，アセトアミノフェン，頭皮ブロックを適宜使用し，フェンタニルの使用は最小限とする．

〈森本康裕〉

Q60 頭頸部や気道に関する手術に対するTIVAのコツを教えてください

Answer

頭頸部や気道に対する手術では，特に浅麻酔の際に反射による体動や循環変動が起こり得る．プロポフォールは揮発性吸入麻酔薬と比べて筋弛緩薬の増強作用がないことに注意する．

◆ 神経反射によるバイタルサインの変動

頚動脈洞が圧迫されると頚動脈洞反射により，また迷走神経の直接刺激により徐脈や低血圧をきたすことがあり，予防のために局所麻酔薬を用いる場合がある．手術中は十分な鎮静，鎮痛および筋弛緩を得たうえで，輸液を適正化する．そのうえで反射による循環変動が疑われる場合，まずは循環作動薬の1回投与で対処する．

◆ 咳や嚥下反射の抑制

扁桃摘出術や喉頭直達鏡手術において，浅麻酔や唾液・出血のたれ込みによりバッキングが起こると歯牙等の損傷の危険があるため，筋弛緩薬の持続投与を考慮する．ただし，スガマデクスによる筋弛緩の拮抗後に出血で再度全身麻酔を要する場合に再筋弛緩化の障害となり得る[74〜76]．したがって，覚醒前にある程度昇圧させて出血がないことを確認して筋弛緩薬の拮抗を行うなどの工夫も要する場合がある．

Point

☑ 頭頸部手術に対するTIVAでは，頚動脈反射や迷走神経反射の発生に備え，適切な循環管理を行う．
☑ 咳や嚥下反射の抑制のために筋弛緩薬の使用を考慮する．

〈小原伸樹〉

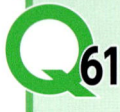

第3章 さまざまな患者，病態に対するTIVA　1各種手術におけるTIVAのコツ

Q61 電気生理学的モニタリングを行う症例に対するTIVAについて教えてください

Answer

手術中に電気生理学的モニタリングを行う症例では麻酔薬の使用が制限されるので注意が必要である．

◆モニターの種類と麻酔管理

まず，使用予定のモニターを確認する．手術中に電気生理学的モニタリングを行うのは，脳神経外科手術，脊椎手術，および大血管手術がほとんどである（表1）．脳神経外科手術では，運動誘発電位（MEP），体性感覚誘発電位（SEP），聴覚誘発電位〔AEP，聴性脳幹反応（ABR）〕，および顔面神経や三叉神経などの脳神経モニター，また，脊椎手術や大血管手術ではSEPとMEPをモニターする．これらの電気生理学的モニタリングに対する麻酔薬の影響はそれぞれ異なる（表2）．聴神経腫瘍や神経血管減圧術で用いられるAEPは麻酔薬の影響を受けないので通常の麻酔管理と同様でよい．

SEPは吸入麻酔薬，プロポフォールともに影響を受け，潜時が延長し振幅が減少する．しかし，その抑制の程度はプロポフォールの方が軽度である．レミフェンタニルはSEPに影響を与えない．

MEPも同様にプロポフォールでは抑制が軽度である．このため**SEPやMEPをモニターする症例ではプロポフォールとレミフェンタニルによるTIVAを基本に麻酔**する．プロポフォールは高用量になると誘発電位の抑制が強くなるので，麻酔維持に適切な量を用い，モニタリング中は一定の麻酔深度を保つ必要がある．ケタミンはSEP，MEPともに影響が少ないので補助的に使用可能である．

MEPの場合は，末梢で筋電図を測定するので筋弛緩薬の使用も制限される．気管挿管後は筋弛緩薬を全く使用しない麻酔管理が理想的である．手術中に体動を起こすと危険であるため，十分な量のレミフェンタニルを使用して手術中の侵害刺激を十分に抑制することが重要である．

このほか，顔面神経モニターなどは麻酔薬の影響を受けないが，筋弛緩薬の使用は制限される．

◆MEPモニター時の注意点

麻酔薬の使用と同時に注意したいのは気管チューブの管理である．**MEPで経**

表1 ● 電気生理学的モニタリングを行う手術

	MEP	SEP	AEP（ABR）	その他
内頸動脈手術	○	○	—	脳波, NIRS
聴神経腫瘍手術	—	—	○	—
神経血管減圧術	—	—	○	—
脳動脈瘤クリッピング	○	○	—	—
脳腫瘍手術	○	○	○（テント下）	脳神経モニター（テント下）
脊髄手術	○	○	—	—
下行大動脈瘤手術	○	○	—	—

表2 ● 電気生理学的モニタリングへの麻酔薬の影響

	ABR	SEP 潜時	SEP 振幅	MEP 潜時	MEP 振幅
プロポフォール	→	↑	↓	→	↓
ミダゾラム	→	↑	↓	→	↓
ケタミン	→	→	↑	→	↑
N₂O	→	→	↓	→	↓
セボフルラン	→	↑	↓	↑↑	↓↓
レミフェンタニル	→	→	→	→	→

→：影響せず，↓：抑制，↓↓：強く抑制，↑：延長（潜時）または増高（振幅），↑↑：大きく延長

頭蓋刺激を行うと刺激時に咬傷が発生する．Tamkusらの報告[77]では，MEPモニター時の咬傷の発生頻度は0.63%であり，そのうちの79%は舌損傷，20%は口唇損傷であった．縫合を必要とした重症例が0.14%に発生した．対策として適正なサイズのバイトブロックの使用と，位置の定期的な確認が推奨されている．

もう1点，下行大動脈瘤手術における大動脈遮断時には，上半身のみの循環になることによりプロポフォールの血中濃度が上昇する可能性があり[78]，そのような状況ではMEPが抑制される．BISモニターなどを併用し一定の麻酔深度を維持するようにプロポフォールの投与速度を調節する必要がある．

Point

- ☑ MEPやSEPをモニタリングする症例では抑制の少ないTIVAで麻酔管理を行う必要がある．
- ☑ MEPでは筋弛緩薬の使用も制限されるので，手術中の体動や咬傷に注意する．

〈森本康裕〉

第3章 さまざまな患者，病態に対するTIVA　■各種手術におけるTIVAのコツ

Q62 覚醒下開頭手術におけるTIVAの利点・コツを教えてください

Answer

　覚醒下開頭手術（awake craniotomy）は，脳腫瘍やてんかん病巣が言語中枢や運動中枢などの機能野周辺に存在するときに適応となる．特に言語中枢周辺の脳腫瘍は電気生理学的検査によってその部位の同定ができないため**手術中に患者を覚醒させ，脳機能マッピングを行うことで患者の脳機能温存と最大限の腫瘍摘出が可能となる**．Awake craniotomyの周術期管理については日本脳神経外科学会・日本麻酔科学会・日本神経生理学会承認のガイドラインが作成されているので，手術手技や手術中のタスクを含めて参照していただきたい[79]．

◆ 基本方針

　Awake craniotomyでは区域麻酔による十分な鎮痛とプロポフォールによる鎮静が重要である．気道確保がなされていない状態から，気道確保されている状態まで切れ目なく麻酔が行えるという点で，プロポフォールによるTIVAはawake craniotomyに最適な麻酔法である．また，通常，運動誘発電位（MEP）や体性感覚誘発電位（SEP）をモニターするので，いずれにしてもTIVAが選択される．デクスメデトミジンを使用した報告もあるが，覚醒が悪いと十分なタスクを施行することができないため，その適応には注意が必要である．

◆ 麻酔導入から手術開始

　手術前に，患者を手術室に入室させ実際の体位をとってみるシミュレーションは有用である．この段階で，麻酔器の配置や，患者に楽な体位を確認しておく．

　麻酔導入は一般的なTIVAに準じて行う．気道確保は声門上器具を使用することが多い．区域麻酔として，皮膚切開部の局所浸潤麻酔に，大後頭神経ブロックと眼窩上神経ブロックを併用するとよい[80]．使用する区域麻酔薬はロピバカインかレボブピバカインのような長時間作用性のものを選択する．使用量が多くなるので極量に注意して適宜希釈して使用する．

　オピオイドについては，フェンタニルは覚醒後に残存しないように少量に留める．レミフェンタニルは気道確保中の使用は可能である．呼吸抑制により$PaCO_2$が上昇すると脳が腫脹するので，適宜補助呼吸あるいは，調節呼吸とす

る．気管挿管していないこと，MEPのモニターを行うことから筋弛緩薬についても最小限に留める．一方で，体動は危険かつナビゲーションの妨げとなる．鎮痛の不足時はレミフェンタニルの増量とともに術野より局所麻酔薬を追加する．

◆ 開頭から覚醒

　開頭後は，SEP，MEPの測定を行い，その後に麻酔薬の投与を停止して覚醒させる．十分な自発呼吸，患者の意識の回復後，声門上器具を抜去する．タスクに影響を与えるため，覚醒中は原則として麻酔薬を投与しないが，筆者はタスクの状況をみながら0.5μg/mL程度のプロポフォールと0.05μg/kg分程度のレミフェンタニルを継続し，抗不安，悪心嘔吐予防を期待している．なお，プロポフォールをTCI投与している場合は，覚醒下手技の終了後に再開するためポンプの電源を切ってはいけない．

　覚醒中は，けいれん，不穏，嘔吐などに注意する．けいれんは通常，術野よりの冷却した生理食塩水で対応可能であるが，場合によってはプロポフォールの投与が必要となる．**常に再入眠，気道確保できる準備が必要である．**

◆ 再入眠

　覚醒下の手技が終了した後，患者を再入眠させる．プロポフォールを再度使用し，声門上器具で気道を確保する．ここがawake craniotomyで最も注意するポイントである．頭部が固定され，慣れない尾側からのアプローチでマスク換気，声門上器具の挿入を行う必要がある．気道確保後は通常のTIVAによる脳外科手術の麻酔と同様である．

Point

- ☑ 覚醒下脳外科手術は開頭中に患者を覚醒させて脳機能マッピングを行うことで患者の機能温存と最大限の腫瘍摘出を目的とする．
- ☑ 麻酔管理は十分な区域麻酔にプロポフォールとレミフェンタルを使用する．
- ☑ 覚醒中も患者の状態に注意し，すぐに全身麻酔ができる準備を怠らない．

〈森本康裕〉

第3章 さまざまな患者，病態に対するTIVA　❶各種手術におけるTIVAのコツ

Q63 自発呼吸下でプロポフォールを投与する際のコツ，注意点について教えてください

Answer

◆ プロポフォールTCIによる自発呼吸下の管理

　プロポフォールを用いて患者を鎮静する症例としては，脊髄くも膜下麻酔がよく効いているが患者が鎮静を希望した場合や，検査や処置のための短時間の鎮静などがある．このような状況では気道確保することなく自発呼吸を維持してプロポフォールを投与する必要があり，TCIは必要な鎮静度を維持するのに便利な投与方法である．

　まず前提として，低侵襲の手術，処置，あるいは区域麻酔で十分な鎮痛が得られていることである．鎮痛の目的で大量のオピオイドを必要とするようでは自発呼吸下の麻酔管理は困難になる．

　術前の絶飲食，手術中のモニターは全身麻酔に準じる．酸素をマスクあるいは経鼻で1～3 L/分で開始する．非挿管患者に対応した呼気炭酸ガスモニターを使用するか，あるいは鼻腔からサンプリングして呼気二酸化炭素濃度をモニターすると呼吸状態の把握に有用である[※]．

　プロポフォールはTCIを用い，目標血中濃度を2 μg/mL程度とやや低めに設定して投与を開始する．3 μg/mLでは効果部位濃度の上昇が早く，適切な鎮静レベルの評価が難しいことがある．ゆっくり鎮静度を上げることがコツである．

　患者の状態をみながら必要な鎮静度が得られたら，そのときの効果部位濃度を目標血中濃度とする．通常1.5 μg/mL程度で患者は就眠するが，個人差が大きいので患者の状態とTCIポンプに表示される効果部位濃度を参考にする．BISを用いてもよいが，筋弛緩薬を用いない浅い鎮静状態では，筋電図の影響を受けやすい．筋電図の影響を受けるとBISは高値となる．患者の鎮静度はRichmond Agitation-Sedation Scale（RASS）などで評価し，必要な鎮静を維持する．通常，RASSで-1（軽い鎮静）から-2（中等度鎮静）では十分な自発呼吸が保たれる．患者の状態をみながら適宜TCIの目標血中濃度を増減する（表）．

　鎮痛の不足時は局所麻酔の追加で対応する．フェンタニルを使用する場合は，25～50 μg程度の少量で患者の呼吸状態をみながら投与する．

　呼吸が停止したときは通常舌根の沈下によるものなので軽度であれば顔を横に向けたり，枕を低くするなどで対応できる．しかし，すぐに声門上器具や気管挿管など，より高度な気道確保ができるような準備が必要である．

表 ● RASSとその利用法

ステップ1：30秒間，患者を観察する．これ（視診のみ）によりスコア0〜+4を判定する
ステップ2： ①大声で名前をよぶか，開眼するように言う． ②10秒以上アイ・コンタクトができなければくり返す．以上2項目（よびかけ刺激）によりスコア−1〜−3を判定する． ③動きがみられなければ，肩を揺するか，胸骨を摩擦する．これ（身体刺激）によりスコア−4，−5を判定する．

スコア	用語	説明	
+4	好戦的な	明らかに好戦的な，暴力的な，**スタッフに対する差し迫った危険**	
+3	非常に興奮した	**チューブ類またはカテーテル類を自己抜去**：攻撃的な	
+2	興奮した	**頻繁な非意図的な運動，人工呼吸器**ファイティング	
+1	落ち着きのない	**不安で絶えずそわそわしている**，しかし動きは攻撃的でも活発でもない	
0	意識清明な	落ち着いている	
−1	傾眠状態	完全に清明ではないが，よびかけに**10秒以上の開眼**，およびアイ・コンタクトで応答する	よびかけ刺激
−2	軽い鎮静状態	よびかけに**10秒未満のアイ・コンタクトで応答**	よびかけ刺激
−3	中等度鎮静	よびかけに動きまたは開眼で応答するが**アイ・コンタクトなし**	よびかけ刺激
−4	深い鎮静	よびかけに無反応，しかし，**身体刺激で動きまたは開眼**	身体刺激
−5	昏睡	よびかけにも身体刺激にも**無反応**	身体刺激

文献81より引用

　デクスメデトミジンを使用した鎮静でも管理可能である．デクスメデトミジンはより呼吸への影響が少なく安定した鎮静状態を得ることができる．医療費の区分では全身麻酔とすることができなくなるが，症例によって使い分けたい．

※サイドストリーム型ガスモニターでは，測定回路内に水分が存在すると故障の原因となる．鼻腔からサンプリングする場合は人工鼻を挿入して水分を除去することが推奨される．

Point

- ☑ TCIは自発呼吸を温存したプロポフォールによる鎮静管理には有用である．
- ☑ 低めの目標血中濃度でプロポフォールの投与を開始し，適切な鎮静状態が得られた時点の効果部位濃度を目標血中濃度とする．
- ☑ 声門上デバイスや気管挿管など高度な気道確保が可能な準備は常に必要である．

〈森本康裕〉

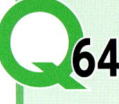

第3章 さまざまな患者，病態に対するTIVA　❶各種手術におけるTIVAのコツ

Q64 術前からプロポフォールで鎮静を受けている患者のTIVAはどのように行いますか？

Answer

術前からプロポフォールで鎮静されている患者は麻酔開始前に患者の体内にプロポフォールが存在しているため，TCIの適用とならない．このような患者に対しては，**ボーラスと持続投与の組合わせでプロポフォールを投与する**．

問題は，体内に残っているプロポフォールにより，血中濃度の管理が難しくなることである．

◆ プロポフォールによる長時間鎮静と血中濃度

薬物を一定の投与速度で持続静注すると徐々に血中濃度が上昇する．プロポフォールでは，投与開始から6時間，12時間，24時間でそれぞれ定常状態の血中濃度の88％，95％，99％に到達する（図1）．ディプリフューザーTCIに実装されているMarshモデルでは，定常状態の血中濃度（μg/mL）は投与速度（mg/kg/時）×0.61になる．鎮静中の投与速度が一定と仮定すると，この関係を使用して投与速度と時間から血中濃度の概算値を推測することができる．例えば3 mg/kg/時，12時間の鎮静の場合，血中濃度は3×0.61×0.95＝1.7 μg/mLになる．

◆ 麻酔中のプロポフォール投与計画

プロポフォールの血中濃度は術前鎮静に由来する濃度と術中投与分の濃度の加算になる．術前鎮静分は時間とともに低下するが，この低下を考慮しながら麻酔中の投与速度を決めることは難しい．そこで，**術中のプロポフォール投与**

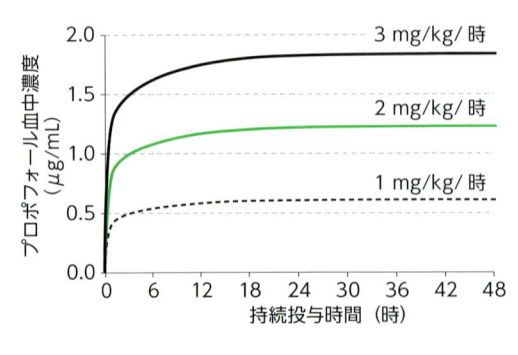

図1 ● プロポフォールを一定速度で持続静注した場合の血中濃度
血中濃度は投与開始から6時間，12時間でそれぞれ定常状態の88％，95％になる．さらに，開始から24時間で定常状態の99％到達し，それ以降は血中濃度がほぼ一定となる

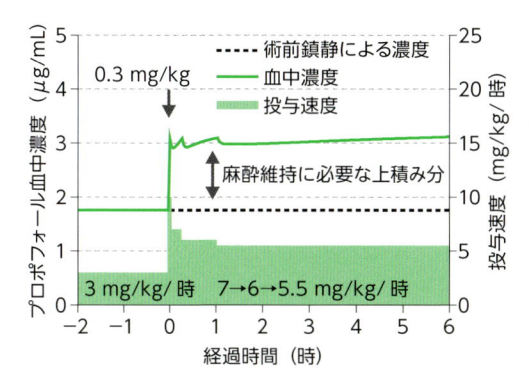

図2 3 mg/kg/時, 12時間のプロポフォール持続投与で鎮静されていた患者のプロポフォール投与計画

麻酔開始時の血中濃度の推定値は1.7 μg/mLである．麻酔の維持に必要な濃度を3 μg/mLとすると，残り1.3 μg/mLの投与計画を立て，それに3 mg/kg/時を加算すると必要な投与速度になる

を，術前からの鎮静の継続と麻酔維持に必要な上積みにわけて考える．

図2はプロポフォール3 mg/kg/時で12時間鎮静されていた患者の例である．前出の解説から，術前鎮静に由来する血中濃度は1.7 μg/mLと推測できる．麻酔維持の目標血中濃度が3 μg/mLの場合，残りの1.3 μg/mLに対して薬物動態シミュレーションソフトなどを使用して投与計画を立て，それに3 mg/kg/時を加算したものが必要な投与速度になる．

もちろん，この方法ではプロポフォール血中濃度の予測精度は高くない．適正な鎮静度の維持のために脳波モニタリングを行う．

◆ 麻酔から覚醒させる場合

術後も鎮静を継続する場合は覚醒時間を気にすることはない．しかし，手術室で抜管する症例では術前からのプロポフォール投与が血中濃度に影響することを考慮する．**術前鎮静が長いと，麻酔時間が短くても総投与時間が長くなり，投与終了から覚醒までに時間がかかる**．長時間麻酔（Q53）を参考に，手術の後半では投与速度を調節する．

Point

☑ 術前からプロポフォールで鎮静されている患者はTCIの適用外であるため，ボーラスと持続投与の組合わせで麻酔を維持する．

☑ 鎮静に由来するプロポフォールが体内に残留しているため，その濃度を考慮して麻酔中の投与速度を決める．

〈内田　整〉

第3章 さまざまな患者，病態に対するTIVA　**1** 各種手術におけるTIVAのコツ

Q65 眼科手術におけるTIVAの利点・コツを教えてください

Answer

　眼科手術は，比較的低侵襲の手術である．しかし，顕微鏡下の手術であることから体動やバッキングは避けなければならない．

◆ 眼科手術とTIVA

　プロポフォールは眼圧を低下させる．また，亜酸化窒素は眼内にSF6などのガスを注入する際には使用できない．これらのことから眼科手術にプロポフォールを用いたTIVAは適している．

◆ 麻酔の実際

　麻酔導入は通常の手術と同様でよい．気管挿管は眼圧を上昇させるので，麻酔導入時にはレミフェンタニルを十分使用して血圧変動を避ける．BISモニターの電極は目の洗浄時に濡れないように透明のフィルムドレッシングを表面に貼っておくとよい．

　手術侵襲は大きくないので麻酔維持中のレミフェンタニルは0.1〜0.2 μg/kg/分程度で十分である．この程度のレミフェンタニルを使用しておけば体動はほとんどないが，さらに筋弛緩薬を持続静注して一定の筋弛緩を得ておくのが安全である．ロクロニウムを使用し，7〜10 μg/kg/分で投与する．

　手術中，注意が必要なのは徐脈である．眼心臓反射（oculocardiac reflex：OCR）は眼球圧迫・外眼筋牽引などにより，三叉神経を求心路とし，迷走神経を遠心路として起こる．プロポフォールとレミフェンタニルによるTIVAは基本的に徐脈になることが多く，さらに眼心臓反射が起こると，高度徐脈あるいは心停止に至ることもある．手術中はいつでもアトロピンを投与できるように準備しておき，心拍数によっては適宜使用する．

Point

- ☑ 眼科手術では手術中の体動・バッキングは厳禁であり，ロクロニウムを持続静注する．
- ☑ 眼心臓反射に注意しアトロピンを準備しておく．

〈森本康裕〉

column

就眠を確認するための"声かけ"のタイミング

　バルビタール系麻酔薬と比較すると，プロポフォールによる麻酔導入では患者の就眠までに比較的時間がかかる．就眠の確認は患者に対する声かけや肩を軽くたたくなどの刺激に対する反応で行うが，TIVAに慣れていない場合はどのタイミングで刺激を加えるかが難しい．タイミングが早いと何回も声かけが必要になる．逆に，タイミングが遅れると，すでに呼吸が止まっていてパルスオキシメーターのアラームが鳴ってしまう．

バイタルサインの変化を見る

　一般的な就眠の確認手段はバイタルサインの変化である．麻酔導入を開始してプロポフォールやレミフェンタニルの効果が発現しはじめると，呼吸回数が少なくなり，心拍数も減少傾向となる．呼吸に注目して，回数が低下したり無呼吸になったら，"○○さん，大きな息をして下さい"のように患者に声をかける．患者の意識がある間は声かけに反応して深呼吸を行うが，就眠すると応答がなくなる．この時点で，睫毛反射や軽い刺激による反応をみて就眠の確認を行い，筋弛緩薬を投与する．

脳波波形に注目する

　BISモニターは鎮静度を客観的な数値として表示するが，内部で平均化処理を行っているため脳波変化に遅れて数値が変化する．脳波波形に注目すれば，ほぼリアルタイムで患者の鎮静状態を評価できる．

　患者に意識がある間は，振幅の非常に大きな筋電図（瞬目動作）が脳波に重なっている．麻酔導入開始後，鎮静度が低下するにしたがって大きな筋電図が消失し，その後，脳波自体の振幅が徐々に大きくなる．この時点で声かけをして就眠を確認する．

声かけの"ことば"

　研修医の麻酔導入を観察していると，頻回に"わかりますか？"と患者に声をかける場面に遭遇する．"わかりますか？"は麻酔から覚醒させるときのことばであり，麻酔導入時に使うのは相応しくないというのが著者の意見である．

<内田　整>

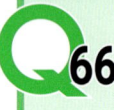

第3章 さまざまな患者，病態に対するTIVA　2肥満患者，高齢者，臓器障害のある患者のTIVA

Q66 TIVAで麻酔を行う場合に注意すべき病態や手術は何ですか？

Answer

特殊な病態に対してTIVAを行う際には，麻酔の効果が不十分であることよりも覚醒遅延が懸念される．本稿ではプロポフォールの薬物動態や薬力学の変化により作用が遷延する可能性がある状況について述べる．臨床的には，具体的な投与量の変化よりも，その過量投与や遷延の可能性を認識し，BIS値の推移や臨床徴候に特に注意する．

◆ 肝臓手術（特にPringle操作）

間欠的肝血行遮断（Pringle操作）を行うと，肝血流の途絶により肝除去率が高いプロポフォールではクリアランスが減少し，血中濃度は上昇する[82]ため必要量が減る．遮断解除により代謝能は徐々に回復するものの，出血（**Q72**）など他の原因による覚醒遅延にも注意する．

◆ 心拍出量低下

麻酔中はプロポフォール自体を含む麻酔薬の循環抑制作用で心拍出量は低下傾向になり，二次的な肝血流量の減少からプロポフォールの必要量は減少する．このため導入時の過量投与や，持続投与時の深麻酔および覚醒遅延に注意する．他にも出血，心機能低下[83,84]およびβ受容体遮断薬の併用[85]に注意する．

◆ 低体温

プロポフォールを体温34℃に調節した成人に投与した際の血中濃度は，37℃の場合に比べて平均28％上昇した[66]．このような代謝抑制に加え，低体温状態では中枢神経活動の抑制をきたす．心臓手術患者において，低体温（28～30℃）で人工心肺を行った群では，常温（35～37℃）群と比較してプロポフォールの必要量が半分以下に減少した[86]．また，低体温療法からの復温の際にはプロポフォールの代謝能は回復し，血中濃度は低下傾向となった[87]．

◆ 術前からの低蛋白（アルブミン）血症

血中の薬物は，血漿蛋白との結合型と遊離型が平衡状態にあり，血管内皮を通じて組織に移動し薬理作用をもつのが遊離型である．血中薬物総濃度は遊離型と結合型の薬物濃度をあわせたもので，プロポフォールは血中蛋白結合率が

97～99％と非常に高く，同じ血中濃度であってもアルブミン濃度が低下すれば遊離型が増えて効果が増強する[88]．一方，プロポフォールのような肝除去率の高い薬物では，遊離型の比率が高くなってもクリアランスに影響しないともいわれる．ただし，これらは多くの文献に一般論として記載されているものの，臨床データは少ない．

　総蛋白濃度が正常範囲であれば，その変動はプロポフォールの薬物動態および薬力学に影響しない[89]．したがって，予測（総）濃度と効果の関係も変化しない．CavaliereらはICU患者においてディプリフューザーTCIによる鎮静（目標：0.6～1.5 μg/mL）の際，低アルブミン血症群（＜2.4 g/dL）と正常群（＞3.2 g/dL）でTCIの精度に違いはないことを示した[90]．しかし，この結果は低アルブミン血症でもプロポフォールの投与履歴と総濃度との関係に大きな変化が起きないことを述べているのであり，鎮静効果に差があったかどうかの評価は行われていない．

　これらの結果より，低アルブミン血症では遊離型プロポフォールの比率が増えることで，シミュレーションで予測される効果部位濃度に対応する効果が健常者よりも高まる可能性は否定できない．

◆ 大動脈遮断

　胸部下行大動脈手術で，大動脈遮断30分後，持続投与速度を半分に減らしたにもかかわらずプロポフォールの血中濃度が上昇し，またBIS値も著しく低下した[78]．遮断による分布容積の減少と肝クリアランスの減少が機序として考えられている．下行大動脈遮断後にプロポフォールTCI 3 μg/mLで投与した場合も，BIS値の低下を認めている[91]．また，Uchidaら[92]は腹部大動脈手術における大動脈遮断に伴うBIS値の低下を示し，理由として分布容積の減少をあげている．なお，補助循環を用いた下行大動脈遮断または腹部大動脈単純遮断症例における遮断解除後は，約15分でプロポフォールの薬物動態がほぼ遮断前に戻ることが報告されている[78, 91, 93]．

Point

- ☑ 肝臓手術，心拍出量低下，低体温および低蛋白血症では覚醒遅延を起こす可能性がある．
- ☑ 大血管遮断時は，BIS値を指標にプロポフォールの投与速度またはTCIの目標血中濃度を下げる．

〈小原伸樹〉

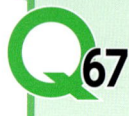

第3章 さまざまな患者，病態に対するTIVA　2肥満患者，高齢者，臓器障害のある患者のTIVA

Q67 肥満患者の場合，ポンプへの体重設定はどの数値を使えばよいですか？

Answer

　プロポフォールおよびレミフェンタニルの効果部位濃度と薬理効果の関係，すなわち薬力学は肥満患者では変わらないとみなしてよい[20, 94]．しかし投与量と血中濃度の関係，すなわち薬物動態は変化するため，投与量の計算に用いる体重を補正する場合がある．例えば，プロポフォールやレミフェンタニルを持続投与する場合，シリンジポンプを用いてそれぞれ"x mg/kg/時"または"y μg/kg/分"単位で投与することが多い．しかし肥満患者ではこのx，y値を非肥満患者と同じに設定した場合，過量投与となることがある．そこで肥満者では，単位中の"kg"を別の"実体重より低値になる指標"に変えるほうが適正となる場合がある．

◆ プロポフォールTCIにおける体重設定

　ディプリフューザー（Marshモデル）によるプロポフォールTCIでは，実体重をポンプに入力する．高度肥満患者に対して投与量を補正する式として補正体重（CBW[94]）があるが，肥満患者においてMarshモデルにCBWを入力してTCIを行った場合，レミフェンタニルと併用したプロポフォールTCIの精度が良好であったという研究もある[95]一方，実測濃度が予測濃度よりも低くなる[96]とした研究もある．またTCIではなく持続投与であるが，CBWからプロポフォールの投与量を計算した症例において術中覚醒を起こした報告もある[97]．理想体重はCBWより低値であるため，TCIポンプへの入力に理想体重を用いれば術中覚醒の危険がさらに高まる．

　図は高度肥満患者に対して，ディプリフューザーTCIの投与履歴をプロポフォールの肥満患者用の薬物動態モデル[98]で再シミュレーションしたグラフである．実体重をポンプに入力した場合は非肥満患者よりも投与速度が大きくなるため，実際の血中濃度は予測濃度よりも20％程度高くなる．これに対して，標準体重に換算して入力した場合は目標濃度の約50％にしか到達しない．このように，**ディプリフューザーTCIでは実体重入力の方が維持期の術中覚醒を避ける意味では安全といえる**．

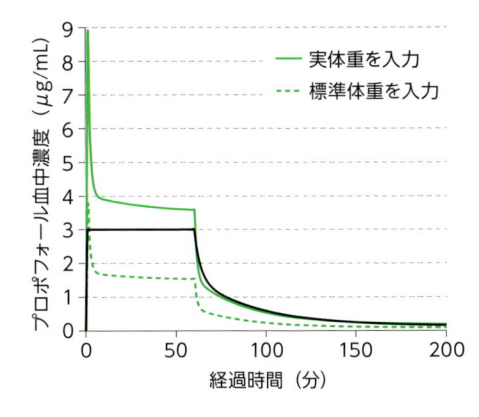

図 高度肥満患者（170 cm, 150 kg）で
プロポフォールTCI（Marshモデル）
を行うシミュレーション

目標濃度 3 μg/mL，60分間のディプリフューザー
TCIの投与履歴を使用して，プロポフォールの肥満
患者用モデル[99]で再シミュレーション．——はディ
プリフューザーによる予測血中濃度

◆ レミフェンタニルでは体重を補正する

　レミフェンタニルの添付文書では，BMIが25 kg/m^{2}以上の患者に対してBMI 22 kg/m^{2}に補正した理想体重に基づいた投与法が推奨されている．Kunisawaら[99]はBMIが28.1 ± 3.9 kg/m^{2}の患者群について体重補正したうえでレミフェンタニル 0.5 μg/kg/分で導入した際，挿管時の血圧，心拍数上昇が非肥満群よりも大きかったことから，軽度肥満群では投与量が不十分な可能性を示唆している．米国ではBMI 30 kg/m^{2}以上を肥満と扱っており，体重補正に関して，日本では肥満の基準が甘い可能性がある．以上を考慮すると，添付文書にしたがって体重補正をした場合，BMI 25〜30 kg/m^{2}の患者では痛み刺激が大きいときはより高用量を投与する必要があるかもしれない．

　なお，国内導入が期待されるレミフェンタニルのopen TCIでは，使用する薬物動態モデル（Mintoモデル[20]）に除脂肪体重（LBM）が共変数として含まれるのでポンプには実体重を入力する．ただし，LBMの計算式には欠陥があるため，高度肥満患者では注意が必要である（**Q94**）．

Point

- ☑ プロポフォールTCIまたは持続投与の際には実体重入力を基本とする．
- ☑ レミフェンタニル持続投与の際には，BMI 25 kg/m^{2}以上の肥満ではBMI 22 kg/m^{2}に補正した理想体重で計算する．ただし，BMI 25〜30 kg/m^{2}の範囲では投与量が少ないかもしれないことに注意する．

〈小原伸樹〉

第3章 さまざまな患者，病態に対するTIVA　❷肥満患者，高齢者，臓器障害のある患者のTIVA

Q68 肥満患者へのオピオイドの投与量はどのように決めるのでしょうか？

Answer

肥満患者に対してレミフェンタニルやフェンタニルを投与する際，「体重が非肥満患者のx倍だから投薬量もx倍にしてよいのか」と迷うことがある．結論から言えば，肥満に伴う薬物動態の変化により，体重に比例する量ほど多くなくてよい．また，肥満であっても薬力学は変化しない（**Q67**）ので[20]，目標濃度は非肥満患者の数値をそのまま参照可能である．

◆ レミフェンタニルの場合

Q67で解説したように，レミフェンタニル持続投与の際の体重設定はBMI＝22 kg/m^{2}に補正した理想体重を用いる．**図1**は体重が異なる，50歳170 cmの男性に60分間レミフェンタニルを投与した場合の薬物動態シミュレーションである（Mintoモデル[20]）．①──は100 kgの患者に0.25 μg/（実体重）kg/分，②──は60 kgの患者に0.25 μg/（実体重）kg/分，③そして---は100 kgの患者に0.25 μg/（理想体重の63.6）kg/分で投与した場合の血中濃度の推移を示す．肥満患者に対して実体重で計算した投与速度を適用すると，非肥満患者と比較して血中濃度がかなり高くなる．しかし理想体重で計算すると，肥満患者と非肥満患者の間で投与速度（ここでは0.25 μg/kg/分）と血中濃度の関係がおおむね保たれていることがわかる．

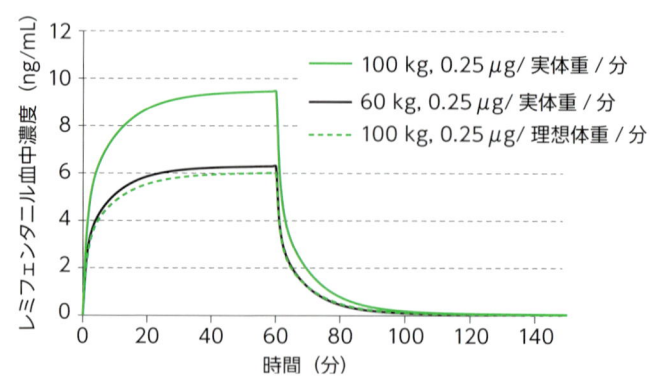

図1 ● 標準体重を使用した投与法が肥満患者におけるレミフェンタニル血中濃度に及ぼす影響（50歳男性，170 cm）

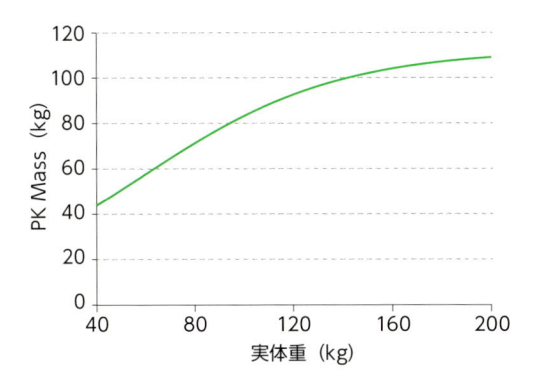

図2 ● Pharmacokinetic mass

◆ フェンタニルの場合

　フェンタニルに関して，肥満患者を対象とした薬物動態モデルは報告されていないが，経験的に肥満患者では投与量を調節することは行われてきた．Shibutaniら[100]は，Shaferの薬物動態モデル[101]をもとに肥満患者に対するフェンタニルの投与量を補正するpharmacokinetic mass（PK mass）という概念を提唱した（図2）．PK massは以下の式で計算する（TBWは実体重）．

$$PK\ mass = 52/[1+(196.4 \times e^{-0.025\ TBW})-53.66)/100] \cdots ❶$$

　PK massを使用すれば，肥満患者においてShaferモデルによる血中濃度の予測値と実測値の差を補正することができる．例えば，実体重が160 kgであればPK massは104 kgになり，この数値からフェンタニルの投与量を計算すれば，基準である52 kgの患者と同じ血中濃度が期待できる．Shibutaniら[102]はフェンタニルの術後鎮痛に対してもPK massの評価を行っている．それによると，BMI 40±12 kg/m^{2}の肥満患者群と非肥満患者群の比較において，適正な鎮痛を得るために必要な単位PK massあたりのフェンタニル量は群間で差がなく，実体重を基準としたフェンタニル投与量では過量になり得ると報告している．

Point

- ☑ レミフェンタニルは標準体重を用いて投与量を計算する（Q67）．
- ☑ フェンタニルはPK massで実体重を補正する．

〈小原伸樹〉

column

肥満患者における抜管時のフェンタニル濃度

周術期に問題になり得る状況として，術後鎮痛目的で投与したフェンタニルによる，あるいは残存プロポフォールとフェンタニルの相互作用による呼吸抑制があげられる．なお，レミフェンタニルについては消失が速く残存が問題になることは少ない．

フェンタニルは，呼吸中枢における二酸化炭素感受性を低下させ呼吸数および分時換気量を減らして呼吸抑制を起こす．さらに血中濃度が高くなるにつれて鎮痛に加えて鎮静作用を発揮し，舌根沈下により上気道の閉塞が起きる．特に，**肥満患者では咽頭の粘膜下脂肪により，鎮静による気道閉塞が助長されやすい**．

非肥満患者を対象とした研究では，呼吸抑制がない術後創部鎮痛のためのフェンタニル血中（または効果部位）濃度を 1 ～ 2 ng/mL 程度としている報告が多い．肥満患者では，Shibutani ら[102]が腹部手術後に呼吸器系合併症を起こさずに良好な鎮痛を得たフェンタニル血中濃度は平均 1.4 ng/mL と報告している．プロポフォールとの相互作用については，健常人のデータではあるが，LaPierre らが，ボランティアを対象としてプロポフォールとレミフェンタニルの呼吸回数低下および上気道閉塞への作用を検討している[103]．

図は彼らのデータをもとに描いたアイソボログラム（**Q90**）である．レミフェン

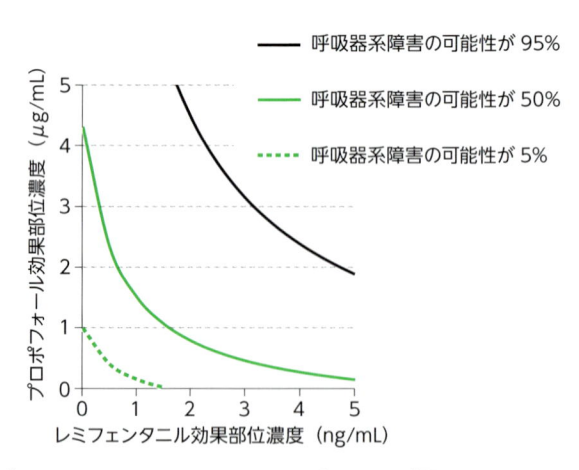

図 ● プロポフォールとレミフェンタニルの呼吸への影響
3本の曲線は，それぞれの線上に2つの薬物の効果部位濃度の組合わせがあるとき，呼吸器系の障害の可能性がそれぞれ95，50および5％であることを示す（アイソボログラム）．グラフは文献2中に記載された薬力学的相互作用モデルパラメータを用い，筆者が作成した．

タニルとフェンタニルの力価は大きく変わらないため，理解のためここでは横軸はフェンタニルと読み替えても差し支えない．術後鎮痛目的でフェンタニルの効果部位濃度を，例えば1または2 ng/mLにした場合，プロポフォール効果部位濃度が1.5または0.8 μg/mLの場合は呼吸器系への障害（①呼吸回数4回/分以下，②部分または完全気道閉塞，の一方または両方）が50％の確率で起こると解釈できる．麻酔終了時のプロポフォールと麻薬の効果部位濃度は，それぞれが単独であれば呼吸抑制を起こさない程度であっても相互作用を発揮することを示している．

　肥満患者での同様のデータはまだ見当たらず，呼吸合併症に関する薬力学的情報は不足している．仮に肥満患者における麻薬の呼吸に対する濃度−効果関係が非肥満患者と同等だったとすれば，過量投与の結果で効果部位濃度が相対的に高くなり呼吸合併症を起こしやすくなる．ひとたび呼吸抑制や停止をひき起こせば，前述の解剖学的理由から気道確保困難，加えて機能的残気量の低下からSpO_2の急激な低下に至りやすい．したがって，少なくとも**術後すぐに人工呼吸からの離脱を計画する場合は，意識的にフェンタニルの過量投与を避け，かつ抜管後も呼吸状態をよく観察**すべきである．

〈小原伸樹〉

第3章 さまざまな患者，病態に対するTIVA　2肥満患者，高齢者，臓器障害のある患者のTIVA

Q69 筋肉太りの患者の薬物動態は肥満患者と同じなのでしょうか？

Answer

◆ 筋肉太りの患者に対するプロポフォール投与

　一般にBMI 30と聞くと，「肥満」と考える．しかし，スポーツ選手や機動隊員のように体重は標準を上回っているが筋骨隆々としていて体脂肪率が低い患者が存在する．このような患者にプロポフォールを用いて全身麻酔を実施する場合，実体重を用いたTCIでプロポフォールを投与すると目標濃度が1.2 μg/mL程度であってもBIS 40〜45ということを経験することがある[104]．BIS値が低い理由として薬力学的な変化は考えにくく，目標濃度よりも実際の血中濃度が高くなっていると考えられるが，このような現象はどう考えればよいのだろうか？

　1つの可能性は，健常成人を想定したMarshモデルに筋肉で増えた体重を入力した場合，肝臓・腎臓の薬物除去能力（クリアランス）が体重に比例して増加しないため，計算値よりも高い血中濃度となってしまった，すなわち体重に見合った代謝・排泄ができないため，過量投与となったという考え方である．しかし，この考え方では脂肪が増えた場合にはプロポフォールの薬物動態への影響がほとんどない[94,105]という現象を説明することができない．

◆ 肥満患者と筋肉太り患者の違い

　プロポフォールの薬物動態は，代謝排泄よりも体組織（特に脂肪組織）への移行によって血中濃度が低下する（＝見かけ上，除去されたようになる）ことがポイントである．体脂肪率の高い肥満患者（図1）ではプロポフォールが移行する脂肪組織が大量に存在する一方，筋肉中心の過体重患者（図2）では移行すべき脂肪組織の容量が標準よりも小さい（3-コンパートメントモデルでいえばコンパートメント3が小さくなる）ため，結果として血中濃度が高くなると考えることができる．

　Servinらの報告[94]でも，肥満患者では「投与終了後，すみやかに覚醒した」と記載されている通り，投与終了後のプロポフォール濃度はすみやかに低下する．この現象も，体組織への急速な再分布によりプロポフォールが血中からすみやかに除去されることで説明される．筋肉太り（で体脂肪率が低い）の患者では，再分布する組織が少ないために，プロポフォール濃度が低下する速度が

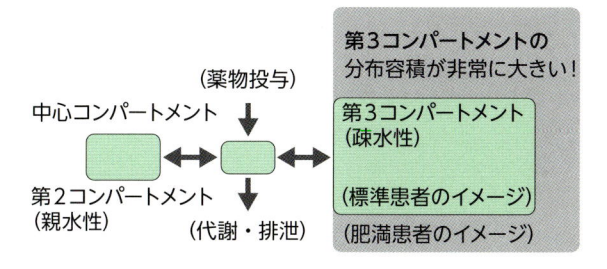

図1 ● 肥満患者の薬物動態モデル（イメージ）

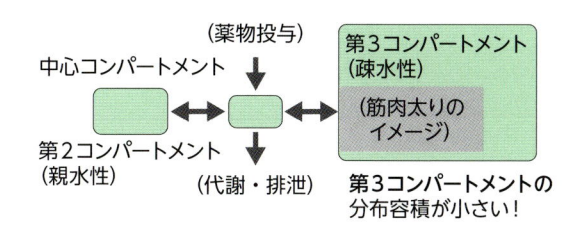

図2 ● 筋肉太り患者の薬物動態モデル（イメージ）

健常者より遅くなる危険性があることも心に留めておく必要がある．

◆ 客観的指標から薬物投与を考える

BMIという数値だけでは，脂肪が中心の体重増加（肥満）と，筋肉が中心の体重増加を区別することができない．「肥満患者だから覚醒が遅延する」「補正体重で薬物を投与する」という習慣はやめ，BISなど客観的な指標を利用して個体差に対応した薬物投与が推奨される．

Point

- ☑ プロポフォールのように脂肪組織への再分布により体内濃度が低下する薬物では，体脂肪の量が薬物動態に大きな影響を及ぼす．
- ☑ BMIでは「脂肪」が多いのか「筋肉」が多いのか区別できないため，BMIの値で安易に「肥満」と判断してはならない．

〈長田　理〉

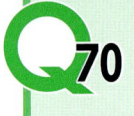

第3章 さまざまな患者，病態に対するTIVA　2 肥満患者，高齢者，臓器障害のある患者のTIVA

Q70 高齢者のTIVAで注意すべき点を教えてください

Answer

　高齢者のTIVAについては，プロポフォール，レミフェンタニル，フェンタニルの薬物動態（PK）と薬力学（PD）を理解する必要がある．高齢者のPKは健康成人と比較して，①薬物の代謝排泄が遅延する，②組織間の薬物移動が遅延する，ということは広く認識されているが，③高齢者でもレミフェンタニルの代謝はすみやかで短時間で体内から消失すること，また，④高齢者では体水分量の低下，筋肉・骨量の低下から相対的に脂肪組織の割合が上昇していることは，比較的見逃されがちな特徴である．

　PDについては，実は高齢者で大きく変化する薬物とほとんど変化しない薬物がある．また，高齢者では個体差の影響が大きくなるため，PKとPDを区別するのがなかなか困難である．鎮痛薬については，以前は感覚的に「半分くらい」と言われた時期もあるが，現在では個体差が大きいものの，平均としてはPDがそれほど変化しないと考えられている．このような高齢者の特徴をどのように扱うかで，麻酔管理の方針が大きく変わる．

◆麻酔導入時の注意点

　高齢者はもともと体水分量が少なく，さらに術前の経口摂取制限が加わるため，手術室に入室する時点で脱水傾向が強いと考えるべきである．このため，小柄であっても十分太い（できれば18G以上）の輸液路を確保し，SVVなどの指標を参考にして麻酔導入前から循環血液量の補正を開始する．

　全身麻酔の導入時には，①鎮静・鎮痛効果，②循環動態，の2つの面から適切な薬物選択と投与調節が必要となる．短時間で入眠させるために大量の鎮静薬を使用すると，血管拡張作用・心筋抑制作用のため著明な低血圧をきたす．一方，血圧低下を危惧するあまり，鎮静薬・鎮痛薬の投与量が不十分であれば，血圧・心拍数の上昇，呼吸抑制・喉頭けいれん・誤嚥など重大な合併症を併発する危険性もある．特に後者は，個体差への配慮が不適切な場合に生じることから，「高齢者だから若年者の50％の量で」など一律の対応では状況は改善しない．

　フェンタニルなどオピオイドの必要濃度に関しては，加齢の影響を検討したエビデンスは乏しく，総説などで「高齢者は半分くらいになりそうだ」と記載されていることを根拠としているようである．一方，プロポフォールについて

は加齢による薬物動態の変化（高齢者では濃度が高くなる）がいくつかの研究で示されている．このため，挿管時はフェンタニル・レミフェンタニルで侵襲を抑制しながら，相互作用を利用して就眠に必要なプロポフォール投与を維持することが合理的である．

　具体的な導入手順としては，まずフェンタニル0.1〜0.2 mgを静注後3分またはレミフェンタニル0.25〜0.5 μg/kg/分で3〜5分持続静注すると，若年者と同様，身体がぽかぽかした感じ/ふわふわした感じを患者が自覚する．そこでプロポフォールを目標血中濃度3〜4 μg/mLのTCIでで投与を開始するが，就眠したらすみやかに目標血中濃度を［就眠時効果部位濃度＋0.5〜1.0］μg/mLまで引き下げる．引き下げるのが遅れると，プロポフォールが過量投与され血圧が著明に低下する．レミフェンタニル単独での血圧低下を不安視する必要はないが，著明な脱水状態での血圧低下に対しては血管収縮薬（フェニレフリン0.05〜0.1 mgの反復投与）で対応するとよいだろう．その後はBIS値が40〜50となるように，個体差に応じてプロポフォール目標血中濃度を調節する．

◆ 全身麻酔維持期の注意点

　高齢者では冠動脈疾患・全身性血管病変を潜在的に合併していると考えられ，周術期の高血圧・頻脈を回避することが望ましい．そのためには，十分なオピオイドを投与して手術侵襲による刺激を遮断することが重要になる．また，オピオイドの併用により全身麻酔に必要な鎮静レベルを維持するための鎮静薬濃度が低くなるため，プロポフォールだけでなく吸入麻酔薬においても同等のBIS値を得るための必要量が低下する．プロポフォールは投与時間が長くなると脂肪組織への蓄積が大きくなりCSHTが延長するため，手術中に低濃度で維持することができれば，投与終了後から覚醒までの時間を短縮できるというメリットが得られる．

　一方，循環血液量が不十分な状況では血圧低下が必発であるため，適正な輸液管理とともに血管収縮薬（フェニレフリン0.05〜0.1 mgの反復投与）で対応する．血管収縮薬の反復投与が必要な場合は，1時間あたりの投与量に換算して持続投与してもよいだろう．

◆ 全身麻酔からすみやかに覚醒させる

　十分なオピオイド濃度を維持する全身麻酔では，術後にオピオイドが高濃度で残存すると副作用である呼吸抑制が問題となる．特に高齢者では薬物感受性

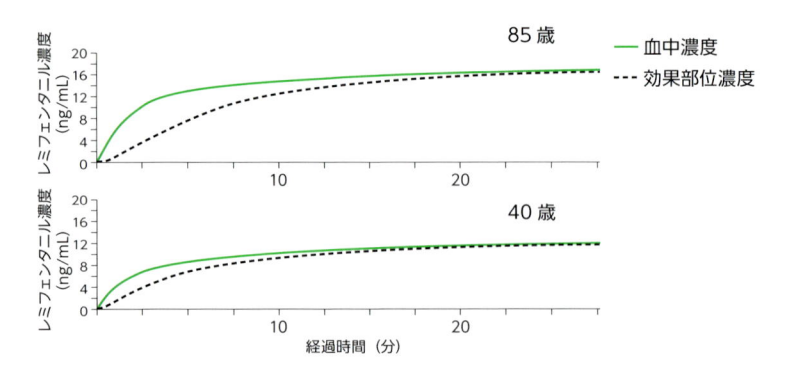

図1 ● 年齢がレミフェンタニル体内濃度（投与開始時）に及ぼす影響
レミフェンタニル0.5μg/kg/分で投与開始した場合の血中濃度・効果部位濃度を85歳男性と40歳男性（ともに身長160 cm，体重60 kg）で比較（Mintoモデルでシミュレーション）．高齢者では，①投与開始直後の血中濃度・効果部位濃度の差が大きい，②定常状態での濃度が高値となる，ことが特徴である

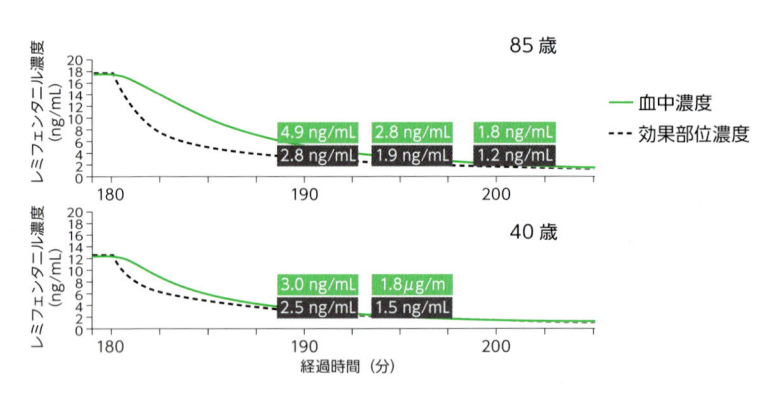

図2 ● 年齢がレミフェンタニル体内濃度（投与終了後）に及ぼす影響
図1と同条件で180分間投与後の血中濃度，効果部位濃度を，85歳男性と40歳男性で比較．高齢者では投与終了時の濃度が高値であるため濃度低下に時間がかかるものの，5分程度の差で同程度の濃度に減少する

（薬力学的個人差）が大きいため，術中に使用したモルヒネ・フェンタニルの効果が術後に残存して高度の呼吸抑制や意識混濁を生じることがしばしば問題となる．

　レミフェンタニルに関しては，高齢者であっても0.5μg/kg/分で持続投与すれば手術侵襲に対して十分すぎる鎮痛を確保できるうえ（図1），薬物動態シミュレーションでは投与終了と共に10分ないし15分程度で一般成人と同程度まで体内濃度が減少する（図2）．高齢者の麻酔管理においては更に少ない投与

速度が利用されるため，術後にレミフェンタニルの効果が残存して呼吸抑制が問題となることはない．術後の呼吸回復が遅れる原因は，術中に使用したモルヒネ・フェンタニルの影響と考えるべきである．

認知症・せん妄の増悪が危惧される高齢者では，速やかな覚醒から早期離床の実現が麻酔管理に求められる．また高齢者では臓器機能（代謝・排泄）が障害されることが多いため，薬物投与終了後の状況では一般成人を想定した薬物動態シミュレーションよりも濃度低下が遷延する危険性が高い．このため高齢者の全身麻酔管理では，術中に使用したオピオイドの効果残存による症状（意識混濁・呼吸抑制・嘔気嘔吐）を避けるため，術後に効果が消失するレミフェンタニルを使用し，効果が残存するモルヒネ・フェンタニルを使用しないことがポイントである．

具体的には，個体差が大きい高齢者や高度の肝機能障害・腎機能障害の患者では，意識に影響しない局所麻酔薬・NSAIDs などによる術後痛対策を優先し，それでも鎮痛が不十分と考えられる場合には確実な覚醒を得たのちにオピオイドを少量ずつ反復投与して必要レベルを見極めるのが安全である．この濃度の見極め操作は"滴定 titration"と呼ばれるが，過量投与の副作用（呼吸抑制）が調節呼吸により管理されている手術中にオピオイド濃度を滴定する場合には，「十分な効果が得られる高濃度から低濃度へ」が原則である．一方，自発呼吸を過度に抑制してはならない術後の状況では，「副作用のない低濃度から副作用が危惧される濃度の一歩前まで」が原則であり，副作用を考慮せず「期待する効果が得られるまで」増加させてはならない．

※SVV とは：1回心拍量変化（stroke volume variation）．動脈圧波形の変動状況から1回拍出量の呼吸性変動を推定した値で，循環血液量が充足しているかどうかを表すことから輸液反応性の指標として利用される．

Point

- ☑ レミフェンタニルを用いて十分な鎮痛を確保し，BIS 値が 40〜50 となるようプロポフォールの目標血中濃度（または持続投与速度）を調節する．
- ☑ 高齢者は脱水傾向が強いため血圧低下を生じやすい．血管収縮薬を少量ずつ反復投与しながら循環血液量を補正する．

〈長田　理〉

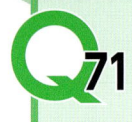

第3章 さまざまな患者，病態に対するTIVA　❷肥満患者，高齢者，臓器障害のある患者のTIVA

Q71 肝機能障害，腎機能障害がある患者にTIVAを行う場合の注意点を教えてください

Answer

◆ 疾患によって薬物動態・薬力学が異なる

　臓器機能障害の影響を議論するには，コンパートメントモデルの各パラメータおよび薬力学変化について検討が必要である（表）．血液に相当するとされるV_1は多くの薬物で実際の血液量よりも大きな値を示すが，循環血液量が増加する状況ではさらに大きくなる．体重あたり同量の薬物を投与した場合の血中濃度を臓器障害のない患者と比較すると，腎不全患者は初期血中濃度が低値となる．一方，高度肝機能低下で腹水を生じると循環血液量を推定することが困難となり，初期血中濃度が上昇する場合も低下する場合もあり得る．

　薬物を反復投与・持続投与した場合，その薬物の代謝排泄へ影響がある場合には臓器機能障害のない患者よりも体内濃度が高値となるが，血中からV_2・V_3など他臓器へ薬物が移行することでも血中濃度が減少するため，すべての薬物が同様に臓器機能障害の影響を受けるわけではない．また，プロポフォールなどアルブミン結合性の高い薬物では，活性をもつ非結合分画が血中アルブミン濃度に影響されるため，高度肝機能障害患者では同等の血中濃度でも鎮静効果が増強する．なお，血中非特異的エステラーゼで分解されるレミフェンタニルでは，持続投与終了後すみやかに血中濃度が減少するため，高度の肝機能低下・腎機能低下であっても薬物動態は変化しないと考えてよい．

◆ 肝機能障害患者での注意点

　プロポフォール代謝は肝血流量に依存し，肝硬変患者では肝血流量が下がるが，中等度の肝硬変ではプロポフォールのクリアランスは不変とされている[106]．さらに，肝移植術中の無肝期ですらクリアランスがゼロではない[107]という研究もプロポフォールの薬物動態学的特徴をよく表している．肝血流が0であっても体組織への再分布が生じるため，血中からプロポフォールが除去されて血中濃度が低下する．このため，高度に肝機能が低下している肝硬変（Child C）でも，プロポフォールの薬物動態自体は健常人と大きく異なるわけではなく，実体重を元にしたTCIで得られる血中濃度は予測値とほぼ一致する[105]．

　一方，肝機能障害患者ではプロポフォールの薬力学変化，すなわち感受性の増加が報告されている．BIS値を指標にTIVAで管理すると肝切除術ではほかの

表 ● 臓器障害時における静脈麻酔薬の薬物動態・薬力学の変化

	肝機能障害	腎機能障害
V_1（血液に相当）	腹水による体重増加で，V_1への影響が評価困難となる	体水分量増加のため，一般に増加する（アルブミン値の影響も受ける）
V_2（親水性組織）	筋肉量が減少すると，V_2が低下する	
V_3（疎水性組織）	体脂肪率が低下すると，V_3が低下する	
排泄速度定数 k_{10}	肝代謝性薬物で，k_{10}が低下する	腎排泄性薬物で，k_{10}が低下する
薬力学変化	血中アルブミン濃度低下時は遊離体濃度が上昇するため，プロポフォールでは感受性が上昇する	

開腹手術よりもプロポフォール消費量が少なく[108]，この傾向は吸入麻酔薬でも同様であった[107]．また，Child C の患者では麻酔導入，維持に必要なプロポフォール効果部位濃度がChild A,B 患者に比べて低かった（約2.2 vs 約3.0 μg/mL）との報告もある[109]．

以上からプロポフォール必要濃度が減少していることを念頭に，過量投与を避けることが重要である．代謝に影響がないレミフェンタニルとの相互作用を活用してプロポフォール投与量を調節するとすみやかな覚醒を確実に得ることができる．

◆ 腎機能障害患者での注意点

血液透析中の腎不全患者をプロポフォールTCIで管理した報告[105]では，投与時間が3時間程度であれば血中濃度の実測値は健常人とほぼ同等であった．また，肝機能障害患者と同様，レミフェンタニルとの相互作用を活用する麻酔管理が有用である．

Point

- ☑ 肝機能障害患者では，薬力学が変化するためプロポフォール必要濃度が減少する．
- ☑ 腎機能障害患者でも，短時間手術であればプロポフォールの薬物動態は健常人と同等である．
- ☑ 肝機能異常・腎機能異常の患者でも，レミフェンタニルの薬物動態は変化しない．

〈長田　理〉

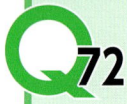

第3章 さまざまな患者，病態に対するTIVA　❷肥満患者，高齢者，臓器障害のある患者のTIVA

Q72 輸液による希釈や出血は，TCIや予測効果部位濃度に影響しますか？

Answer

循環血液量に大きな増減があれば，麻酔薬の薬物動態・薬力学に変化が起きる．血液の希釈や出血による薬物の喪失のような直接の影響だけでなく，心拍出量や肝血流の変動による二次的な薬物動態の変化も考慮しなければならない．

◆ 血液希釈

出血を伴わない輸液負荷のみの場合，20 mL/kgの晶質液負荷により，プロポフォール血中濃度は平均27％低下した[110]．また，5 mL/kgの酢酸リンゲル液，HES製剤，および20％マンニトールを15分間で投与するとプロポフォール濃度はそれぞれ平均17，25および35％低下した[111]．機序として，分布容積の増加や肝血流量の上昇，マンニトールについては水分の移動があげられている．なお一連の研究で薬力学的評価はなされていない．以上より，プロポフォールの目標血中濃度を低く設定しているときに過大な輸液負荷が生じると，一過性に血中濃度が低下して術中覚醒の可能性があるかもしれない[110]．

◆ 出血の影響

● プロポフォールの場合

出血に伴い薬物が体外に喪失するが，例えばプロポフォールの血中濃度が3 μg/mLの場合，1,000 mLの出血で失われるのは3 mg（0.1％製剤で0.3 mL）である．麻酔維持中の投与量の方が圧倒的に多く，また，血中濃度の低下に対して末梢から中心コンパートメントへ薬物が移行するため，短時間内の大量出血でなければ薬物の喪失自体は大きな影響を及ぼさない．

ブタで段階的に出血させた研究[112]では，ショックの代償期ではプロポフォール濃度の上昇が20％未満であったのに対して，非代償性のショックでは3.8倍になった．これに対して，手術患者から10 g/kgの自己血採取を行い20 mL/kgの晶質液を投与するとプロポフォール血中濃度は平均18％低下した[110]．また30 mL/kgの出血をきたす手術症例に対して輸液で心拍出量や平均血圧を保ちながら維持した場合[70]，プロポフォールの血中濃度は変わらなかった．

これらの研究から，出血があっても心拍出量が維持される場合はプロポフォールの濃度に大きな変化が生じないが，心拍出量が減少するとクリアランスが低下して血中濃度が上がると考えてよいだろう．

　出血に伴い，BIS値が低下するという報告が多い[70, 113, 114]．ショックに伴い分泌されるβエンドルフィンの関与や，筋肉や皮膚から重要臓器に血流の再分布が起こり高濃度の麻酔薬を含む血液が脳に選択的に送り込まれる影響があるが，出血および血液希釈によるアルブミン濃度の低下（**Q66**）が麻酔薬の効果を増強することが主な理由と推察されている．

　以上より，ショック状態ではプロポフォール血中濃度は予測より高くなることがあるが，輸液で循環動態が維持できていれば，シミュレーションやTCIの精度も期待できる．しかし，ショックを離脱しても感受性の上昇が続く可能性があるため，BIS値を参考に目標濃度を調節する必要がある．

●レミフェンタニルの場合

　ブタを用いた研究では，失血によりレミフェンタニルの薬物動態が変化し，血中濃度が2倍以上に上昇した[115]．ただし，CSHT（context-sensitive half-time, **Q89**）に大きな影響はなく，薬力学指標である脳波のspectral edge changesにも変化がなかった．同じく，ブタのモデルでプロポフォールとレミフェンタニルを同時に投与して循環破綻するまで脱血したところ，レミフェンタニルの濃度上昇はプロポフォールの3倍であり，ショックが薬物動態に及ぼす影響の違いが示された[116]．主としてレミフェンタニルの代謝には組織内での加水分解が寄与しているが，ショック状態ではプロポフォールの代謝臓器である肝血流よりも組織血流のほうが早期から低下することが機序と考えられる．

　臨床的には，レミフェンタニルの投与速度は失血している場合は減量する．なお半減期が短いため，失血した場合でも投与停止後の濃度低下速度への影響は少ない．

Point

- ☑ 急激な血液希釈では，プロポフォールの血中濃度が低下する．
- ☑ 出血性ショック状態ではプロポフォールやレミフェンタニルの血中濃度はシミュレーションによる予測より高くなり得るので，減量も考慮する．

〈小原伸樹〉

column

プロポフォールでレミフェンタニルを溶解して1台のシリンジポンプで投与したいのですが…

　TIVAを行うにはプロポフォール用とレミフェンタニル用に2台のシリンジポンプが必要である．しかし，機材数の制限や準備の煩雑さなどの理由から，プロポフォール製剤でレミフェンタニルを溶解して1台のシリンジポンプでTIVAを行っている麻酔科医もいる．実際，筆者が見学した米国の某大学では，"Single Syringe Technique"と称してこのような方法で麻酔管理を行っていた．では，この方法は麻酔管理あるいは運用面で問題はないのだろうか？

　まず，レミフェンタニルは麻薬であるため，使用量と残量を厳格に管理することが要求される．レミフェンタニルをプロポフォール製剤で溶解する場合も，使用量を記録し，プロポフォールを含む残量を返却すれば，麻薬管理面ではさほど問題とはならないだろう．

　しかし，2剤を混合して投与すると，当然，投与速度が連動する．麻酔中に強い侵害刺激が加わった際にレミフェンタニルの投与速度を上げようとしてポンプの流量を変更すると，同時にプロポフォールの投与速度も上がるため過鎮静になる可能性がある．プロポフォールをTCIで投与する場合，目標血中濃度が一定であっても時間とともに投与速度が低下するため，レミフェンタニルの投与速度も連動して低下する．逆に，一定速度の持続投与ではレミフェンタニルは安定した血中濃度を維持するが，プロポフォールの血中濃度は徐々に上昇する．このように，**薬物動態が異なる2つの薬物を1台のシリンジポンプで投与すると，濃度の適正な管理が不可能になる**．

　現代のバランス麻酔の考え方では，麻酔中の鎮静薬は一定濃度で維持を行い，侵害刺激の程度に合わせて鎮痛薬の濃度を調節する．すなわち，鎮静薬と鎮痛薬の濃度管理は独立して行わなければならない．**適正なバランス麻酔を行うという立場からは，プロポフォール製剤でレミフェンタニルを溶解する方法は推奨できない**．

〈内田　整〉

Q73 小児でTIVAを行うメリットは何ですか？

Answer

　小児では揮発性吸入麻酔薬で緩徐導入を行う機会が多い，ディプリフューザーTCIが使用できないなど，TIVAで麻酔を行うことに抵抗がある麻酔科医も多くいる．では，あえて小児でTIVAを行う利点は何だろうか？

　吸入麻酔薬による手術室汚染がないこと，術後の嘔気・嘔吐が少ないこと，MEP（motor evoked potential）のような電気生理学的検査を行う症例，悪性高熱のリスク回避など，成人と共通する理由があるが，**最大の利点は，覚醒時興奮**※**が少ないことである**．吸入麻酔薬で麻酔維持した症例の抜管時に，患児が大暴れしてベッドから落ちそうになった経験がある麻酔科医は多いのではないだろうか？　その点，TIVAは，覚醒時興奮は少なく，抜管時に一時的に体動が増えるが抜管した後は静かに寝ている状態，あるいは起きていても静かに受け答えに反応できるような状態である．もちろん，これには覚醒時に確実な鎮痛がなされているのが大前提で，鎮痛が不十分な症例ではTIVAでも覚醒時興奮が起こるという報告がある[117]．

※覚醒時興奮が激しい場合は，静脈ラインや各種ドレーンが抜去されることがあり，創部の安静を保つことも難しい．小児とはいえ3歳以上の患児が全力で暴れると，興奮状態が落ち着くまで人手をとられてしまい手術室運営に大きな支障になる．また，術後回復室がない施設では，病棟への帰棟中の人手が少ないときに興奮することが多く，たいへん危険である．成人と同様に，穏やかで会話のできる覚醒状態が期待できることがTIVAの利点の1つである．

Point

☑ 小児のTIVAは覚醒時興奮が少ない．

☑ 覚醒時興奮が少ないことで，患者の安全や円滑な手術室運営が得られる．

〈原　真理子〉

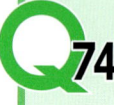

第3章 さまざまな患者，病態に対するTIVA　❸小児に対するTIVA

Q74 小児のTIVAではどのようにプロポフォールを投与するのですか？

Answer

　本書の発行時点（2015年10月）では，小児を対象とする商用TCIシステムは認可されていない．そのため，小児のTIVAではボーラスと体重換算の持続静注の組み合わせでプロポフォールの投与を行う．学童以上で麻酔導入前に末梢静脈が確保できる患児では，プロポフォールのボーラス投与で麻酔導入を行う．そうでない場合は揮発性吸入麻酔薬で麻酔導入を行い，静脈確保の後にプロポフォールを開始する※．**吸入麻酔薬で麻酔導入を行う場合も，持続投与の前のボーラス投与は必要である．**

　では，持続投与の"レシピ"はどうすればよいだろうか？ 基本的には，ボーラス投与で血中濃度を目標値まで上昇させ，ステップダウン法で投与速度を少しずつ下げながら濃度の維持を行う．この際，薬物動態シミュレーションが有用なツールになる．小児の投与方法に関する報告はMcFarlanら[118]の方法が唯一である（表1）．この投与方法をPaedfusorモデルでシミュレーションしてみると，血中濃度がおおよそ3.5〜4.0 μg/mLになることがわかる（図1）．この方法の難点は，投与方法がやや煩雑な点である．

　そこで，著者の施設では若干簡略化した方法で投与している（表2）．この方法をShortモデルでシミュレーションすると血中濃度は約3.0 μg/mLに維持される（図2）．投与開始から20分以降の投与速度は10 mg/kg/時が基準であるが，年長児では8 mg/kg/時程度まで減量する場合が多い．

　成人同様，小児においてもプロポフォールの効果には個人差がある．投与開始から20分以降の投与速度に関しては，脳波モニタリングが投与速度を調節

表1 ● McFarlanらの投与方法

	ボーラス（mg/kg）	持続投与（mg/kg/時）				
時間（分）	0	0〜15	16〜30	31〜60	61〜120	121〜240
投与量/速度	2.5	15	13	11	10	9

表2 ● 千葉県こども病院の投与方法

	ボーラス（mg/kg）	持続投与（mg/kg/時）			
時間（分）	0	0〜10	11〜20	21〜60	61〜
投与量/速度	2.5	14	12	10	8〜10

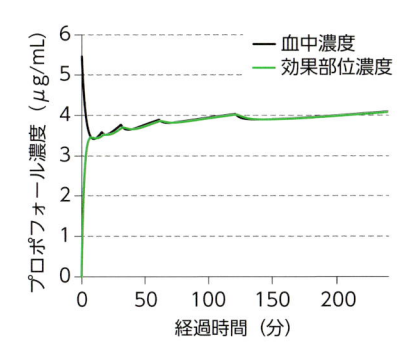

図1 McFarlanらの投与方法のシミュレーション（Paedfusorモデル）

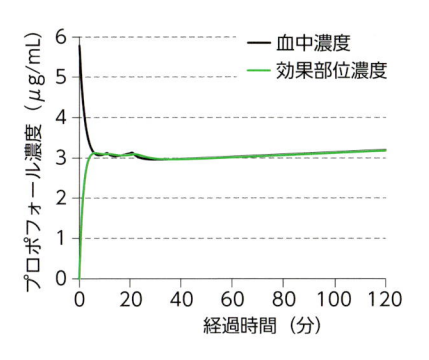

図2 千葉県こども病院の投与方法のシミュレーション（Shortモデル）

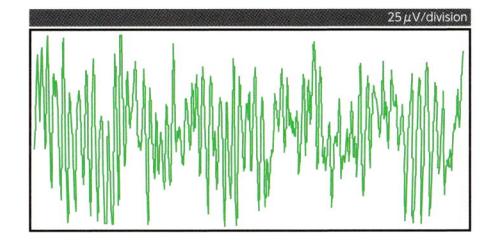

図3 適正な鎮静度の脳波波形

参考になる．ただし，小児ではBIS値の信頼性が低いため脳波波形を観察する．図3のような振幅の大きい睡眠紡錘波が適正な鎮静度の目安である（**Q76**）．

※吸入麻酔薬で麻酔導入を開始する場合，定義を厳密に適用するならば"完全"静脈麻酔ではないが，便宜上，この方法もTIVAとして扱うのが通例である．

Point

- ☑ 小児のプロポフォールの投与は，現時点では，持続投与法（ステップダウン法）で行う．
- ☑ 維持期の投与速度は，薬物動態シミュレーションによる効果部位濃度や脳波波形を参考に調節する．

〈原　真理子〉

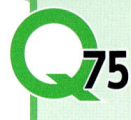

第3章 さまざまな患者，病態に対するTIVA　❸小児に対するTIVA

Q75 小児でディプリフューザーTCIが使えない理由を教えてください

Answer

　ディプリフューザーTCI対応のシリンジポンプに実装されている薬物動態モデル（Marshモデル）の共変数は体重のみである．そのため，年齢入力を無視すれば体重が大きい小児（30 kg以上）にも使用できるように思える．しかし，**体重が入力範囲であっても成人と小児では薬物動態に差があるため，小児に対するディプリフューザーの使用は適正とはいえない**．その理由を薬物動態シミュレーションで示しながら解説する．

◆ プロポフォールの薬物動態における成人と小児の違い

　図1はMarshモデルおよび代表的なプロポフォールの小児用薬物動態モデル（Paedfusor, Kataria, Short）において，中心コンパートメントの分布容積（V_1）とクリアランス（Cl）を比較したものである．この図から，プロポフォールの小児用薬物動態モデルはV_1, ClともにMarshモデルよりも数値が大きいことが理解できる．

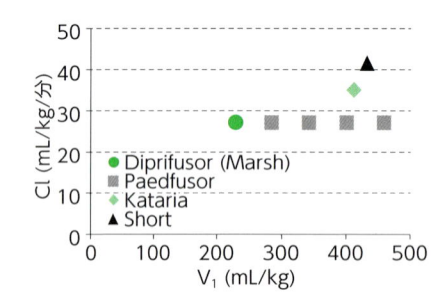

図1 ● ディプリフューザーの薬物動態モデル（Marsh）と小児用のモデル（Paedfusor, Kataria, Short）における中心コンパートメントの分布容積（V_1）とクリアランス（Cl）の比較

◆ 小児にディプリフューザーTCIを使うと血中濃度はどのようになるか？

　分布容積とクリアランスが大きい小児用の薬物動態モデルでは，投与速度が同じ場合，Marshモデルと比較して血中濃度が低くなる．図2は12〜15歳，40 kgの小児に対してディプリフューザーTCIを用いて目標血中濃度3 μg/mL，120分間の投与を行った場合，Paedfusorモデルで再シミュレーションすると予測血中濃度がどのように変化するかを示すグラフである．

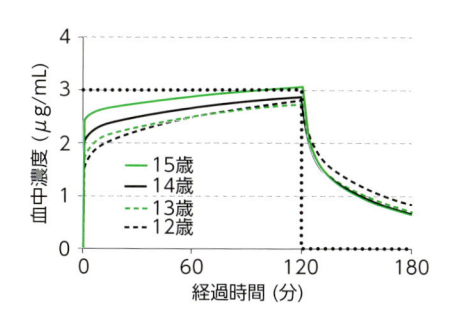

図2 ● 12〜15歳，40kgの患児に対して，ディプリフューザーTCIを使用して目標濃度3μg/mL，2時間のプロポフォール投与を行うと仮定した血中濃度のシミュレーション

シミュレーションにはPaedfusorモデルを使用．……はディプリフューザーに設定した目標血中濃度．

　図に示すように，Paedfusorモデルでは予測血中濃度が目標血中濃度を大きく下回ることがわかる．両者の差は投与の初期の方が大きく，また，年齢が小さくなるほど拡大する．

　このシミュレーションから，小児にディプリフューザーTCIを使用してプロポフォールを投与すると，成人に準じた目標血中濃度では就眠までにかなりの時間がかかることが推測される．また，**麻酔導入後もしばらくは目標血中濃度よりも低い濃度で推移するため，鎮静が不足して術中覚醒の危険もある．**もちろん，麻酔導入時に目標血中濃度を高くすると短時間で就眠させることが可能であるが，その濃度を継続すると過鎮静になる．

　ディプリフューザーTCIを小児で使用した場合の目標血中濃度と予測血中濃度の差は一定ではなく，時間とともに変化する．そのため，鎮静度を適正な範囲に維持するためには目標血中濃度を細かく修正する必要がある．

　将来，open TCI（**Q95**）が認可されて小児用モデルを採用するTCIが実現される可能性もあるが，現時点では**Q74**で解説するようにボーラスと持続静注の組合わせでプロポフォール投与を行い，脳波モニタリングと薬物動態シミュレーションソフトによる濃度予測で投与速度を調節する方法が現実的である．

Point

☑ 成人と小児では薬物動態に差があるため，体重が入力範囲であっても小児に対するディプリフューザーTCIの使用は適用外である．

☑ 小児にディプリフューザーTCIを使用すると血中濃度が目標濃度を下回ることが予想される．そのため，鎮静度が不足し，術中覚醒の危険がある．

〈内田　整〉

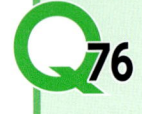

第3章 さまざまな患者，病態に対するTIVA　❸小児に対するTIVA

Q76 小児のTIVAにおける鎮静度の管理を教えてください

Answer

　小児のTIVAの鎮静度は，成人同様に脳波をモニタリングして管理する．現時点ではこの方法が唯一であると考える．しかし，成人と比べて難しい点はBIS値の信頼性が低いことである．小児の場合，適正な鎮静度を示すといわれている脳波（睡眠紡錘波）が出現するときのBIS値は50台後半～60台が多い．BISモニター内部のデータベースに小児の脳波が含まれていないために，小児の脳波波形に追随できていないことが理由の1つであろう．

　図1は麻酔中のプロポフォール効果部位濃度が3.0μg/mLの脳波である．この脳波は典型的な睡眠紡錘波を示しBIS値は61である．図2はプロポフォールを中止して覚醒させているときの脳波波形である．脳波の振幅が低下し周波数が高い速波になっているが，BIS値は図1と同じである．このように**小児のプロポフォールでは，BIS値だけから鎮静度を正しく評価することはできない**．

　小児の場合はBIS値に依存するのではなく，脳波波形（特に振幅と周波数）を観察することがポイントになる．鎮静度が適正である場合は，通常，図1に示すような振幅が非常に大きい睡眠紡錘波※が出現する．この波形が観察されるようにプロポフォールの投与速度を調節する．振幅が小さく周波数が高い波形（図3）が観察される場合は浅麻酔になっている可能性が高いので，プロポフォールのボーラス投与（1 mg/kg程度）後に持続投与速度を上げて脳波波形の振幅が大きくなることを確認する．図4のように基線が大きく波打っているような波形は，やや鎮静が深い可能性がある．この場合は，プロポフォールの投与速度を少し減量して脳波波形の変化を観察する．

　留意すべき点は，**鎮静度の評価を正確に行うには鎮痛が十分であることが大前提である**ことである．鎮痛が不十分であれば，脳波変化は鎮静度を直接表す指標とならない．プロポフォールを増量しても脳波に変化が見られないときは，鎮痛が不足している場合もある．鎮痛が適正かどうかを確認して，必要であれば鎮痛薬を投与する．

※適正な鎮静で見られる睡眠紡錘波の振幅は成人よりも小児の方が大きい．

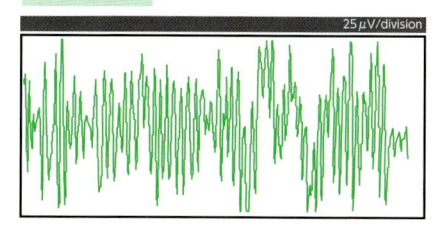

図1 ● 睡眠紡錘波
典型的な睡眠紡錘波

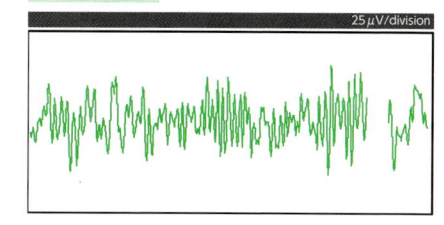

図2 ● 覚醒時脳波
脳波の振幅が低下し周波数が高い速波

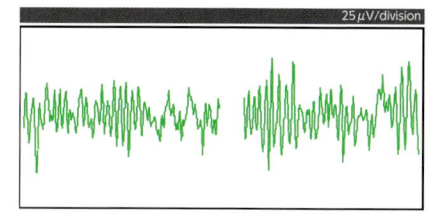

図3 ● 鎮静が浅いと考えられる脳波波形
振幅が小さく周波数が高い波形

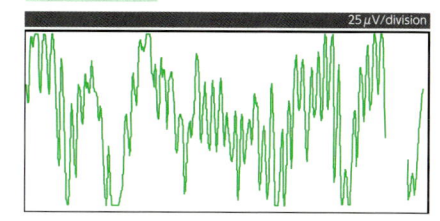

図4 ● 鎮静が深いと考えられる脳波波形
基線が大きく波打っているような波形

Point

- ☑ 小児ではBIS値の信頼度が低い．
- ☑ 振幅の大きい睡眠紡錘波が観察されるようにプロポフォールの投与速度を調節する．

〈原　真理子〉

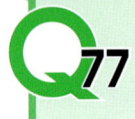

第3章 さまざまな患者，病態に対するTIVA　3 小児に対するTIVA

Q77 小児のTIVAでは，どのくらいの量のレミフェンタニルを投与しますか？

Answer

　成人と小児ではレミフェンタニルの薬物動態・薬力学に違いがあり，小児では大きめの投与速度を使用することが多い．麻酔中は，侵害刺激の強さによりレミフェンタニルの必要量が変化する．したがって，絶対的な数字ではなく成人との比較も含めて投与速度を考える必要がある．

◆ 小児におけるレミフェンタニルの薬物動態

　成人と小児でレミフェンタニルの薬物動態を比較すると[20, 119]，中心コンパートメントの分布容積とクリアランスはともに小児の方が大きく，その差は体重が小さいほど顕著になる．そのため，**投与速度が同じでも，得られる血中濃度は成人よりも小児の方が低くなる**．

　図1はレミフェンタニルの小児用の薬物動態モデル[119]をもとに，持続投与速度と定常状態における血中濃度の関係をグラフ化したものである．標準体型の成人では，投与速度（μg/kg/分）と定常状態の血中濃度（ng/mL）の比はほぼ25である（レミフェンタニルを0.2 μg/kg/分で持続投与すると血中濃度はほぼ5 ng/mL）．小児ではこの比は10～20で，体重が小さくなるほど比も小さくなる．すなわち，**小児で同じ血中濃度を維持するためには，成人の1.2～2.5倍の投与速度が必要になる**．

◆ 侵害刺激の抑制に必要なレミフェンタニル量

　成人では，気管挿管に対する心血管系反応を抑制するレミフェンタニルのEC_{50}[※1]は5.0 ng/mLと報告されている[21]．小児を対象とした研究[120, 121]では，安定した気管挿管に必要なレミフェンタニル投与量のED_{50}[※2]は1.7～3.7 μg/kgである．成人の薬物動態モデル[20]でシミュレーションすると，5.0 ng/mLの効果部位濃度を得るために必要なボーラス投与量は約1.3 μg/kgになる．これらを総合すると，小児において気管挿管時の刺激を抑えるために必要なレミフェンタニル投与量は成人の1.3～2.8倍になる．

　成人と小児を比較したレミフェンタニル必要量の違いは，皮膚切開の刺激を抑制する濃度でも同様である[122]．図2はプロポフォール−レミフェンタニル麻酔において，皮膚切開に対する体性反応を抑制する用量反応曲線を成人と小児

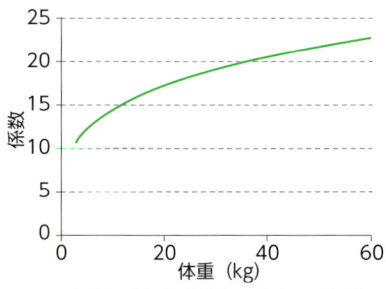

図1 ● 小児の薬物動態モデルに基づいたレミフェンタニルの持続投与速度と定常状態の血中濃度の関係

投与速度（μg/kg/分）に縦軸の係数をかけた数字が定常状態の血中濃度（ng/mL）になる．
小児ではこの係数は10～20である
文献21を参考に作成

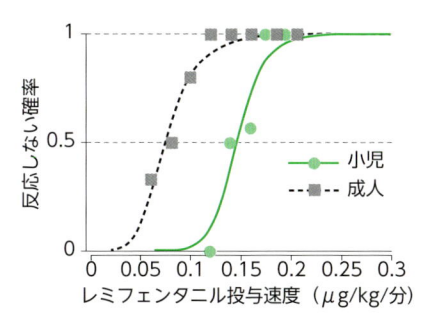

図2 ● プロポフォール投与下におけるレミフェンタニル投与速度と皮膚切開に対する反応抑制の用量反応曲線

小児で皮膚切開に対する刺激を抑制するには，成人の2倍の投与速度が必要である．
文献122より引用

で比較したものである．図に示すように，小児において皮膚切開の刺激を抑えるためには成人の2倍の投与速度が必要である．

　小児におけるレミフェンタニルの代表的な投与方法では，1～2μg/kg/分で麻酔導入を行い，気管挿管後は0.3～0.5μg/kg/分を基準として麻酔維持を行う．上腹部手術など侵害刺激が強い場合は，1.0～2.0μg/kg/分程度まで増量することもある．**高用量のレミフェンタニルでは循環動態への影響が懸念されるが，小児では大きな問題となることは少ない．**徐脈に対しては硫酸アトロピンの前処置が有効である．また，成人と比較して血管抵抗が低い小児ではレミフェンタニルによる血圧低下の頻度は少ない．

※1，※2 巻末付録「TIVAを理解するための用語集」を参照．

Point

- ☑ レミフェンタニルの薬物動態・薬力学的は成人と小児で差があり，小児では成人の1.2～2.5倍の投与速度が必要である．
- ☑ 小児では高用量でレミフェンタニルを投与しても血圧低下の頻度は少ない．

〈内田　整〉

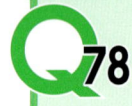

第3章 さまざまな患者，病態に対するTIVA　❸小児に対するTIVA

Q78 小児のTIVAでは術後鎮痛はどのようにするのでしょうか？

Answer

　小児の術後鎮痛方法は成人と同様である．術後痛の程度に合わせて，アセトアミノフェンやNSAIDs，硬膜外麻酔や末梢神経ブロックそしてiv-PCAが選択され，単独あるいは組合わせて使用される．術後疼痛が軽度の症例では，術中使用したフェンタニルの残存や末梢神経ブロック，アセトアミノフェンの定時投与などで鎮痛可能である．しかし，疼痛の強い症例では，長期間の鎮痛が必要となるため硬膜外麻酔やiv-PCAが適応になる．iv-PCAは術中から術後への鎮痛効果の連続性が重要であり，TIVAと関連が深い．ここでは，安全かつ有効にiv-PCAを使用する方法について解説する．

　現在，iv-PCAのオピオイドとしてモルヒネとフェンタニルが使用されている．モルヒネは効果発現までに時間がかかることや術中に投与するフェンタニルと連動させにくいことなどから，小児のTIVAではフェンタニルのiv-PCAを使用することが多い．

　フェンタニルのiv-PCAの副作用として，最も注意すべきは呼吸抑制である．その他の副作用としては傾眠傾向が稀に認められ，嘔気嘔吐はしばしば認められる．これらの副作用をできるだけ回避して十分な鎮痛を得るためには，手術中からフェンタニルの投与を計画的に行う必要がある．もちろん，手術中はレミフェンタニルの持続投与によりフェンタニルは不要あるいは少量投与で鎮痛管理が可能であるため，術後にiv-PCAとして投与を始めればよいと思われるかもしれない．しかし，実際は術中からのフェンタニルの適切な投与が術後の安全かつ有効な投与になるという例を次に示す．

　図Aは2歳児の上腹部開腹症例におけるフェンタニルの投与履歴の実例をシミュレーションしたグラフである．手術中はレミフェンタニル0.5 μg/kg/分で投与しており，それに加算するように血行動態を目安にフェンタニルを投与している．投与履歴からはフェンタニルの効果部位濃度が2 ng/mL以下になると追加投与している様子がわかる．抜管時のフェンタニル効果部位濃度は約3.0 ng/mLで，その後，持続投与速度を0.3 μg/kg/時とすることによって2 ng/mLを超えることなくゆっくりと減少して翌朝には1.0 ng/mL前後に落ち着いている．実際この症例では，呼吸抑制などの有害事象はなく，またボーラス投与をすることなく夜間の疼痛コントロールが可能であった．

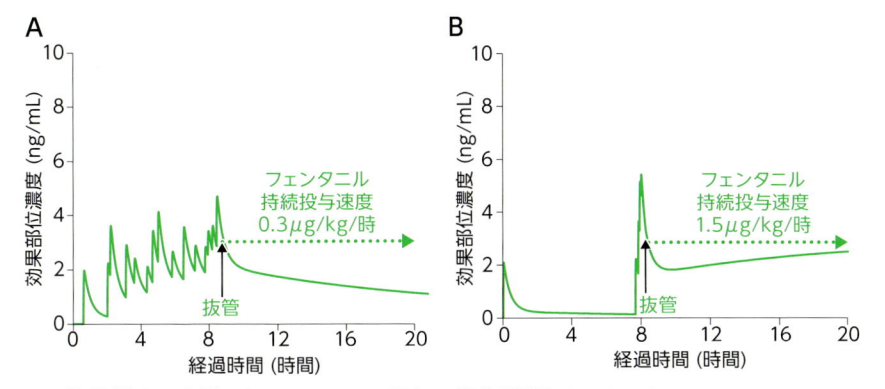

図 ● 術後鎮痛を意識したフェンタニル投与の薬物動態シミュレーション
(A) 2歳10カ月の胆道拡張症手術に対して,術中に22 μg/kgのフェンタニルを投与し,術後はiv-PCAとして0.3 μg/kg/分で持続投与.
(B) 抜管時のフェンタニル効果部位濃度が(A)と同じになるように手術終了前に6.4 μg/kgを投与.術後の効果部位濃度を維持するにはiv-PCAの投与速度を上げる(1.5 μg/kg/分)必要があるが,時間経過とともにフェンタニル効果部位濃度が上昇する

　図Bは,図Aの患者と同じ年齢体重で,フェンタニルを終刀時のみに使用して抜管時のフェンタニル効果部位濃度が同じになるようにシミュレーションを行った例である.抜管後1時間の効果部位濃度を同様の値にするためには持続投与速度を1.5 μg/kg/時にしなくてはならず,この投与速度で維持すると徐々に濃度が上昇して有害事象が起こる可能性が否定できない.
　以上から,小児の術後鎮痛におけるフェンタニル投与のコツは,十分に鎮痛され,かつすみやかに抜管できる最大量のフェタニルを術中に使用しておき,術後のiv-PCAのフェンタニルの投与量はできるだけ少量にすることが有害事象を起こさずに安全に管理できる方法であると考える.

Point

- ☑ 小児の術後鎮痛方法は成人と同様である.
- ☑ iv-PCAをフェンタニルで行なう場合は,術中から術後鎮痛を意識してフェンタニルを投与する.

〈原　真理子〉

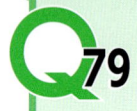

第3章 さまざまな患者，病態に対するTIVA　3 小児に対するTIVA

Q79 小児のTIVAではプロポフォールの薬物動態シミュレーションにどのモデルを使えばよいのでしょうか？

Answer

　プロポフォールの小児用薬物動態モデルは10種類近く報告されている．代表的なものを，表に示す．これらの薬物動態モデルの精度に関していくつかの論文があるがそれぞれ結果は異なる．

　Riguzzoらの報告では成人のモデルであるSchniderモデルの精度が，Kataria, Marsh (pediatric), Schüttlerモデルなどに比較してよいとされている[123]．

　Sepulvedaらの比較的年齢が小さい（3〜26カ月）患者を対象とした報告では，選択した8つのモデルのうち6つのモデル（Short, Rigby-Jones, Coppens, Kataria, Paedfusor, Saint-Maurice）の精度が高く，そのなかでもShortモデルの精度が一番高いという結果であった[124]．筆者らが3〜11歳の長時間手術を対象に調べた研究では，Short, Rigby-Jones, Schüttlerの精度が高く，そのなかでもShortモデルの精度が一番良かった．

　以上を**総合すると，学童までの症例ではShortモデルが使用しやすい**と考える．

表 ● プロポフォールの小児の薬物動態モデル

モデル	対象年齢	出典
Paedfusor	〜15歳	Br J Anaesth 2005; 95: 110-3
Kataria	3〜11歳	Anesthesiology 1994; 80: 104-22
Marsh (pediatric)	1〜9歳	Br J Anaesth 1991; 67: 41-8
Short	4〜10歳	Br J Anaesth 1994; 72: 302-6
Rigby-Jones	1週〜12歳	Anesthesiology 2002; 97: 1393-1400
Schüttler	2〜11歳	Anesthesiology 2000; 92: 727-38
ShangGuan	4カ月〜9歳	Anesthesiology 2006; 104: 27-32
Coppens	4〜11歳	Anesthesiology 2011; 115: 83-93
Saint-Maurice	4〜7歳	Br J Anaesth 1989; 63: 667-70
Murat	1〜3歳	Anesthesiology 1996; 84: 526-32
Schnider※	26歳〜	Anesthesiology 1998; 88: 1170-82

※Schniderモデルは成人用であるが，小児を対象として精度が評価されているため表に加えた

Point

☑ 小児のプロポフォールの薬物動態モデルは10種類程度存在する．
☑ それぞれのモデルの評価は，各報告で異なる．
☑ 総合的に考えて，現時点では，学童までの症例ではShortモデルが使用しやすい．

〈原　真理子〉

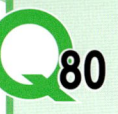

第3章 さまざまな患者，病態に対するTIVA　3 小児に対するTIVA

Q80 小児のTIVAの覚醒方法は成人とどう違うのでしょうか？

Answer **小児の覚醒方法で重要なポイントは，必ず自発呼吸の再開を確認してから抜管することである．**成人の覚醒方法は，人工呼吸を継続したまま覚醒を待ち，覚醒後に自発呼吸を促す方法が多い．しかし小児の場合は意識が戻っても呼吸がうまくできないと，苦しくてパニックに陥り，暴れて酸素飽和度が低下する．

抜管後に呼吸がうまくできない原因はいくつかあるが，自発呼吸を評価することで筋弛緩薬や麻薬の効果部位濃度が十分に低下していることを確認できるので，それ以外の要因（多くは上気道閉塞であるが）を解除するように対処すればよい．

覚醒時に自発呼吸をすみやかに再開させるためには，筋弛緩薬と麻薬の残存が問題になる．筋弛緩薬はモニタリングで評価を行って，拮抗薬を投与すればよいが，フェンタニルおよびレミフェンタニルは効果部位濃度が下がらないと呼吸が出現しない．手術後はすみやかに自発呼吸が再開し，それと同時に覚醒することが理想である．そのためには薬物動態シミュレーションを行い，手術終了時にフェンタニルの効果部位濃度が1〜2 ng/mL（術式によって異なる），レミフェンタニルの効果部位濃度が1.0 ng/mL以下になるようにして自発呼吸を確認する．プロポフォールは自発呼吸が再開する時期に効果部位濃度が覚醒可能な範囲まで低下するように調整しておく．プロポフォールの抜管時効果部位濃度はShortモデルで1.0〜2.0 μg/mLが目安である．

注意点として，**自発呼吸が出現するまでは患者に刺激を与えないようにすることも重要である．**オムツを当てたり術衣を着せたりすることは自発呼吸が再開するまで行わない．

もし，自発呼吸が再開する前にバッキングを起こした場合には，プロポフォールを1 mg/kg程度ボーラス投与して鎮静度を深くしてから再度呼吸再開を待つとよい．

Point
- ☑ 小児の覚醒は自発呼吸の再開を必ず確認する．
- ☑ 薬物動態シミュレーションによる効果部位濃度のモニタリングは，すみやかな覚醒のための有用なツールである．

〈原　真理子〉

第4章 TIVAをもっと知る　❶薬物動態・薬力学とモデル

Q81 コンパートメントモデルとは何を表すものでしょうか？

Answer

　リアルタイムで呼気中濃度を実測できる揮発性吸入麻酔薬と異なり，静脈麻酔薬の体内濃度を臨床の現場で測定することは難しい．静脈内にボーラスあるいは持続投与された薬物の濃度を推定するために，生体を比較的単純なモデルとして考えることが以前から行われている．末梢静脈に投与された薬物は血流に乗って右心，肺，左心を経由後，大動脈から分岐する動脈を通り各臓器・組織に分布する．多くの静脈麻酔薬は肝臓で代謝され，腎臓から体外に非可逆的に排泄される（多数の非特異的エステラーゼですみやかに分解されるレミフェンタニルは例外的存在である）．これらの過程をできる限り，具体的パラメータ（例：心拍出量，臓器血流量）を用いて表現するのが**Q82**で解説する生理学的モデルである．これはイメージを描きやすい反面，計算が複雑になる欠点がある．**一方，生体を薬物が投与され分布する区画の結合として表現するのがコンパートメントモデルである．**

◆ コンパートメントの数が異なる（1個，2個，あるいは3個）モデルがあるのはなぜか？

　ある薬物を単回ボーラス投与した後の動脈血中濃度の経時変化を描いたグラフを図1Aに示す．2つのグラフは一見同じような形に思えるが両者の相違は縦軸を対数目盛で表示すると明確になる（図1B）．片対数グラフ表示が直線にな

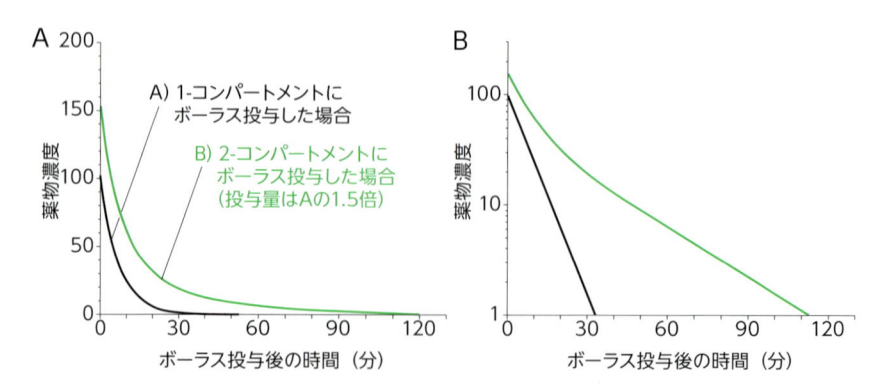

図1 ● ボーラス投与後の薬物濃度変化
（A）線形目盛，（B）対数目盛

る場合，薬物濃度 C は時間の関数 $C(t)$ として次式❶が成り立つ（図2）．

$$log_e C(t) = log_e C_0 - kt \quad \text{❶}$$

ここで C_0 は直線を時刻 $t=0$ に外挿して得られる濃度である．式❶を指数形式に変換すれば式❷となる．

$$C(t) = C_0 e^{-kt} \quad \text{❷}$$

つまり，ボーラス投与後の濃度変化が指数関数的に減少する項1つで説明可能なら，生体をあたかも，ただ1つの区画と見なしてよい．これが1-コンパートメントモデルである（図3）．

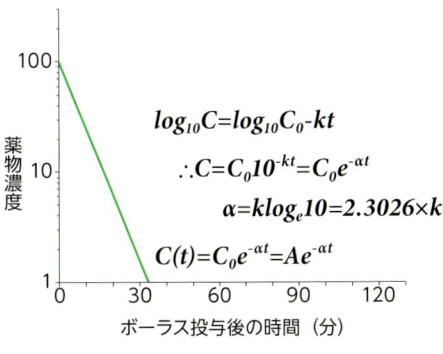

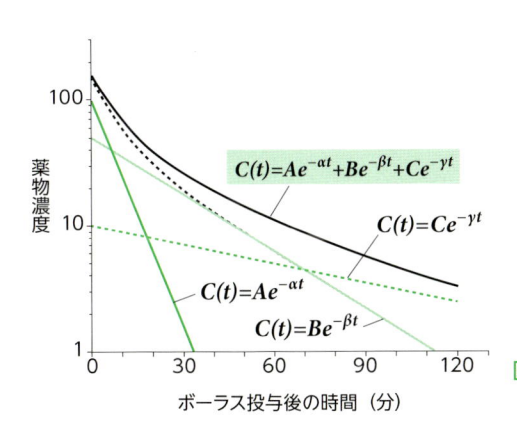

$$log_{10}C = log_{10}C_0 - kt$$
$$\therefore C = C_0 10^{-kt} = C_0 e^{-\alpha t}$$
$$\alpha = k log_e 10 = 2.3026 \times k$$
$$C(t) = C_0 e^{-\alpha t} = A e^{-\alpha t}$$

図2 ● 1-コンパートメントモデルの薬物濃度変化

図3 ● 1-コンパートメントモデル
V_1 はコンパートメント1の容積である

一方，濃度の経時変化が片対数グラフ上で直線ではなく，図4に示すように変曲点をもつグラフになる場合，$C(t)$ は下記の多項式で表わされる．

$$C(t) = \sum_{i=1}^{n} C_i e^{-\alpha_i t} \; ; \; (n=2 \text{ or } 3)$$

$$C(t) = Ae^{-\alpha t} + Be^{-\beta t} + Ce^{-\gamma t}$$
$$C(t) = Ce^{-\gamma t}$$
$$C(t) = Ae^{-\alpha t}$$
$$C(t) = Be^{-\beta t}$$

図4 ● 3-コンパートメントモデルの薬物濃度曲線

久しぶりに総和（Σ）記号を見て面食らった読者のために，別の表記をすると以下の式になる．

$$C(t) = Ae^{-\alpha t} + Be^{-\beta t}(+Ce^{-\gamma t}) \quad \cdots\cdots\cdots\cdots\cdots\cdots\cdots\cdots ❸$$

❸式では指数関数項の数がコンパートメントの個数と対応する．すなわち，2項式で表現できる場合は2-コンパートメントモデル，3項式なら3-コンパートメントモデルとなる．理論的にはコンパートメントの数は任意であるが，4つ以上としても濃度予測の精度が有意に高まることはなく，演算負荷を増すだけなので，静脈麻酔薬は3-コンパートメントモデルを適用することが多い（図5）．

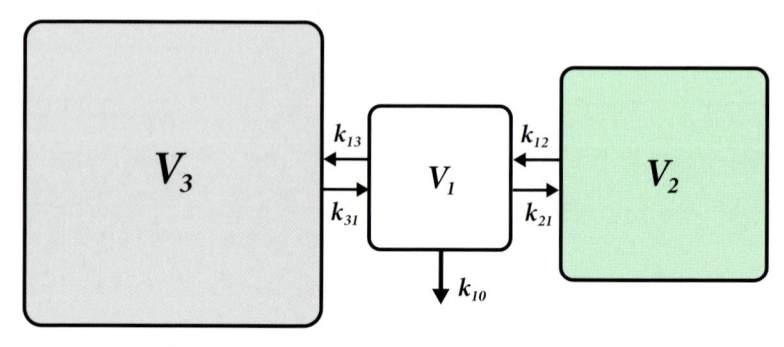

図5 ● 3-コンパートメントモデル

◆ 静脈麻酔薬の各コンパートメントは何を表すのか？

最も広く用いられている3-コンパートメントモデルについて解説する．外部から薬物が投与される中心コンパートメント[※1] V_1[※2]が血漿，コンパートメント V_2が肝，腎，心筋など血流の豊富な内臓，そしてV_3が皮膚，骨，脂肪等，血流の乏しい臓器組織に該当するという説明を時折見かけるが，これは明確な誤りである．もしその通りであるなら，薬物ごとに各コンパートメントの容積が大きく異なる理由を説明できない．コンパートメントモデルの概念は，静脈麻酔薬血中濃度の経時変化をできるだけ高い精度で近似するために生み出されたものである．したがって，**3つのコンパートメント自体は生体のどの臓器・組織とも対応するものではない**．ただし，現実には動脈あるいは静脈内で麻酔薬濃度を測定しているため，中心コンパートメント濃度C_1は多くの場合，擬似的に「血液（または血漿）中濃度」と表現されているのが実状である．

しかし，Q83で述べるプロポフォールのMarshモデル，Schniderモデルの

中心コンパートメント容積が互いに大きく異なることからも，V_1ですら循環血液量を表すものでないことは自明である．V_1 と V_2，あるいは V_1 と V_3 間の移行定数（それぞれ k_{12}，k_{13}）の大小関係が $k_{12} > k_{13}$ となるように表記すれば，中心コンパートメント V_1 との間の濃度平衡に達するまでの時間は，V_2 が V_3 よりも有意に短くなる．そこで，V_2 と V_3 をそれぞれ rapidly equilibrating compartment，slowly equilibrating compartment と呼ぶことがある（図6）．

※1 中央コンパートメント，中枢コンパートメントと呼ぶこともある．
※2 V_1 や V_2 などはコンパートメント容積を示す記号であるが，便宜上，一部の文脈においてコンパートメント自体を示す記号として使用している．

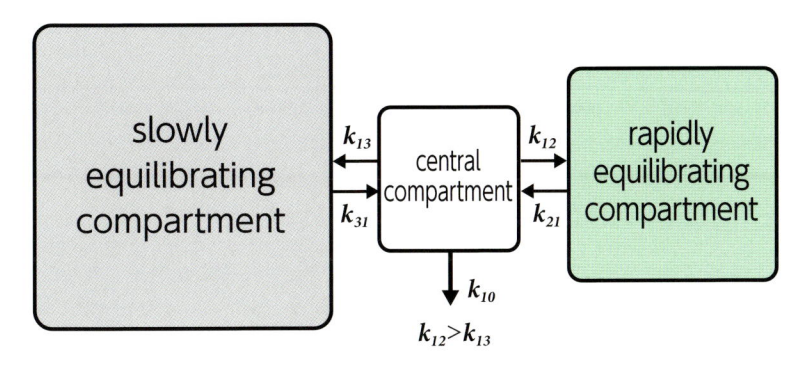

図6 ● 3-コンパートメントモデルの別表記

Point

- ☑ 静脈麻酔薬「血中」濃度の経時変化を高精度で再現するための薬物動態モデルは，数学的取り扱いが容易な2-または3-コンパートメントモデルを利用するのが通例である．
- ☑ 各コンパートメントは体内の特定の臓器や組織を表すものではない．純粋に数学的概念であるため，コンパートメント容積 V_i が体内水分量を上回る場合もある．

〈木山秀哉〉

第4章 TIVAをもっと知る　❶薬物動態・薬力学とモデル

Q82 生理学的モデルとは何ですか？

Answer

　コンパートメントモデル（Q81）は生体を"仮想的な"区画に分割して薬物移動を数学的に表現するための手法であるのに対して，生理学的モデルでは心拍出量のような具体的なパラメータを使用して，脳，肝臓，腎臓など，臓器単位で薬物濃度の経時的変化を表現する（図）生理学的モデルはコンパートメントモデルより生体の構造に近く，非常に多くの情報を含んでいる．例えば，プロポフォールの生理学的モデルには，脳・肝臓・腎臓における薬物の移行性，心拍出量や臓器別の血流，血流速度，脳波などさまざまな情報が含まれている．これらの情報を一個体から同時に収集することはきわめて困難であるため，通常，複雑な生理学的モデルの構築には多くの研究成果が組込まれる．

◆ 日常臨床で利用されない理由

　生理学的モデルはコンパートメントモデルに比べて構造が複雑であるため，濃度予測の精度はコンパートメントモデルより高いと思われがちである．例えば，プロポフォールの持続投与において，心拍出量が血中濃度に影響することが示されている．心拍出量が要素に含まれている生理学的モデルを利用すれば，

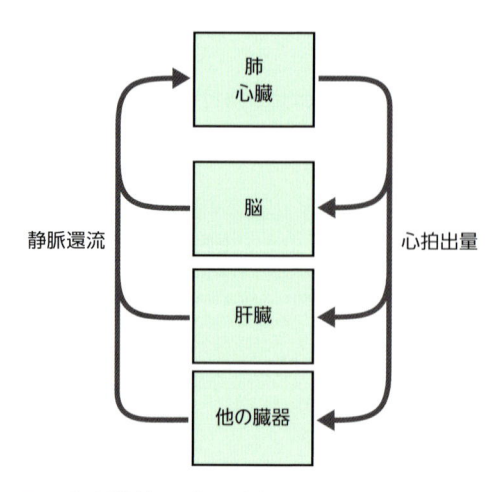

図 ● 生理学的モデルの例

術中にモニタリングされた心拍出量を用いることで，数学的に作成されたコンパートメントモデルよりも血中濃度をうまく予測できそうである．しかし，現状では生理学的モデルを用いた濃度の予測は，麻酔の臨床現場では行われていない．

その理由はいくつか考えられるが，コンパートメントモデルのほうが扱いやすく，また，その予測濃度が臨床使用上，許容できる精度であることが最大の理由である．経験的にも，コンパートメントモデルが臨床で役に立つことはよく知られている．また，生理学的モデルのパラメータに含まれる心拍出量は，日常臨床では測定する機会が少ないことも理由であろう．将来，非観血的心拍出量モニターと生理学的モデルを組合わせることで濃度予測の精度が高くなれば，生理学的モデルは臨床で使われるようになるかもしれない．

◆生理学的モデルの必要性

濃度予測の精度が理由ではないとすると，生理学的モデルが存在する意義は何であろうか？

麻酔の臨床では濃度を"予測"することが求められる．臨床における利便性を考えると，予測に必要なパラメータ数は必要最小限である方がよい．したがって，患者属性と薬物の投与条件だけで予測濃度が計算できるコンパートメントモデルは，基本的に予測に向いているといえる（ただし，本当に予測に使ってよいのは予測精度が確認されたモデルのみである）．

一方，研究などで収集したデータや他の生理学的な知見を用いて，薬物動態を"表現"したい場合には生理学的モデルが向いている．モデルは"予測"に使うだけではなく，収集した濃度のデータを表現し，薬物動態を解析するためにも用いられる．

Point

☑ 生理学的モデルは，多くの研究結果を積み上げることで構築されることが一般的である．

☑ 生理学的モデルは現状では薬物濃度の"予測"に向いているとは言い難く，研究などで薬物濃度を"表現"し，薬物動態を解析する目的で用いられるのが通例である．

〈増井健一〉

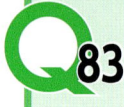

第4章 TIVAをもっと知る　**1 薬物動態・薬力学とモデル**

Q83 薬物動態モデルの名称（Marshなど）は何を意味するのですか？ また，モデル間の違いは何ですか？

Answer

　呼気中の薬物濃度をリアルタイムで実測可能な揮発性麻酔薬と異なり，静脈麻酔薬は濃度を測定しながら投与することが現時点ではほぼ不可能である．そこで以前より，投与量や速度から濃度を推測する試みが成されている．この推測を行うには体内での薬物挙動を説明するモデルが必要であり，これを薬物動態（pharmacokinetics：PK）モデルと称する．PKモデルは**Q81, 82**で詳述のようにコンパートメントモデルと生理学的モデルに大別されるが，広く用いられるのは数学的取り扱いが容易な前者である．コンパートメントモデルは太さの異なるパイプで結合した複数の容器に水を注ぐ様子を想像すればイメージを描きやすいが，その本質はコンパートメントの容積 V_i と各コンパートメント間の薬物移動にかかわる移行定数（速度定数とも呼ぶ）k_{ij} の集合である．

◆ 薬物動態（PK）モデル

　静脈麻酔薬のPKモデルは，そのモデルを提唱した研究者の名前を冠して呼ぶのが通例である．例えばプロポフォールのモデルはMarsh[125]，Schnider[126]，小児用のKataria[127]，Short[128]，レミフェンタニルのモデルはMinto[20]がよく知られている．モデルによってコンパートメント容積および移行定数は固有の値をとる．言い換えれば**モデルの違いは V_i と k_{ij} の数値の差に過ぎない**．

◆ モデルによる薬物動態パラメータの違い

　現在，日本で臨床使用可能な唯一のプロポフォールTCI投与システムであるディプリフューザーは，Marshモデルを採用している．Marshモデルの中心コンパートメント（V_1）容積は0.228（L/kg）で体重に正比例するが，すでに欧州などで臨床応用されているSchniderのモデルは，中心コンパートメント容積は4.27 Lと一定値で体重によらない（表）．

　一方，Marshモデルの各コンパートメント間の移行定数 k_{ij}（$i = 1, 2, 3$，$j = 0, 1, 2, 3$）は患者の年齢，体格，性別等と無関係な定数であるのに対してSchniderモデルの移行定数の一部は，年齢，体重，身長，性別の多変数関数として表わされる違いがある．Schniderモデルの k_{10} は体重，身長，除脂肪体重（lean body mass：LBM）から計算されるが，このLBM自体も性別，体重，身

表 ● MarshモデルとSchniderモデルの比較

	Marsh	Schnider
V_1	0.228 (L/kg)	4.27 L
k_{10}	0.119	f (Wt, Ht, LBM)
k_{12}	0.112	f (Age)
k_{21}	0.055	f (Age)
k_{13}	0.042	0.196
k_{31}	0.0033	0.0035
k_{e0}	0.26	0.456

長の関数である．効果部位濃度を推測するには移行定数 k_{e0} が必要で，これも薬物動態モデルによって異なる値をとる． k_{e0} の値の違いの臨床的意義については Q85, 86 で詳述する．

本書の発行時点（2015年10月）で商用TCIはディプリフューザー以外に選択の余地がないため，PKモデルの詳細を理解せずとも現実には容易にTCI投与が行える．しかし，将来，いわゆるopen TCIによって複数のモデル選択が可能になると，モデルの差異を知ることが重要になる．麻酔導入時の初期プロポフォール投与量は目標濃度と中心コンパートメント容積の積になる．したがって，例えば体重60 kgの患者では，Marshモデルの $V_1 = 0.228 \times 60 = 13.68$ (L) は，Schniderモデルの約3.2倍であるため，初期注入量はMarshモデルが有意に多くなる．

◆ 効果部位濃度が表示されない薬物に注意

α_2 アゴニストや筋弛緩薬など，一般的なTIVAの麻酔薬以外でも薬物動態モデルが開発されているものがある．しかし，それらの一部は k_{e0} の値が不明なため，「効果部位濃度」の計算ができない．最近の自動麻酔記録には薬物濃度シミュレーション機能を有するものが増えているが，このような理由で効果部位濃度が表示されない薬物があることに注意が必要である．

Point

- ☑ 静脈麻酔薬の薬物動態モデルは，研究者の名前を冠して呼ぶ．
- ☑ 数学的なコンパートメントモデルの本質は，各コンパートメント容積（ V_i ）と，コンパートメント間の薬物移行を規定する速度定数（ k_{ij} ）の集合に過ぎない．

〈木山秀哉〉

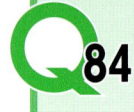

第4章 TIVAをもっと知る　1 薬物動態・薬力学とモデル

Q84 コンパートメントモデルの各パラメータ（V_i, k_{ij} など）の意味を教えてください

Answer

　コンパートメントモデルでは生体が1個以上の区画から構成されると見なす．静脈内への薬物投与は，コンパートメントモデル上では薬物を中心コンパートメントに入れることに相当する．この場合，投与された薬物は一瞬でコンパートメント内に拡散して濃度が均一になると仮定する．一般的なコンパートメントモデルでは，中心コンパートメント濃度が薬物の血中濃度を表す．1-コンパートメントモデルにおける薬物投与では，中心コンパートメント容積V_1，中心コンパートメント内の薬物量A_1とすると，中心コンパートメントの薬物濃度C_1は$C_1 = \dfrac{A_1}{V_1}$で計算できる（図1）．ここで，V, A, C, はそれぞれ容積（volume），薬物量（amount），濃度（concentration）を表し，添え字の数字はコンパートメントの番号を表す．中心コンパートメントは1番目のコンパートメントなので添え字は1になる．なお，添え字1の代わりにC（central）が使用されることもある．

　中心コンパートメント内の薬物は時間とともにコンパートメント外に移行して消失する．単位時間あたりに移行する薬物量はコンパートメント内の薬物量A_1に比例する．移行速度はクリアランス（clearance, Cl）で規定されるが，クリアランスは直感的に理解しにくい．そこで消失速度定数k_{10}が登場する（kはkinetic constantに由来）．k_{10}は「ケー・イチ・ゼロ」と読み$k_{10} = \dfrac{Cl_1}{V_1}$で計算される．添え字1と0はコンパートメント1からコンパートメント0（すなわち，コンパートメント外）に薬物が移行することを示す．

　速度定数の単位は時間の逆数（$\min^{-1}$など）であり，単位時間当たりに移行する割合を示す．速度定数と薬物量を乗じた$k_{10} \cdot A_1$は薬物が中心コンパートメントから消失する速度である．

　マルチコンパートメントモデルでは生体が2つ以上の区画（中心コンパートメント，末梢コンパートメント）に見立てられている（図2）．

　マルチコンパートメントモデルでは中心コンパートメント内への薬物の出入りに加えて，コンパートメント間の薬物移行がある．コンパートメント間の移行は速度定数k_{ij}で規定される．例えば，k_{13}は1番目のコンパートメントから3番目のコンパートメントへの薬物移行の速度定数である．なお，k_{10}以外のk_{ij}は平衡速度定数と呼ばれるが，薬物の移行速度を規定する点は同じである．

図1 ● 1-コンパートメントモデル

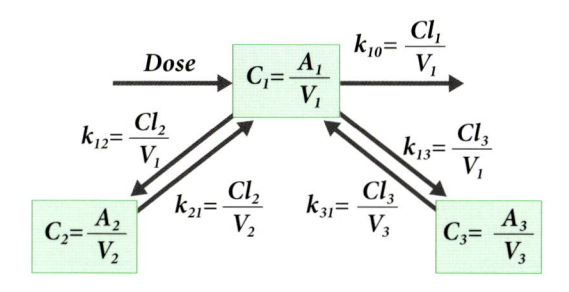

図2 ● 3-コンパートメントモデル（微分方程式のcolumnを引用）

> （補足）1-コンパートメントモデルを表す微分方程式
>
> 式❹の左辺 dA_1/dt は単位時間（分）当たりの薬物量（A_1）の変化速度を表す．また，右辺は投与速度Dose（mg/分）と中心コンパートメントからの薬物消失速度 $k_{10}·A_1$（mg/分）を表す．言葉で表現すると，コンパートメント内の薬物量の増加速度は投与速度から消失速度を減じたもの，となる．この微分方程式を投与速度が一定という条件で解くと式❺になる．投与速度Doseを0として両辺を中心コンパートメントの分布容積 V_1 で除すると Q81 の❷式となる．
>
> $$\frac{dA_1}{dt} = Dose - k_{10} \cdot A_1 \cdots ❹$$
>
> $$A_1 = \frac{Dose}{k_{10}} = A_1(0) \cdot e^{-k_{10} \cdot t} \cdots ❺$$
>
> A_1：中心コンパートメントの薬物量，$A_1(0)$：$t=0$ のときの中心コンパートメントの薬物量，Dose：投与速度，k_{10}：消失速度定数，t：時間

Point

- ☑ 一般的なコンパートメントモデルを規定する薬物動態パラメータには，分布容積 V_i，クリアランス Cl_i，平衡速度定数 k_{ij} がある．
- ☑ パラメータの添え字はコンパートメントの番号を表し，k_{ij} は i 番目から j 番目のコンパートメントへの薬物移行速度を規定する．

〈増井健一〉

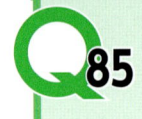

第4章 TIVAをもっと知る　❶薬物動態・薬力学とモデル

Q85 効果部位濃度とは何ですか？

Answer

◆効果部位とは何か？[129]

　フェンタニルを静脈内投与後，直ちに患者の呼吸数が低下するわけではなく，プロポフォールを静注しても瞬時に意識が消失するわけでもないことは麻酔科医なら誰もが知っている．経口，経直腸あるいは筋肉内投与に比べて静脈内投与は確実に効果発現が速いが，決して薬物は静脈内でその作用を発揮しているのではない．薬物によってそれぞれ異なる作用部位（例：中枢神経，神経筋接合部）における濃度がある値以上になるまでは，臨床的に観察される効果は生じない．

● **血中濃度では説明できない効果の発現・消失のタイミング**

　コンパートメントモデルは薬物を静脈内投与後，頻回に血液サンプリングを行って得られる「血中」薬物濃度の推移をできる限り高い精度で再現するように，パラメータ（V_i, k_{ij}）の定数を決定したものである．したがって，コンパートメントモデルがとり扱うのはあくまで第一義的には「血中」濃度である．

　一方，臨床上最大の関心事は，いつ薬物の効果が発現あるいは消失するかであるから，いわゆる「血中濃度C_p（または中心コンパートメント濃度C_1）」をシミュレートするコンパートメントモデルは麻酔科医の期待に十分に応えることができない．例えば，麻酔導入時のように薬物濃度が増加する過程では，患者の応答が緩慢になる，自発呼吸が抑制される等の効果は血中濃度の増加に遅れて現れるし，麻酔からの覚醒過程のような濃度が減少していく状況では，血中濃度が低下しても患者がいまだ麻酔から覚めないということが起きる．

　そこで**効果の発現・消失と時間的タイミングが合致するようなコンパートメント**を仮想空間として考える必要が生じ，そのコンパートメントを「効果部位（effect-site：記号V_e）」と呼ぶ．効果部位濃度を表わす記号はC_eである．「効果部位＝中枢神経内で薬物が作用する部位」として解説している成書を散見するが，その記述は定性的なイメージとして理解を助けるとしても，定量的には完全な誤りである．効果部位はほかのコンパートメントと同様に，**解剖学的意**

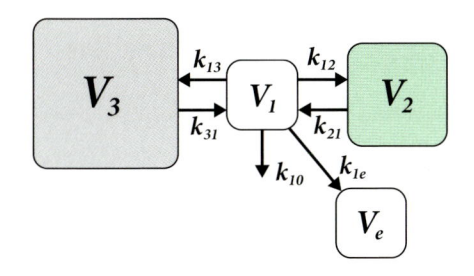

図 ● 3-コンパートメントに効果部位コンパートメントを加えたモデル

義をまったくもたない概念に過ぎない．3-コンパートメントモデルに付加された第4のコンパートメントが効果部位であり，このコンパートメントは中心コンパートメント V_1 とだけ連結している（図）．そして演算処理の便宜上，**効果部位の容積は中心コンパートメントの容積に比べて無視できるほど小さい**（$V_1 \gg V_e$）という前提がある．

Point

☑ 効果部位はそこにおける濃度の変化が臨床効果の経時的変化と合致するように考えた仮想的概念であり，「中枢神経内の特定組織」といった解剖学的意味はまったくない．

〈木山秀哉〉

Q86 k_{e0}とは何ですか？
その値は麻酔導入や覚醒にどのように影響しますか？

Answer

◆ k_{e0}とは何か？

「効果部位V_e」の濃度変化と薬物効果の推移は時間的に合致する．Q85で解説したようにV_eは中心コンパートメントV_1との間でのみ薬物移動がある．V_1からV_eへ，そしてV_eからV_1への移動を示す速度定数は定義に従い，それぞれk_{1e}，k_{e1}と表記される．一般にコンパートメント容積V_iと速度定数k_{ij}の積はi番目のコンパートメントからj番目のコンパートメントに薬物が移行することで単位時間に薬物が除去される容積（クリアランス）を表わし，次の関係が普遍的に成り立つ．

$$V_i \cdot k_{ij} \equiv V_j \cdot k_{ji}$$

この関係を中心コンパートメントと効果部位に適用すれば

$$V_1 \cdot k_{1e} = V_e \cdot k_{e1}$$

となる．ここで効果部位の容積は中心コンパートメント容積に比べて無視できるほど小さいという前提条件があるので，効果部位に存在する薬物量（amount）A_eは中心コンパートメントの薬物量A_1に比べて圧倒的に小さい（$A_e \ll A_1$）．したがって効果部位から中心コンパートメントに薬物が移行しても，実質的に中心コンパートメント濃度C_1は変化しないと考えてよい．よって効果部位に存在する薬物が中心コンパートメントを経由して体外に排出されるのではなく，直接非可逆的に体外に失われると考えても濃度計算上何ら不都合は生じない．そこで本来k_{e1}と記すべき速度定数をk_{e0}と書きかえて表現するのが通例となっている．

◆ k_{e0}の値の大小は麻酔導入や覚醒にどのように影響するか？

TCI投与で血中（中心コンパートメント）濃度を急速に高めて麻酔導入する場合，効果部位濃度C_eは後述の式❶が示すように初期濃度0から指数関数的に増加して十分な時間（$t \to \infty$）経過後$C_e = C_1$となる．中心コンパートメント（血中濃度）と効果部位濃度のグラフを図1に示す．数学的にいえば縦軸（濃度軸）に垂直な直線$C = C_1$が漸近線である．効果部位濃度が最終到達濃度C_1の1/2になるまでの時間を$T_{1/2}$とすると，

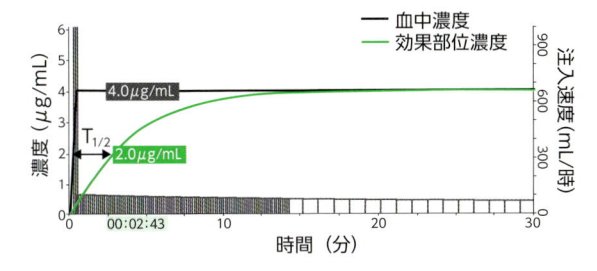

図1 ● プロポフォールTCIによる麻酔導入

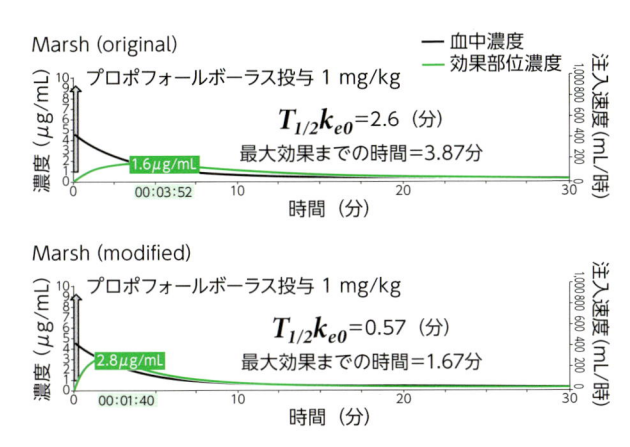

図2 ● プロポフォールのボーラス投与
2つのMarshモデルの比較（original vs modified）

$$\frac{1}{2}C_1 = C_1(1-e^{-k_{e0}T_{1/2}})$$

$$\frac{1}{2} = e^{-k_{e0}T_{1/2}}$$

$$\therefore \log_e 2 = 0.693 = k_{e0} \times T_{1/2}$$

つまり，k_{e0} と $T_{1/2}$ は反比例する．したがって k_{e0} の値が大きいほど，麻酔導入時に効果部位濃度は急速に増加し，逆に k_{e0} の値が小さければ導入に要する時間は長くなる．麻酔から覚醒する過程でも同様に k_{e0} の値の大小が効果部位濃度の減少速度を決定する．実際にはTCI投与に限らずボーラス投与時の濃度変化にも k_{e0} は影響する．

図2は商用TCIシステムであるディプリフューザーのMarsh（original）モデルと，k_{e0} のみを修正したモデル（modified）の比較である．Original, modified

それぞれ k_{e0} の値は 0.26,1.21（min^{-1}），対応する $T_{1/2}$ は 2.6,0.57（分）である．プロポフォール 1 mg/kg ボーラス投与後の血中濃度曲線は両者同じであるが，効果部位濃度の経時変化は明らかに異なる．すなわち k_{e0} の値が小さい Marsh（original）モデルでは最大効果は投与 3.87 分後に効果部位濃度 1.6（μg/mL）と予測されるのに対して，k_{e0} が大きい Marsh（modified）モデルによる予測最大効果部位濃度は投与 1.67 分で 2.8（μg/mL）になる．

当然 k_{e0} の値には個体差があり，薬物動態モデルに含まれる k_{e0} は多くの場合，比較的少数の対象から得られた特定の値である．臨床上，薬物効果発現の速さには脳血流量，薬物の脂溶性，pK_a，各個体の薬物感受性等，多くの因子が関与すると考えられる．k_{e0} はこれらの要因を総合して，コンパートメントモデルのパラメータの 1 つとして表現されたものと捉えればよい．薬物動態モデルの詳細な理解は日常臨床に必須ではないが，自分が用いているモデルの k_{e0} が定数であるか，あるいは年齢，性別等を共変数とする関数であるかは知っておくと役に立つ．例えば，レミフェンタニルの Minto モデルは k_{e0} を年齢 Age の一次関数として次式で与える[2]．

$$k_{e0}(\min^{-1})=0.595-0.007\times(\text{Age}-40)$$

すなわち高齢者ほど k_{e0} が小さくなるので，同量のレミフェンタニルを投与しても効果部位濃度は若年者の場合よりも緩徐に増加する．高齢者は投与した薬物の効果発現が若年者より遅れることをしばしば経験するが，それは k_{e0} が小さいためと数学的に説明できる．したがって高齢者においては，薬物の投与後十分な時間観察した後に，追加投与の可否を判断する必要がある．

◆ k_{e0} の値はどのようにして求められるのか？

解剖学的に明示できる臓器や組織ではなく，あくまでも「仮想空間」である効果部位から非可逆的に薬物が体外に失われる速度に関する k_{e0} の値はどのようにして求められるのだろうか？これは，薬物動態学の初学者にとって理解の難しいところだろう．一見面倒に見えるが数式を展開して論理を追うことが理解への早道である．

効果部位の薬物量 A_e の時間的変化は次式で表される（速度定数 k_{ij} の単位は時間の逆数であるので，両辺の次元は一致する）．

$$\frac{dA_e}{dt}=k_{1e}\cdot A_1-k_{e0}\cdot A_e$$

前述のとおり，$V_1\cdot k_{1e}=V_e\cdot k_{e0}$ なので上式は以下のように変形できる．

$$\frac{dA_e}{dt} = k_{e0} \cdot \frac{V_e}{V_1} \cdot A_1 - k_{e0} \cdot A_e$$

$$= k_{e0}\left(\frac{V_e}{V_1} \cdot A_1 - A_e\right)$$

両辺を V_e で除して，$A_i = V_i \times C_i$ の関係を用いて書き換えると，

$$\frac{dC_e}{dt} = k_{e0}(C_1 - C_e)$$

となり，効果部位濃度 C_e の時間変化が中心コンパートメントと効果部位の濃度差に比例し，その比例定数が k_{e0} であることを示している．プロポフォールのTCI投与時のように中心コンパートメント濃度 C_1 が一定値である場合，この微分方程式は変数分離して以下のように解くことができる．

$$\frac{dC_e}{C_e - C_1} = -k_{e0}\, dt$$

両辺を積分すると，

$$\int \frac{dC_e}{C_e - C_1} = -k_{e0}\int dt$$

$$\log_e|C_e - C_1| = -k_{e0} \cdot t + K \quad (\text{ここのK は積分定数である})$$

$$C_1 - C_e = e^{-k_{e0}t} \cdot e^K$$

TCIによる麻酔導入開始時刻 $t = 0$ のとき，効果部位濃度 $C_e = 0$ であるから

$$C_1 = e^0 \cdot e^K = e^K$$

$$\therefore C_e = C_1(1 - e^{-k_{e0}t}) \quad \text{……………………………………❶}$$

効果部位濃度 C_e は定義上，臨床的に観察される効果と時間的推移が合致する．薬物効果は意識の有無といったバイナリ変数ではなく，連続変数として評価する必要がある．具体的には BIS 値に代表されるような処理脳波パラメータを用いる場合が多い．それらの値から C_e の時間的変化を描き，k_{e0} の数値を求めている．

Point

- ✓ k_{e0} は効果部位濃度の時間的変化を説明する速度定数である．
- ✓ k_{e0} の値が大きいほど，効果部位濃度は中心コンパートメント（血中）濃度の変化（増加あるいは減少）に対してよりすみやかに追随する．

〈木山秀哉〉

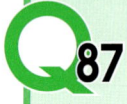

第4章 TIVAをもっと知る　❶薬物動態・薬力学とモデル

Q87 薬物の用量反応曲線（dose-response curve）とは何を表すものですか？

Answer

◆ 用量反応曲線（dose-response curve）

　どんなに精緻な薬物動態モデルを適用しても，すべての患者で実測薬物濃度が予測濃度と一致することはあり得ない．これが薬物動態学的ばらつき〔pharmacokinetic（PK）variability〕といわれるものである．一方，仮に複数の患者において同一の薬物濃度が得られたとしてもすべての患者で同等の効果が生じるとは限らず，これを薬力学的ばらつき〔pharmacodynamic（PD）variability〕と称する．薬物投与の目的は血中濃度を安定に保つことではなく，安定した効果を得ることにあるので，PKとPD両面の理解が求められる．クラス生徒のテスト点数分布曲線と同様，薬物濃度と各濃度において効果が発現する患者の割合を表わすグラフはほぼ正規分布曲線になる．このデータをもとに累積度数分布曲線を描くと薬物の用量反応曲線（dose-response curve）が得られる．通常，横軸は対数スケールで表わした薬物濃度，縦軸は特定の刺激（呼名，喉頭展開，皮膚切開等）に対する反応（開眼，血圧上昇，体動等）を示さない患者の割合をプロットする．麻酔薬は種々の侵襲に対する体性神経・交感神経系の反応を抑制する目的で投与される薬物なので，その効果は「**反応を示さない**」患者の割合として表現するのが一般的である．

◆ EC_{50}，EC_{95} とは？

　用量反応曲線において全体の50％あるいは95％の患者で効果が得られる薬物濃度をEC_{50}，EC_{95}と呼ぶ．ECはeffective concentrationの略である．EC_{50}とEC_{95}は静脈麻酔薬に限定した概念ではなく，あらゆる薬物に適用可能である．例えば，揮発性吸入麻酔薬のEC_{50}は一般にMAC（最小肺胞濃度）と呼ばれるもので，これはpotencyの強さを示す概念である．正規分布するデータの場合，平均値±〔2×標準偏差（standard deviation：SD）〕の範囲内に全体の約95％が存在し，平均＋2 SDを超えるデータは全体の約2.5％である．1 MACの吸入麻酔薬濃度では理論上，半数の患者で麻酔が不足することになる．しかし，吸入麻酔薬は個体間の差が比較的小さい（各患者の用量反応曲線が狭い範囲に集まっている）ため，実際は1.3MAC程度の濃度で投与すれば90〜95％の患者において十分な麻酔が得られる．一方，静脈麻酔薬は個体差が比較的大

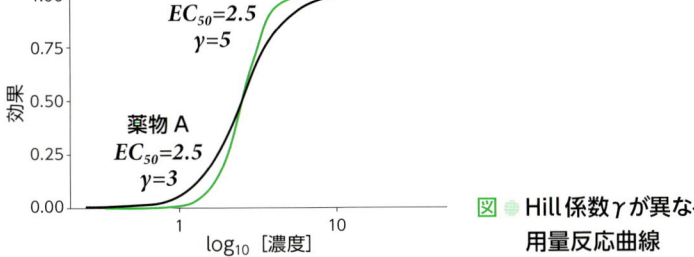

図 ● Hill係数γが異なる薬物の用量反応曲線

きいため，揮発性吸入麻酔薬のようにEC₅₀を定数倍して大部分の患者に適用可能な濃度を算出することは難しい．そこでプロポフォールTCI投与による導入では，初期目標濃度を低め（リスクの低い患者で3μg/mL程度）に設定して比較的緩徐に就眠させ，呼名等の刺激に対する反応が消失する時点の効果部位濃度を把握して，その患者における濃度調節の目安とする．

◆ 用量反応曲線を表す式

得られる最大効果をE_{max}とすると効果Eは薬物濃度Cの関数として次の式で表わされる．

$$E = E_{max} \cdot \frac{C^\gamma}{C^\gamma + EC_{50}^\gamma}$$

ここでγはHill係数とよばれる定数で，γの値が大きいほどC=EC₅₀における接線の傾きが急峻になる．図に示す薬物AとBのEC₅₀はどちらも2.5で等しいが，Hill係数の大きい薬物BはEffect=0.5における曲線の傾きが，Aに比べて大きいことが明瞭である．すなわちγの値が大きいとEC₅₀よりわずかに濃度が低下するだけで大部分の患者で効果が消失し，一方，EC₅₀よりわずかに濃度が上昇するとほぼ全員で薬物の効果が得られることになり，あたかも電気のスイッチをON，OFFにするように「切れ味のよい」薬効が発現するといえる．

Point

- ☑ 用量反応曲線（dose-response curve）は横軸に対数スケールで表わした薬物濃度，縦軸に特定の刺激に対する反応を示す（あるいは示さない）患者の割合をプロットする．
- ☑ 用量反応曲線において全体の50％あるいは95％の患者で効果が得られる薬物濃度（effective concentration）をEC₅₀，EC₉₅と呼ぶ．
- ☑ 用量反応曲線のC=EC₅₀における傾きを規定する定数γをHill係数と呼ぶ．γが大きいほどC=EC₅₀における接線の傾きが急である．

〈木山秀哉〉

第4章 TIVAをもっと知る　❶薬物動態・薬力学とモデル

Q88 薬効の違いを説明するpotency, efficacyとはどういうことですか？

Answer

◆ 作用機序が同じ薬物

　異なる薬物の作用機序が同じ場合，同等の効果を得るために必要な投与量はそれぞれ異なるとしても，とにかく必要量さえ投与すれば目的の効果を得ることができる．例えばμオピオイド受容体に作用する鎮痛薬であるフェンタニル100μgとモルヒネ10 mgはこの意味では同等の薬物である．両者の用量反応曲線（**Q87**）は一方が他方を平行移動させたものに過ぎないため，十分量を投与して薬物濃度が十分に高ければ得られる最大効果E_{max}は2つの薬剤で同じである．

◆ Potencyの異なる薬物

　図1は，仮想上の薬物AおよびBの用量反応曲線である．横軸の濃度（対数スケール）は任意である．薬効を呼名反応の有無のようにall or noneの事象として評価する場合は，薬物効果が認められる（すなわち呼名反応の消失）患者の割合を縦軸にとる．一方，血圧や呼吸数のように連続的に変化するパラメータとして表現できる場合は，その数値をそのまま縦軸にプロットする．図1から明らかなように，薬物Bの曲線は，Aのそれを右方向に平行移動させたものである．A，Bを投与して50％の効果を得るのに必要な薬物濃度，すなわちEC_{50}はそれぞれ2.5と5.0である．しかし，薬物Bを十分多く投与すれば得られる最大効果は，薬物Aによって得られる効果と変わらない．**このように同等効果を得るために必要な薬物濃度は異なるが，十分量を投与した場合には同じ最大効果が得られる場合，両者の薬効差はpotencyの差として説明される．**

◆ Efficacyの異なる薬物

　一方，非オピオイドであるフルルビプロフェン，アセトアミノフェンを大量投与しても開腹手術侵襲に伴う交感神経反応を完全に抑制することは不可能である．これは非オピオイドの用量反応曲線が，オピオイド鎮痛薬の用量反応曲

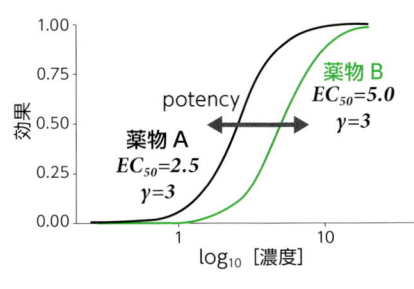

図1● Potency の異なる薬物の用量反応曲線
薬物 A は薬物 B よりも potency が高い

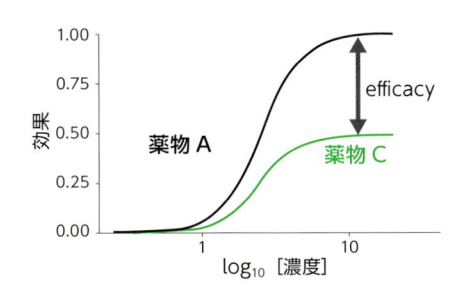

図2● Efficacy の異なる薬物の用量反応曲線
薬物 A は薬物 C よりも efficacy が高い

線を平行移動させたものではないためである．

　図2のように十分に薬物濃度を高くして得られる最大効果の大きさが薬物間で異なる場合は，薬効の差を efficacy という言葉で表現する．換言すれば，薬物投与に際して目的とする効果がその薬物で得られるか否かを決めるのが efficacy，期待する効果が得られる場合，どれくらいの薬物濃度が必要であるかを決めるのが potency である．

Point

☑ 2つの薬物の用量反応曲線が，互いに水平方向に平行移動したものである場合，両者は potency が異なる．得られる最大効果の大きさが異なる場合は efficacy の相違である．

〈木山秀哉〉

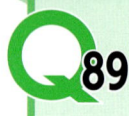

第4章 TIVAをもっと知る　❶薬物動態・薬力学とモデル

Q89 Context-sensitive half-time（CSHT）とは何を表すものですか？

Answer

　半減期とは，通常，単回ボーラス後の濃度曲線から排泄相の濃度低下率を計算して得られる時間である．一方，プロポフォールやフェンタニルなどの薬物では持続投与や複数のボーラス投与が行われ，薬物濃度が半減する時間はその投与履歴に影響される．Context-sensitive half-time（CSHT）は，血中濃度もしくは効果部位濃度を一定に保つよう薬物を持続投与したときに，投与終了から濃度が半減するまでの時間を表す[130]．CSHTはグラフで示され，横軸は薬物の持続投与時間，縦軸は投与終了から濃度が半減するまでの時間である．CSHTは投与履歴により半減時間が変化することを理解する助けとなる．もともと，CSHTは血中濃度を対象としていたが，効果部位濃度を計算できる薬物では効果部位濃度のCSHTを用いる方が臨床上有用である．本解説のグラフでは効果部位濃度のCSHTを使用している．

　CSHTは投与終了から濃度が半減する時間であるが，臨床では濃度が半分になる時点で意識が回復したり，自発呼吸が再開するとは限らない．そこで，CSHTの概念を拡大して，投与終了から任意の割合だけ濃度が減少するまでの時間を表すのがcontext-sensitive decrement-time（CSDT）である．例えば，70％CSDTとは投与終了から濃度が70％減少（濃度が投与終了時の30％）するまでの時間を示す．また，50％CSDTはCSHTと同義である（図）．

　「薬物が体内に蓄積していくと濃度減少時間は延長していく」ということを，グラフを使用して客観的に表現したものがCSHTおよびCSDTである．特にCSDTは麻酔維持中の目標濃度と覚醒濃度の比率を考えるうえで有用である．例えば，プロポフォール（Marsh）のCSHTは持続投与時間が長くなってもそれほど増加しないが，70％CSDTは持続投与時間とともに大きく増加する．臨床に当てはめると，麻酔維持中の効果部位濃度が覚醒濃度の2倍であれば6時間を超える麻酔でも15～20分で覚醒するが，3倍の濃度で維持すると30分以上たっても覚醒しないことが推測できる．また，レミフェンタニルのCSHTは4～5分であるが，90％CSDTは約20分である．レミフェンタニルを自発呼吸再開濃度の10倍で投与すると，投与終了から再開までに約20分かかることを意味する．

　CSHTやCSDTのグラフは，「開始から終了まで同じ濃度で維持を行う」とい

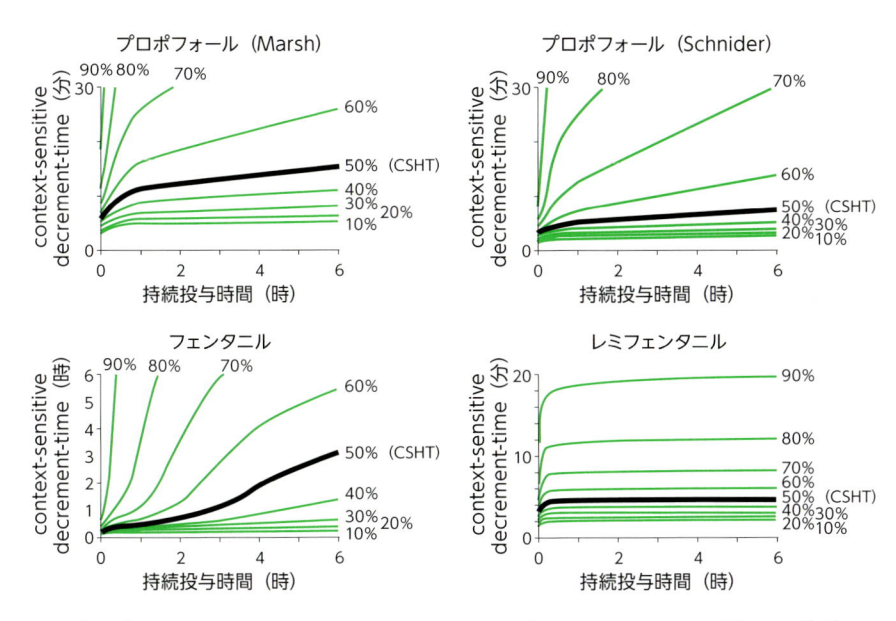

図 ● プロポフォール，フェンタニル，レミフェンタニルのcontext-sensitive half-time（CSHT：━）とcontext-sensitive decrement-time（CSDT：—）

図は効果部位濃度が減少する時間を示す．投与時間が長くなるとCSHTが増加するが，フェンタニルではその増加が顕著である．一方，レミフェンタニルのCSHTは，投与時間が30分を超えるとおよそ一定となる．

う特殊な条件の持続投与に基づいている．臨床では，目標濃度を変更したり，ボーラスと持続投与の併用などが行われるため，グラフが提供する時間と実際の濃度減少時間が一致しない場合もある．投与終了後の濃度減少時間を知りたい場合には，CSHTやCSDTよりも薬物動態シミュレーションが便利である．

Point

- ☑ CSHTは濃度を一定に保つよう薬物を投与したときに，投与終了から濃度半減までの時間を表す．半減のかわりに任意の減少率で表すものがCSDTである．
- ☑ CSHTは，通常，投与時間が長くなるほど延長する．ただし，レミフェンタニルのCSDTは投与時間が30分以上になればほぼ一定となる．
- ☑ CSDTは麻酔維持中の濃度と覚醒濃度の比率を考えるうえで有用な情報である．

〈増井健一〉

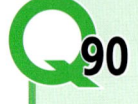

第4章 TIVAをもっと知る　❶薬物動態・薬力学とモデル

Q90 鎮痛薬と鎮静薬の相互作用について教えてください

Answer

　2種類の薬物の代表的な薬力学的相互作用には，相加（additive）作用，相乗（synergistic）作用，拮抗（antagonistic）作用がある（図1）．

　相加作用とは，2種類の薬物を同時に投与する場合，総和の薬理作用がそれぞれの薬物による作用の加算になることを示す．例えば，薬物Aと薬物Bの力価が等価とすると，「Aを濃度0.7」と「Bを濃度0.3」で同時に投与する場合は，AまたはBを濃度1で投与する場合と同等の薬理作用を示す．フェンタニルとレミフェンタニルなど，麻薬同士は相加作用を表す（図1 ━）．

　相乗作用とは，2種類の薬物を同時に投与する場合，総和の薬理作用がそれぞれの薬物による作用の加算よりも大きくなることを示す．例えば，図1の例（━）では，「Aの濃度0.4」と「Bの濃度0.3」の同時投与が，「薬物Aを濃度1」と同じ作用を示す．相乗作用を利用すると，薬物を単独で使用する場合よりも低い濃度で期待する効果を得ることが可能になる．

　拮抗作用では，総和の薬理作用はそれぞれの薬物の作用の加算よりも小さくなる．

　全身麻酔で使用される麻薬性鎮痛薬（フェンタニル，レミフェンタニル）と鎮静薬（プロポフォール，揮発性吸入麻酔薬）は，多くの場合，相乗作用を示す．しかし，対象となる薬理作用により相乗作用を表す曲線（isobologram）の形状が異なることに注意する必要がある．Smithら[131]は「声かけに対する反応の消失」と「皮膚切開に対する体動の抑制」という異なる薬理作用を対象として，プロポフォールとフェンタニルの相互作用について研究した（図2）．図に示すように，2つの薬理作用でisobologramの形状が異なる．

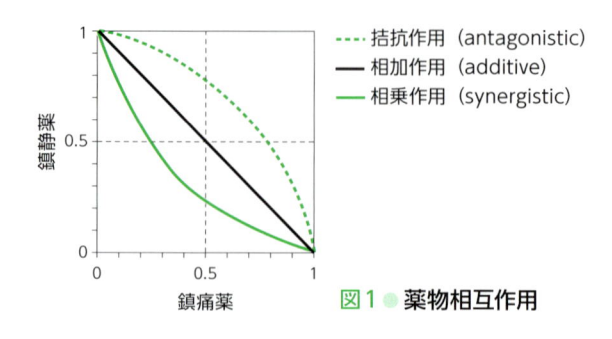

図1 ● 薬物相互作用

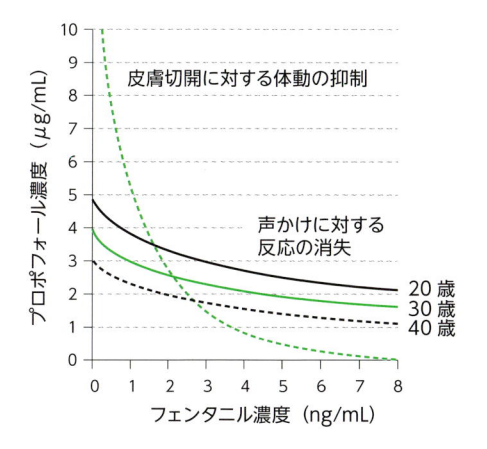

図2 ● プロポフォールとフェンタニルの相互作用

―――, - - -, ――― は50％の患者が指示に応じないときの2薬物の濃度の組み合わせ, - - - は50％の患者が皮膚切開に対して体動しないときの2薬物の濃度の組み合わせを示している．薬理作用が異なると，相互作用を示す曲線（isobologram）の形状が異なる
文献131を参考に作成

臨床で鎮痛薬と鎮静薬を調節する際には，このisobologramの形状の違いを認識しておくことが重要になる．図2の2種類のisobologramを見ると，皮膚切開に対する抑制効果ではフェンタニルとプロポフォールの相乗作用が強く表れているが，声かけに対する反応ではフェンタニルの追加による効果は強くない．例えば，プロポフォールを濃度2μg/mLで投与する場合，フェンタニルの濃度を上げていくと2.5 ng/mLで皮膚切開に対する体動が抑えられるが，30歳以下では声かけに対する反応が維持されるため，反応の抑制にはさらにフェンタニル濃度を上げる必要がある．鎮静薬が低濃度でも鎮痛薬の追加により，手術刺激による心拍数や血圧の上昇を抑制できるが，それは「意識がない」と同義ではないことを意味する．

したがって，全身麻酔中は薬物相互作用を考えながら，確実な効果が得られるように薬物の投与を行う．例えば，術中覚醒を起こさないためには，鎮静薬の濃度を下げすぎないような注意も必要である．

Point

- ☑ 鎮痛薬と鎮静薬は相乗効果を示すことが多い．
- ☑ 薬理作用によって相乗作用を表す曲線（isobologram）の形状は異なる．
- ☑ 相乗作用があるからといって，鎮痛薬の濃度を高くし，鎮静薬の濃度を低くしすぎると，術中覚醒の危険が高まる．

〈増井健一〉

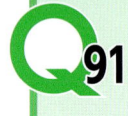

第4章 TIVAをもっと知る　1 薬物動態・薬力学とモデル

Q91 Response Surface の見方について教えてください

Answer

図1のような曲面を **response surface（応答曲面）** という．Response surfaceは，薬理作用に関する2つの薬物の相互作用を三次元で表現する．

Response surfaceを表示する三次元空間のX軸とY軸には薬物濃度を表示する．Z軸には"刺激に対する反応"など，対象となる薬理作用をprobability（確率）で表示する．probabilityが100％（もしくは1）は，"薬理作用が発揮される確率が100％"を意味する．また，0％（もしくは0）は"薬理作用が発揮される確率が0％"ということを意味する．したがって，麻酔薬などの効果を表現するresponse surfaceにおいてZ軸のタイトルは"no response to stimulation"や"tolerance to stimulation"などと表記され，"response to stimulation"とはならない．なぜなら，薬理作用が発揮されたときには"反応が消失する"からである．図1の例では，X軸はレミフェンタニル濃度，Y軸はプロポフォール濃度，Z軸のタイトルは"Probability of no response to laryngoscopy"となっている．

Response surfaceは任意の薬物濃度の組合わせの薬理作用を表す．曲面上の任意の点(x, y, z)は薬物濃度xと薬剤濃度yのときに，確率zで薬理作用が発揮されることを表している．例えば図1の例で，プロポフォール濃度が0かつレミフェンタニル濃度が0のときのprobabilityは0％，プロポフォール濃度とレミフェンタニル濃度がそれぞれ3 μg/mLと2 ng/mLのprobabilityは64％，

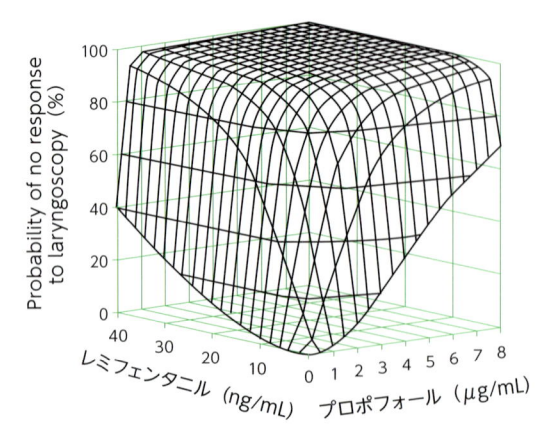

図1 ● Response Surface の例
文献132のデータを利用

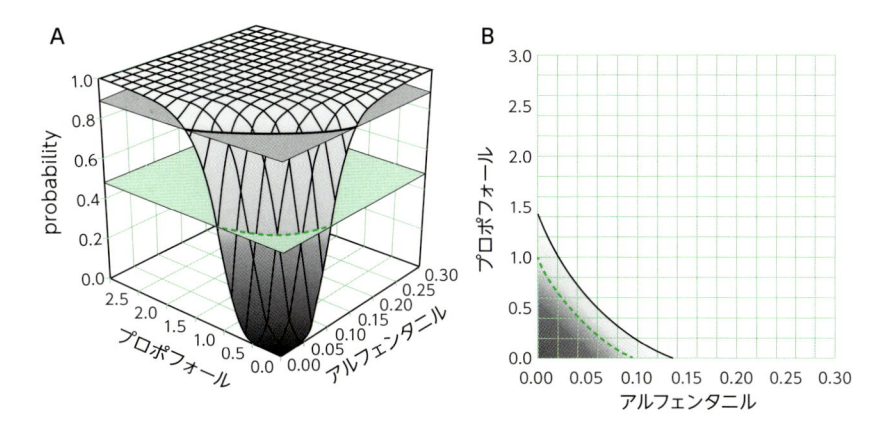

図2 ● Response SurfaceとIsobologramの関係
A図で底面と平行な面を作成すると，response surfaceと交わる部分が曲線になる．これらの曲線とresponse surfaceを上から眺めるとB図になる．曲線は2つの薬物の相互作用を表すisobologramである．この例ではprobability = 0.5とprobability = 0.9に平面を作成しており，B図の平面上で2つの曲線は50％もしくは90％の患者で効果を示す薬物濃度の組み合わせを表している．
(ここでは文献133のデータを利用)

3 μg/mLと4 ng/mLのprobabilityは83％，2.5 μg/mLと4 ng/mLのprobabilityは77％である．

Response surfaceは三次元空間の曲面であるのでいまひとつ理解しにくい．そこで，底面（XY平面）に平行な面とresponse surfaceが交わる曲線を考えてみる．例えば，図2Aのresponse surfaceとprobability = 0.5の平面が交わる曲線は図2Aの --- の曲線になる．これを2次元平面に表示したのが図2Bである．このグラフは2薬物の相互作用のisobologramであり，この場合は50％の患者で薬理作用を発揮する薬物濃度の組合わせを示している．別の言い方をすれば，probabilityを変化させながらisobologramを積み上げてつくったものがresponse surfaceである．

Point
- ☑ Response surfaceは薬物相互作用を表す曲面である．
- ☑ Response surfaceをある確率（probability）の面で切りとってできた曲線はisobologramである．

〈増井健一〉

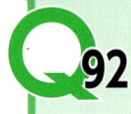

第4章 TIVAをもっと知る　**1 薬物動態・薬力学とモデル**

Q92 薬物動態モデルを利用した濃度予測はあらゆる患者に適用できるのでしょうか？

Answer

薬物動態モデルは，臨床の場では薬物の血中あるいは効果部位濃度を計算するために使われる．モデルは万能ではなく，適用して問題ないと考えられる患者と，適用すると問題があると考えられる患者がいる．後者の代表は小児や高度肥満である．

薬物濃度を計算するソフトウェアやディプリフューザーのようなTCIシステムでは，必要な共変量の入力が求められる．共変量とは薬物動態パラメータの計算に必要な因子のことで，体重・年齢・性別・身長など，モデルによってさまざまな共変量が含まれる．

◆ 患者情報の入力に注意

血中濃度や効果部位濃度のシミュレーションは，ディプリフューザーの他，パソコン，タブレットやAIMS（麻酔情報管理システム）などを利用して行われる．シミュレーションに先だって共変量の入力を求められるが，ここで注意が必要となる．モデルの適用に問題があると考えられる患者の情報を入力したとしても，商用ではないシミュレーションソフトでは警告を発しないのが通常である．また，商用TCIのディプリフューザーでは入力に制限を設けている（16～100歳，30～150 kg）が，この範囲には適用に問題があると考えられる高度肥満（BMI＞35 kg/m^2）患者が含まれてしまう．AIMSに内蔵されているシミュレーションソフトウェアは基本的に制限が設けられていない．

したがって，薬物動態モデルを使用する際には，使用する麻酔科医がモデルの適用に問題があるかどうかの判断を行う必要がある．では，何をもって適用できると判断すればよいであろうか．

◆ モデルの作成対象の年齢，体重などから適用を判断

薬物動態モデルの作成には限られた数の患者もしくはボランティアからのデータが用いられる．例えば，プロポフォールのMarshモデルは25～65歳，48～84 kg，151～178 cm，BMI 17.4～27.1の患者18名のデータから，また，レミフェンタニルのMintoモデルは20～85歳，45～106 kg，156～193 cm，BMI 16.1～32.7のボランティア65名のデータから作成されている．これらの

条件に概ね該当する患者で予測濃度を計算するのであれば，予測は妥当である可能性が高く，モデルを適用できると判断して良いと考えられる．一方，条件から大きく外れる小児，超高齢者や高度肥満患者では予測精度が下がる可能性があり，モデルを適用して良いかはわからない．ただし，条件から外れていても（外的）妥当性が評価され，妥当に予測できることが確認されているのであれば，モデルを適用して濃度予測に利用することが可能である．

　また，条件外の患者に対して，補正方法を工夫してモデルを利用する方法も研究されている[134]．MarshモデルはBMI＞35 kg/m^{2}の高度肥満患者では濃度を過小評価するが，ABW［adjusted body weight：$0.4 \times TBW + 0.6 \times [45.4 + 0.89 \times (HT - 152.4) + 4.5 \times SEX]$，TBW：実体重（kg），HT：身長（cm），SEX：男性1，女性0］を実体重の代わりに入力して薬物動態モデルのパラメータの計算に用いれば，予測の精度は妥当なレベルになることが示されている．ただし，プロポフォールについては補正体重を使うことの問題点も指摘されている（**Q67**）．

Point

- ☑ 薬物動態モデルには適用条件がある．
- ☑ モデルの作成対象の患者/ボランティアと年齢や体重などの条件が合致する患者では，予測精度が妥当である可能性が高い．
- ☑ 条件が合致しなければ予測精度が低くなる可能性がある．ただし，共変数の入力を補正することで，その薬物動態モデルによる濃度予測を使える可能性がある．

〈増井健一〉

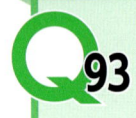

Q93 薬物動態モデルの精度はどのような方法で評価するのでしょうか？

Answer

薬物動態モデルは，TCIシステム，麻酔情報管理システム（AIMS）やPC上のシミュレーションソフトに組み込まれており，薬物濃度の予測に利用されている．複数の薬物動態モデルが存在する薬物では，予測濃度を利用する際に薬物動態モデルを選択できることもある．薬物動態モデルの濃度予測精度を知っておくとモデル選択の役に立つ．そこで，モデルの精度を評価する方法を解説する．

モデルを評価する１つの方法は，予測濃度と実測濃度の関係をグラフ化し，視覚的に予測の良し悪しを評価することである．モデルを評価するグラフにはいくつかの典型的な形がある．X軸を予測濃度・Y軸を実測濃度とした**グラフA**，X軸を時間・Y軸を実測濃度÷予測濃度とした**グラフB**，X軸を予測濃度・Y軸を実測濃度÷予測濃度とした**グラフC**などである．いずれのグラフも実測濃度の測定点をグラフ上にプロットする．**グラフA**では測定点がy＝xの直線上に，**グラフB**，**グラフC**では測定点がy＝1の線上にプロットされるとモデルの予測が最も良く，プロットがこれらの直線から離れるほどモデルの予測が悪くなる．なお，**グラフB**，**グラフC**ではY軸を下記で説明するprediction error（PE）とすることもある．

モデルを評価する別の方法に，prediction error（PE）から計算される４つの指標（PE derivatives）である**Median Prediction Error (MDPE)，Median Absolute Prediction Error (MDAPE)，Wobble，Divergence**を用いる方法がある．各指標の計算式は次の通りである．

PE=(measured Cp−predicted Cp)/predicted Cp×100
$MDPE_i$=*median*{PE_{ij}, j=1,⋯,N_i}, MDPE=*mean*{$MDPE_i$}
$MDAPE_i$=*median*{|PE_{ij}|, j=1,⋯,N_i}, MDAPE=*mean*{$MDAPE_i$}
$Wobble_i$=*median*{|PE_{ij}−$MDPE_i$|, j=1,⋯,N_i}, Wobble=*mean*{$Wobble_i$}
$Divergence_i$=*slope*{|PE_i|, j=1,⋯,N_i}, Divergence=*mean*{$Divergence_i$}

式中のmeasured Cpは実測濃度，predicted Cpは予測濃度である．モデルの評価を行う時には，通常，10〜数10名程度の母集団で薬物の血中濃度の測

定を行い，予測精度を評価する．血中濃度の測定は1症例につき複数個のポイントで行われる．それぞれの測定ポイントでは実測濃度と予測濃度のペアができるので，このペアからPEを計算する．

　$MDPE_i$，$MDAPE_i$，$Wobble_i$，$Divergence_i$は，個々の症例において複数個のPEあるいはPEの絶対値をもとに計算される値の中央値または回帰直線の傾きである．そして，母集団において，一連の計算値の平均を計算した値が，それぞれ，MDPE，MDAPE，Wobble，Divergenceである．

　MDPEは予測の偏り（bias）を表し，0は全く偏りがないことを示す．－20％〜20％の間にあれば予測は許容範囲にあるとされる．**MDAPEは予測の不正確さ（inaccuracy）を表し，30％以下であれば許容範囲とされる**．Wobbleは予測の個人内のばらつき（intra-individual variability）の指標である．どの程度の値が良いかを明らかに示す文献はないが，いくつかの臨床使用されているモデルのWobbleの値を文献で調べると10％前後の値である．

　Divergenceは予測の不正確さが時間を追ってどのように変化していくかの傾向を示す．この値が正であることは予測の不正確さが時間とともに拡大していくことを，負であることは予測の不正確さが時間とともに解消されていくことを意味する．また，この値の絶対値が0に近いほど，予測は安定しているといえる（不正確さの変化がないことを表し，必ずしも精度が高くないことに注意）．なお，オリジナルのDivergenceについては議論がなされており，Divergenceの計算をPEの絶対値ではなく，PEそのもので計算したもの（Divergence PE）を，オリジナルのDivergence（Divergence Absolute PE）と共に提示したほうがよいという意見がある．

Point

- ☑ 麻酔科領域での薬物動態モデルの代表的な評価方法には，グラフを視覚的に評価する方法と，MDPE，MDAPE，Wobble，Divergenceといった指標による方法がある．
- ☑ MDPEの許容範囲は－20％〜20％，MDAPEの許容範囲は30％以下である．
- ☑ 臨床で複数の薬物動態モデルから1つのモデルを選択する際には，薬物動態モデルの評価結果を参考にする．

〈増井健一〉

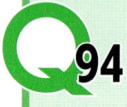

第4章 TIVAをもっと知る　❶薬物動態・薬力学とモデル

Q94 LBMが使われている薬物動態モデルの問題を教えてください

Answer

　臨床で濃度予測に使用される薬物動態モデルの多くには患者の特性（patient characteristics）が組込まれている．プロポフォールのMarshモデルやShortモデルでは特性として実体重が含まれているのに対して，プロポフォールのSchniderモデルやレミフェンタニルのMintoモデルには除脂肪体重（Lean Body Mass：LBM）が含まれている．

　LBMは次式で計算される〔体重（実体重）はkg，身長はcm〕．
　LBM（男性）＝1.10×体重－128（体重÷身長)^2
　LBM（女性）＝1.07×体重－148（体重÷身長)^2

　LBMと実体重の関係をグラフで表現すると図のようになる（───）．LBMの計算式には欠陥があり，BMIが男性では43.0，女性では36.1を超えると，体重が増えるほどLBMが減少する．例えば女性の場合，150 cm，80 kg（BMI 35.6，LBM 43.5）よりも150 cm，100 kg（BMI 44.4，LBM 41.2）のほうがLBMが小さいという矛盾が生じる．この例からわかるように，LBMを使用する濃度のシミュレーションでは高度肥満患者において体重を過小評価することになり，その結果，投与速度が不足する（予測濃度＞実測濃度）可能性もある．

　もちろん，LBMが組込まれたモデルを使うことを「臨床上それほど問題にはならない」とする意見もあるが，濃度情報を臨床に生かすという視点から考えれば，予測精度は高い方がよい．

　LBMが含まれる既存のモデルの予測精度を上げる方法も検討されている．Janmahasatianら[1]は除脂肪体重の計算式としてFree-Fat Mass（FFM）※を提唱したが，La Collaら[2]はレミフェンタニルのMintoモデルのLBMをFFMに

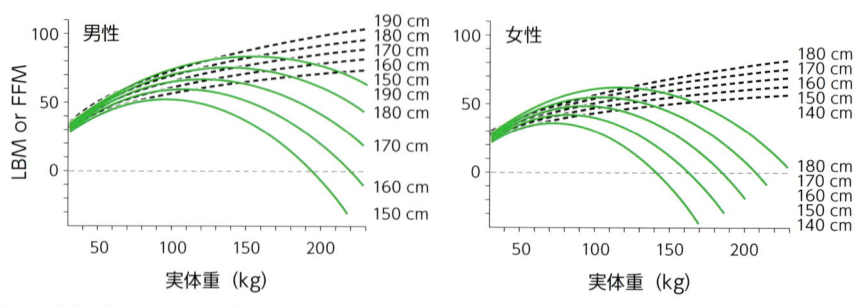

図 ● 実体重とLean Body Mass（LBM：───），Free Fat Mass（FFM：-----）の関係

置き換えることで，肥満患者においてモデルの予測精度が上げられることを示した．シミュレーションソフトにこの式を組込めれば，肥満患者においても精度よく予測濃度を使うことが可能となる．

> ※FFMは，次式で計算される〔体重（実体重）はkg，身長はm〕．
> FFM（男性）＝ $9.27 \times 10^3 \times$ 体重 ÷〔$6.68 \times 10^3 + 216 \times$（体重/身長）^{2}〕
> FFM（女性）＝ $9.27 \times 10^3 \times$ 体重 ÷〔$8.78 \times 10^3 + 244 \times$（体重/身長）^{2}〕

Point

- ☑ LBMはいくつかの薬物動態モデルに共変量として組込まれている．
- ☑ LBMの計算式には欠陥があり，高度肥満患者では薬物動態モデルの予測濃度の精度を低下させる．
- ☑ Free-Fat Mass（FFM）はLBMの問題点を改善する．

〈増井健一〉

column

3-コンパートメントモデルの微分方程式

$$\frac{dA_1}{dt} = Dose - (k_{10} + k_{12} + k_{13}) \cdot A_1 + k_{21} \cdot A_2 + k_{31} \cdot A_3$$

$$\frac{dA_2}{dt} = k_{12} \cdot A_1 - k_{21} \cdot A_2$$

$$\frac{dA_3}{dt} = k_{13} \cdot A_1 - k_{31} \cdot A_3$$

$$k_{10} = \frac{Cl_1}{V_1}, \quad k_{12} = \frac{Cl_2}{V_1}, \quad k_{13} = \frac{Cl_3}{V_1}, \quad k_{21} = \frac{Cl_2}{V_2}, \quad k_{31} = \frac{Cl_3}{V_3}$$

Dose：投与速度，A_i：i番目のコンパートメントの薬物量
k_{10}：消失速度定数
k_{ij}：i番目のコンパートメントからj番目のコンパートメントへの薬物移行速度定数
V_i：i番目のコンパートメントの分布容積
Cl_i：i番目のコンパートメントのクリアランス

〈内田　整，増井健一〉

column

薬物動態モデル・薬力学的モデルの作成方法

　古典的に薬物動態モデルの作成には，薬物をボーラス投与して血中濃度を測定し，最小二乗法を用いて実測濃度を結ぶ線を指数関数〔$C(t) = A \cdot e^{-\alpha t} + B \cdot e^{-\beta t} + C \cdot e^{-\gamma t}$ など〕で近似する方法が行われてきた（図1）．このようにモデルの作成には規定された薬物投与が必要であるが，ボーラス単独だけでなく，持続静注を含めた投与履歴からモデルを求める方法も行われている．

　ここでは具体的な薬物動態モデル作成方法の例を示す．まず，対象とする年齢などの inclusion criteria と exclusion criteria を決定する．例えば3〜12歳を対象とするモデルを作成する場合，年齢によってモデルが異なる可能性があることから，3〜5歳は17例，5〜8歳は16例，8〜12歳は18例などと片寄りのないように対象を決定する．次にデータを収集する．規定された方法で目的の薬物を投与し，予測濃度のカーブを再現できるように採血ポイントを決定する．濃度予測に使うためのモデルを作成する場合，排泄相の濃度減少曲線を十分に長く描けるよう，投与中止後もかなりの時間採血を行う．採血データと投与履歴，患者の体重などの情報をもとに薬物動態モデルを作成する．

　一般的なモデルの作成の方法は2通りある．1つは個人ごとにモデルを作成し，個々のモデルパラメータの平均値を母集団モデルのパラメータとする方法（standard two-stage approach）である．もう1つは，個々のモデルのパラメータが母集団モデルのパラメータになるべく近い値となるように個々のモデルと母集団モデルを同時に作成する方法（mixed-effects modeling approach）である．過去には，コンピュータの計算速度の問題から前者の方法のみが利用されていた．現在は，コンパートメントモデルを作成するときにはどちらの方法も利用できる．データを表現するモデルを作成するという観点では，どちらも同程度の精度のモデルが作成できることがいくつかの例で示されている．予測に使うという観点では，どちらの方法が良いかという検討は今まで十分にはなされていない．なお，生理学的モデルの母集団モデルを作成できる汎用ソフトウェアはない．

　モデルは数式で表現される．いくつかの表現方法があるが，母集団モデルを作成できる汎用ソフトウェアであるNONMEMでは，微分方程式としてコンパートメントモデルを表現する（**Q94**）．

- ボーラス投与後，血液をサンプリングして血中濃度を測定する
- 濃度プロットを指数関数（2〜3項）で近似する
- 時間 t の濃度は以下の式で推定される
$$C(t) = A \cdot e^{-\alpha t} + B \cdot e^{-\beta t} + C \cdot e^{-\gamma t}$$
- 式を数学的に変換するとコンパートメントモデルになる

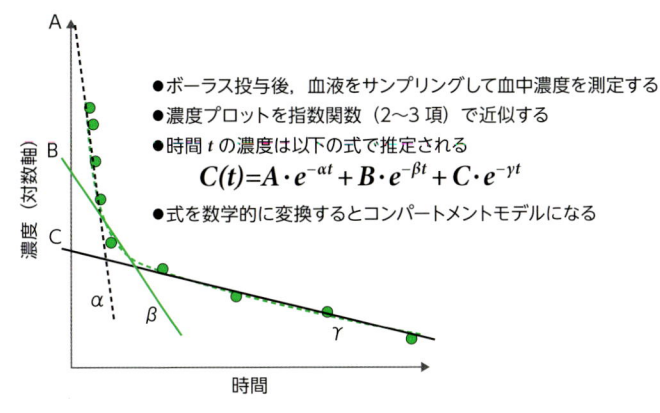

図1 ● 片対数プロットを用いた薬物動態モデリング

$$\frac{dC_e}{dt} = k_{e0}(C_I - C_e) \quad \cdots\cdots\cdots \text{Ⓐ}$$

$$E = E_0 + (E_{max} - E_0) \cdot \frac{C_e^{\,r}}{C_e^{\,r} + EC_{50}^{\,r}} \quad \cdots\cdots \text{Ⓑ}$$

図2 ● 効果部位を表す微分方程式の例Ⓐとシグモイド E_{max} モデルⒷ
C_i：コンパートメント内の薬物濃度，k_{e0}：平衡速度定数，E：効果部位濃度 C_e における薬効，E_0：効果部位濃度0における薬効，E_{max}：薬効の最大値，EC_{50}：$E = (E_{max} + E_0)/2$ のときの効果部位濃度

　薬力学的モデルは，薬物濃度の情報と効果の測定結果の情報を元に作成される．一般的には，測定した薬物濃度をうまく表現する薬物動態モデルによる予測濃度と効果の測定結果を用いて，平衡速度定数（equilibration rate constant）である k_{e0}（**Q86**）や EC_{50}（**Q87**）を計算する（図2）．薬力学的モデリングでも standard two-stage approach や mixed-effects modeling approach が利用される．

〈増井健一〉

第4章 TIVAをもっと知る　2 Open TCI

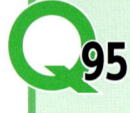

Q95 Open TCIとはどのような薬物投与方法ですか？

Answer

　Open TCIとは，TCI機能が組込まれた汎用シリンジポンプとユーザーが調製した製剤を使用して行うTCI，言い換えればディプリフューザーのような商用システムを使用しないTCIである．

　ディプリフューザーはTCIポンプとプロポフォール製剤（1％ディプリバン®注−キット）が一体となったシステムである．実装されている薬物動態モデル（Marshモデル）と製剤の整合性がシステムにより保証され安全性が高いが，他の薬物やモデルを使用してTCIを行うことはできない．

　これに対して，open TCIではユーザーが薬物動態モデルと製剤をそれぞれ選択することができる．そのため，薬物やモデル選択の自由度が高い，専用の製剤を必要としないなど，商用TCIにはない特徴がある（図）．

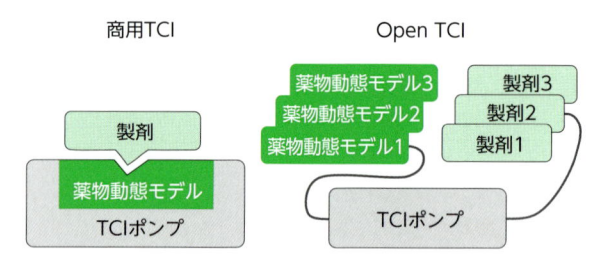

図 ● 商用TCIとopen TCIのシステム構成の比較

◆ Open TCIの実現方法

　すでに欧州などではopen TCI対応ポンプが販売されており，将来，国内でもこのようなポンプの認可が期待されている．Open TCI対応ポンプにはあらかじめ代表的な薬物動態モデルが実装されている．TCIを行う際には，そのなかから使用するモデルを選択し，モデルに合わせて製剤を調製する．

　別の手段として，外部から動作を制御できるポンプとパソコンを通信回線で接続して，パソコン上のTCIソフトウェアでopen TCIを実現する方法がある．

この方法では市販のポンプに実装されていない薬物やモデルもTCIの対象となる．しかし，ポンプとパソコンの接続やソフトウェアの使用には専門知識が必要であり，研究目的が主な応用である．

◆ Open TCIの対象薬物とモデル

薬物動態がコンパートメントモデルとして公開されている薬物はすべてopen TCIの対象となり得るが，実際はポンプに実装されているモデルが選択肢になる．日本向け仕様のopen TCIポンプでは，プロポフォール（Marsh, modified Marsh, Schniderモデル）とレミフェンタニル（Mintoモデル）がTCIの対象になると予想されている．また，open TCI対応ポンプでは，血中濃度TCI以外に効果部位濃度をターゲットとするTCI（**Q98**）も提供される．

パソコンとTCIソフトウェアで構成するopen TCIでは上記以外の薬物やモデルも対象となる．TCI投与が期待される薬物として，筋弛緩薬や超短時間作用性β遮断薬がある．

◆ Open TCIの注意点

ディプリフューザーはシリンジのタグによる認識機構で薬物動態モデルと製剤の整合性を確認しているが，open TCIでは薬物動態モデルの選択と製剤の調製はユーザーである麻酔科医の責任である．

Open TCIのもう1つの問題は，特にプロポフォールにおいて，同一薬物に対して複数のモデルが選択肢になることである．当然，モデルが異なるとポンプの動作も異なることを理解してTCIを行わなければならない（**Q97**）．

Point

- ☑ Open TCIとは，TCI機能を実装した汎用シリンジポンプとユーザーが調製した製剤で行うTCIである．
- ☑ Open TCIでは，レミフェンタニルのTCIや効果部位濃度を目標とするTCIも実現される．
- ☑ Open TCIでは，薬物動態モデルの選択と製剤の調製は麻酔科医の責任である．

〈内田　整〉

第4章 TIVAをもっと知る ❷ Open TCI

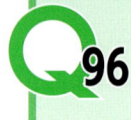

Q96 Open TCIで薬物動態モデルを選択する際の留意点を教えてください

Answer

TCIに使用する薬物動態モデルに複数の選択肢があることはopen TCIの魅力の1つである．これは，それぞれの患者に適したモデルを使用することで，精度が高いTCIを可能にする利点であるが，その反面，モデルの選択を誤ると不適切な麻酔を提供する危険性も含んでいる．

◆ 患者と薬物動態モデルが適合しているかどうかをチェックする

臨床で応用されている薬物動態モデルのほとんどは年齢や体重などの共変数を含んでいる．これらの共変数にかかわる係数は，血中濃度の実測値からモデルを作成する際に，対象群において予測血中濃度と実測血中濃度の差が最小になるように決定される．このような過程から，一般に，モデルを作成した対象群の属性がそのモデルの適用範囲になると考えてよいだろう．

年齢はモデル適用の制限事項であることが多い．プロポフォールのMarshモデルでは25〜65歳，Schniderモデルでは26〜81歳，また，レミフェンタニルのMintoモデルでは20〜85歳を対象としてモデルが作成されている．これらのモデルを使用してopen TCIを行う場合，患者の年齢が上記の範囲から外れるとTCIの精度が低下する可能性がある．

除脂肪体重（lean body mass：LBM）はSchniderモデルやMintoモデルに含まれる共変数である．LBMの計算式には欠陥があり，肥満度が一定以上になると体重増加に伴いLBMが低下するという矛盾が生じる（**Q94**）．したがって，高度肥満患者にこれらのモデルを適用するとLBMを過小評価することになり，投与速度が不足する可能性がある．

なお，小児を対象とする薬物動態モデルも年齢や体重の制限を受ける．詳細は**Q79**を参照されたい．

◆ 効果部位濃度TCIに適さないモデルがある

麻酔導入時および目標濃度を上げる際，TCIポンプはボーラス投与を実行して短時間で濃度を目標値まで上昇させる．特に，効果部位濃度TCIは同一モデルを使用する血中濃度TCIよりもボーラス量が大きく，一過性に血中濃度が目

標濃度を超過する．このボーラス量は患者属性，現在の目標濃度と新しい目標濃度の差，および薬物動態パラメータに関係するが，一部のモデルでは効果部位濃度TCIで麻酔導入を行うとボーラス量が過大となる．このようなモデルは効果部位濃度TCIに適さない（**Q98**）．

◆ 同一施設内では，1薬物，1モデルを原則とする

　同じ目標濃度でTCI投与を行っても，薬物動態モデルが異なると投与速度や積算投与量が異なる．プロポフォールを例にとると，使用するモデルにより，就眠時および覚醒時の効果部位濃度，麻酔維持中の目標濃度に差が出ることが予想される．

　このような理由により，日常診療において同一薬物に対して複数の異なるモデルのTCIが混在すると，麻酔管理の混乱を招く可能性がある．そのため，**プロポフォールのようにモデルの選択肢が複数ある薬物では，同一施設内で使用するモデルは1つの薬物につき1つに固定することが推奨される**．

◆ 麻酔記録には使用した薬物動態モデルを記録する

　麻酔記録におけるTCI投与の記録を考えると，現状では，TCIの目標濃度のみを記録して，使用したモデルを記録しない施設も多いだろう．これは，ディプリフューザーが臨床使用できる唯一のTCIシステムであるため，モデルの記録がなくても目標濃度の記録からプロポフォール投与が再現できるからである．

　Open TCIの時代になると，1薬物に対して複数の薬物動態モデルが選択肢となる．モデルによりTCI動作に差があるため，目標濃度の記録だけでは投与を再現することができない．精度が高い麻酔記録を残すため，open TCIを行った症例では，目標濃度だけでなく使用した薬物動態モデルも記録することが必須になる．

Point
- ☑ 患者の属性と薬物動態モデルの適用範囲が合っているかどうかを確認する．
- ☑ すべてのモデルが効果部位濃度TCIに適合するとは限らない．
- ☑ 同一施設内では，1薬物につき1モデルを原則とする．

〈内田　整〉

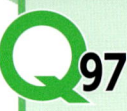

第4章 TIVAをもっと知る　❷Open TCI

Q97 薬物動態モデルが異なると目標濃度の設定にも違いが出ますか？

Answer

薬物動態モデルにはそれぞれ独自の薬物動態パラメータがあり，同じ目標濃度のTCI投与でも，モデルが異なると投与速度や積算量に差が出る．では，モデルの違いが目標濃度の設定にどの程度影響するのか，プロポフォールを例にディプリフューザー（Marshモデル）とSchniderモデルで比較する．

◆ 目標濃度の差は麻酔導入時と維持期にわけて考える

図1はプロポフォールを1 mg/kgボーラス投与の後，6 mg/kg/時で30分間持続投与した場合の血中濃度をMarshモデルとSchniderモデル※で比較したシミュレーションである．ボーラス時の予測血中濃度はSchniderモデルの方が高いが，持続投与中はほぼ同じ濃度である．また，投与停止後の血中濃度の低下はSchniderモデルのほうが速い．このように，**モデルによる予測濃度の差は，麻酔導入時，維持期，投与停止後にわけて検討する必要がある**．

※40歳男性，170 cm，65 kgの場合

◆ 投与の初期ではSchniderモデルのほうが高い目標濃度が必要

図2は，SchniderモデルによるプロポフォールTCI（目標血中濃度3 μg/mL）のポンプ動作を，Marshモデルで再シミュレーションした予測血中濃度である．Schniderモデルは中心コンパートメントの分布容積が小さいため，TCI開始時の投与速度が小さい．患者属性にかかわらず，開始からしばらくはディプリフューザーよりも高めの目標濃度が必要になる．

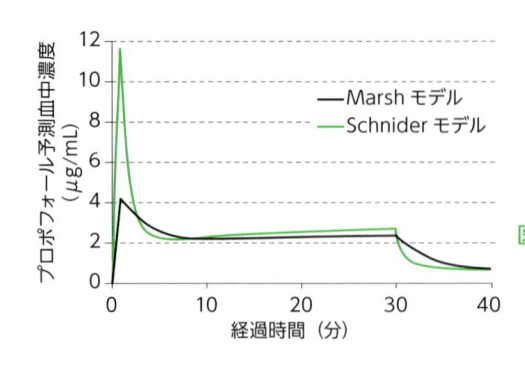

図1 ● プロポフォールを1 mg/kgボーラス後，6 mg/kg/時で30分間持続投与した場合の血中濃度のシミュレーション

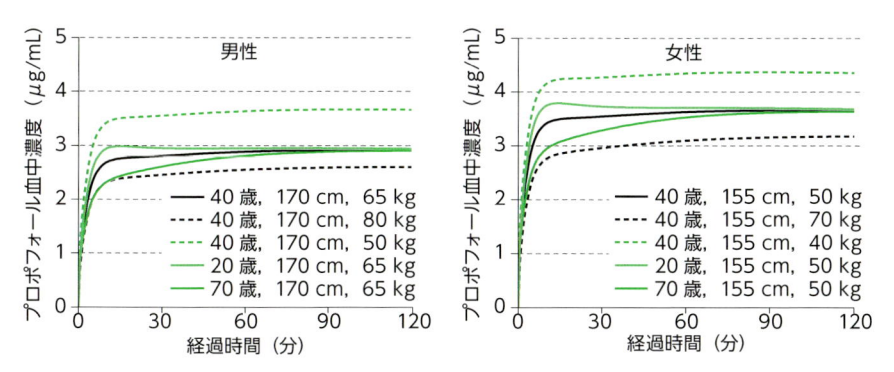

図2 ● Schniderモデルによるプロポフォールの TCI 投与（血中濃度 TCI, 目標濃度 3 μg/mL）のポンプ動作を Marsh モデルで再シミュレーション

◆ 患者属性も目標濃度の差に影響する

　　Marshモデルの共変数は体重のみであるが，Schniderモデルには年齢，性別，除脂肪体重も共変数に含まれる．そのため，モデルによる目標濃度の違いは患者属性により影響される．図2に示すように，麻酔維持期の予測血中濃度は，標準体型の男性では2つのモデルで大きな差はない．しかし，標準体型の女性では，Marshモデルの方が約20％高くなる．これは，Schniderモデルによる TCI では，ディプリフューザーよりも20％低い目標濃度で同じ血中濃度が維持されることを意味する．

　　Schniderモデルの動作を Marsh モデルで再シミュレーションすると，肥満患者では，男女ともに予測濃度が低くなり，逆にやせ型では高くなる．肥満患者に TCI を行う際，ディプリフューザーでは低めの目標濃度に補正するが，肥満度がモデルに反映される Schnider モデルでは，肥満患者に対する補正量が小さくなる．

Point

- ☑ 原則として，モデルが異なると目標濃度の設定も異なる．
- ☑ モデルによる目標濃度の差は麻酔導入時と麻酔維持期でわけて考える．
- ☑ 患者属性も目標濃度の違いに影響する．

〈内田　整〉

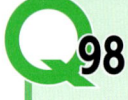

第4章 TIVAをもっと知る　2 Open TCI

Q98 効果部位をターゲットとするTCIについて教えてください

Answer

効果部位濃度TCIとは，設定した目標濃度に対して，効果部位濃度がその値を維持するようにシリンジポンプを制御する薬物投与方法である．血中濃度をターゲットとするTCIと比較すると，効果部位濃度TCIは"効果部位"を直接制御する投与方法で，目標濃度の変更に対してより短い時間で効果部位濃度が追従する．効果の管理からは血中濃度TCIよりも優れた投与方法といえる．

◆ 効果部位濃度TCIの動作

図1は架空の薬物Xの血中濃度TCIと効果部位濃度TCIを比較した薬物動態シミュレーションである．目標濃度を上げる場合，効果部位濃度TCIでは一時的に血中濃度が目標値より高くなり，血中濃度TCIより短い時間で効果部位濃度が上昇する．**血中濃度TCIは目標濃度変更からほぼ即時に血中濃度が目標値に到達するが，血中から効果部位への薬物移行が必要なため，効果部位濃度TCIでは効果部位濃度が目標値に到達するまでに一定の時間を要する．**

目標濃度を下げると，TCIシステムは濃度が目標値に低下するまで投与を停止する．血中濃度TCIでは血中濃度が目標値に到達した時点で投与が再開されるが，効果部位濃度TCIでは効果部位濃度が目標値に低下するまで投与停止を継続する．そのため，**効果部位濃度が目標値に到達するまでの時間は効果部位濃度TCIのほうが短い．**

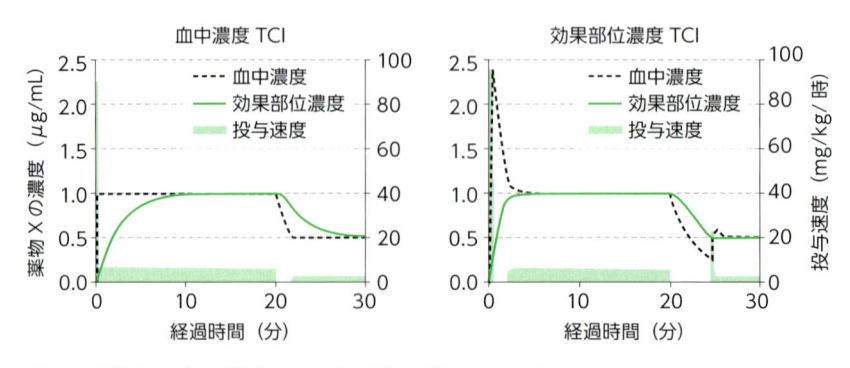

図1 ● 薬物Xの血中濃度TCIと効果部位濃度TCIのシミュレーション
それぞれ，目標濃度1μg/mLで開始し，20分後に0.5μg/mLに変更

◆ 麻酔導入時のボーラス投与量に注意

　麻酔導入や目標濃度を上げる場合，TCIシステムはボーラス投与を行う．目標濃度の上昇分が同じであれば，血中濃度TCIよりも効果部位濃度TCIの方がボーラス量が大きい．効果部位濃度TCIでは，ボーラス量は中心コンパートメントの分布容積V_1と効果部位コンパートメントの排泄速度定数k_{e0}に関係し，V_1が大きいほど，またk_{e0}が小さいほど大きくなる．

　図2は，プロポフォールの効果部位濃度TCIによる麻酔導入を3種類のモデル（Marsh, modified Marsh, Schnider）で比較したシミュレーションである．Schniderモデルはk_{e0}が大きく，V_1はMarshモデルの約1/3であるためボーラス量が小さい．また，k_{e0}が大きいmodified Marshモデルもボーラス量が小さい．これに対して，Marshモデルの効果部位濃度TCIは血中濃度TCIと比較してボーラス量が2倍以上となり，麻酔導入時に血圧低下や徐脈をきたす可能性が高くなると予想される．このような理由から，**Marshモデルは効果部位濃度TCIに適していない**．

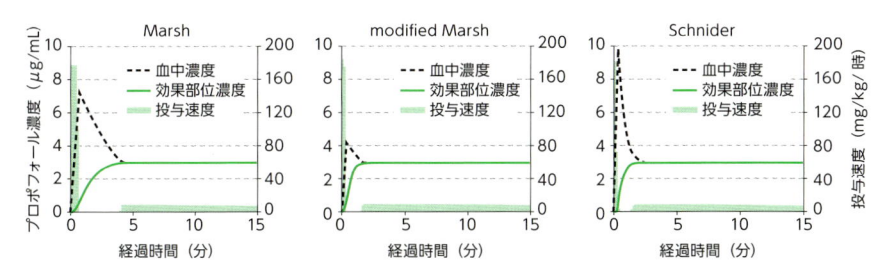

図2 ● **プロポフォールの効果部位濃度TCIによる麻酔導入のシミュレーション（40歳男性，170 cm，65 kgの場合）**
導入開始直後の血中濃度のピークはMarshモデルよりもSchniderモデルが高いが，これは分布容積が異なるからである．目標濃度3μg/mLで麻酔導入時する際のボーラス量はディプリフューザー TCI 4.4 mLに対して，Marshモデル，modified Marsh，Schniderモデルの効果部位濃度TCIではそれぞれ，11.8 mL，6.6 mL，4.8 mLとなる．

Point

- ☑ 効果部位濃度TCIとは，効果部位濃度が目標濃度に追従するようにポンプを制御する薬物投与方法である．
- ☑ 効果部位濃度TCIは血中濃度TCIよりも効果部位濃度の調節性が高い．
- ☑ 効果部位濃度TCIは麻酔導入時のボーラス量が大きいため，循環動態の変動に注意が必要である．

〈内田　整〉

第4章 TIVAをもっと知る　2 Open TCI

Q99 レミフェンタニルをTCIで投与する利点は何ですか？

Answer

超短時間作用性，かつ，CSHTが延長しない特性をもつレミフェンタニルでは，TCI投与を行わなくても適正な鎮痛管理が可能，という意見もある．では，レミフェンタニルをTCI投与する利点は何か？　薬物動態シミュレーションで例を示しながら解説する．

◆ 麻酔導入のシミュレーション

麻酔導入におけるレミフェンタニルの代表的な投与スケジュールは，0.5 μg/kg/分で開始し，3分後に0.25 μg/kg/分に減量する方法である．この投与方法を薬物動態シミュレーション（Mintoモデル）で見ると，効果部位濃度は約4分で6 ng/mLに到達して，その後，ほぼ一定の濃度を維持する（図1A）[※1]．これに対して，目標濃度6 ng/mLのTCI投与[※2]では図1B，1Cのようになる．血中濃度TCIでは，効果部位濃度の上昇は緩やかで，目標濃度の90％（5.4 ng/mL）に到達するまでに約5分を要する．効果部位濃度TCIは効果部位濃度の上昇が速く，目標濃度の90％への到達時間は2.5分と短い．

投与速度の変更による管理と比較すると，**麻酔導入時，あるいは鎮痛度を高める状況では，効果部位濃度TCIを行うことにより，短時間で効果部位濃度を調節できる**．しかし，血中濃度TCIでは効果部位濃度の上昇は比較的遅く，有利な点はあまりない．

※1　60歳男性，170 cm，60 kg．Mintoモデルでは患者属性によりシミュレーションの結果も異なることに注意．
※2　アルチバ®の添付文書に準拠して，最大投与速度を2 μg/kg/分に制限している．

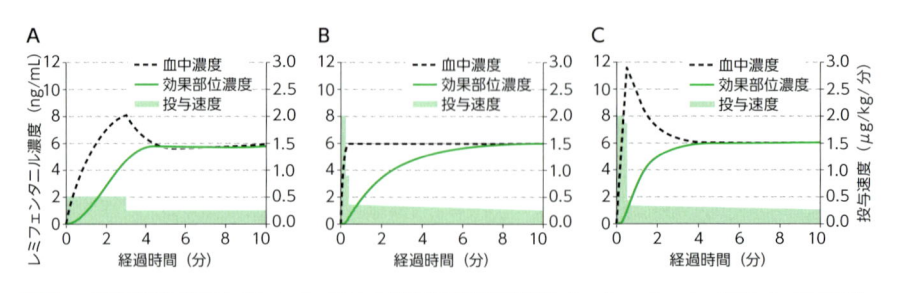

図1 ● 麻酔導入時のレミフェンタニル投与の薬物動態シミュレーション（Mintoモデル）
(A) 0.5 μg/kg/分で3分，その後0.25 μg/kg/分，(B) 目標濃度6 ng/mLの血中濃度TCI，(C) 目標濃度6 ng/mLの効果部位濃度TCI

◆ 鎮痛度を下げる場合

　鎮痛度，すなわち目標濃度を下げる状況を投与速度の変更とTCIで比較したのが図2である．レミフェンタニルは半減期が短いが，投与速度の50％減量後に効果部位濃度が50％に低下するまでに約15分を要する．これに対して，TCIでは目標濃度を下げると一時的に投与が停止し，より短い時間で濃度が低下する．血中濃度TCIでは目標濃度変更から約5.7分，効果部位濃度TCIでは約4分で目標濃度の±10％範囲（この場合，2.75 ng/mL）に到達する（図2B，2C）．このように，**目標濃度を下げる状況でもTCI，特に効果部位濃度TCIは効果の調節面で有利といえる**．

◆ TCIでは年齢，体格による補正が不要

　レミフェンタニルの薬物動態は年齢や体格の影響を受ける．そのため，TCIを使用しない場合は体重だけでなく，患者属性に応じた投与速度の補正が必要である．**TCIでは患者属性を入力することにより，ポンプが薬物動態パラメータの補正を行う**．したがって，年齢や体格にかかわらず，"濃度"という同じ指標で麻酔管理を行うことができる．

　ポンプの画面に血中濃度や効果部位濃度が表示されることもTCIの利点である．麻酔導入時や維持期だけでなく，投与停止後に自発呼吸の再開を待つ場合にも濃度情報は有用である．

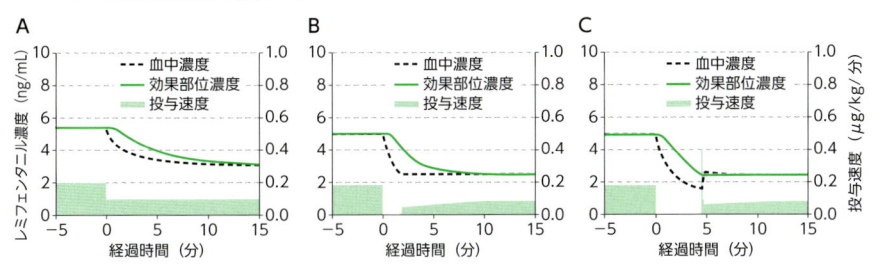

図2 ● レミフェンタニルの効果を50％に減量する薬物動態シミュレーション
(A) 0.2→0.1 μg/kg/分，(B) 血中濃度TCIで5→2.5 ng/mL，(C) 効果部位濃度TCIで5→2.5 ng/mL

Point

- ☑ レミフェンタニルの効果部位濃度TCIは，麻酔導入時や目標濃度を上げる状況において高い調節性が期待できる．
- ☑ 目標濃度を下げる状況でも，TCIは短い時間で効果を調節できる．
- ☑ レミフェンタニルTCIでは患者属性による投与速度の補正が不要である．

〈内田　整〉

column

安全に静脈麻酔を行うために

　本書の多くの箇所に記載されているように，静脈麻酔は，できればあまりかかわりをもちたくない高等数学や，複雑な薬物動態モデルを搭載した最新のTCIポンプ，脳波モニタリングなど，吸入麻酔法に比べて多少敷居が高い感じがあることは否めない．薬物動態や薬力学の知識をある程度身につけておけば，より質の高い麻酔を提供できることも否定しない．

　しかし，静脈麻酔の安全は決して机上の知識だけで保証できるものではない．TIVAに関する多くの成書では見過ごされがちであるが，臨床麻酔の基本中の基本はおさえておかなければならない．

静脈麻酔薬は静脈内に投与する！

　今さら強調することでもないと感じる読者もいるだろうが，麻酔科医にとってあまりにも日常の風景である静脈確保・維持は実は陥穽の宝庫である．基本的に他人が挿入した静脈カテーテルを安易に信用すべきではない．挿入部位をよく観察して接続部の緩み，皮膚の膨隆など少しでも疑わしい所見があれば，迷わず自分で新たに静脈を確保するべきである．可能な限り，カテーテルと輸液チューブの接続はルアーロック式として，ペアンやコッヘル鉗子を用いてきちんと締め付ける．原則として静脈はできるだけ末梢で確保するが，手背静脈に挿入すると同側に橈骨動脈ラインを留置するケースでは手関節の位置によっては輸液の滴下速度が著しく低下することがある．Ａライン挿入を予定する場合，TIVAの薬物投与ルートとなる静脈確保には細心の注意が必要である．

無用な三方活栓は組込まない！

　両側上肢を体幹につける体位の場合，数本以上のチューブを連結して輸液路が延長されるが，**手術中に麻酔科医がアクセスできない箇所に三方活栓を挿入しないことが大切である**．術者，助手の腹部に圧迫され三方活栓の向きが曲がり，静脈麻酔薬や鎮痛薬の投与が相当長時間中断した事例を，筆者は少なからず見聞している．基本的に術中使用しない三方活栓は無用の長物であるどころか，トラブルの元凶になり得る．もし何らかの理由で途中に三方活栓を挿入する場合は，絶対に輸液投与が中断しないよう，テープを幾重にも巻いて活栓の位置を厳重に固定しておく．

薬物の輸液バッグ内への逆流を防ぐ！

　前述の理由等によって，麻酔薬と輸液の合流箇所よりも患者側で閉塞が生じた場合，薬物が静脈ではなく輸液バッグ内に逆流する危険がある．プロポフォールの逆流は白濁によって比較的容易に発見できるが，レミフェンタニル水溶液の逆流はまず検出不可能である．輸液バッグと合流箇所の間に逆流防止弁を組み込んでおけば，患者側の輸液路の途中が閉塞すると，薬物は患者側，輸液バッグ側のどちらにも注入できなくなるため，シリンジポンプの閉塞警報が作動する．

　注射器内の薬物濃度が高い（例：レミフェンタニルを100μg/mLに調製）場合，希釈度の大きい場合と比べてポンプ投与速度はより小さくなるため，閉塞警報の発報までに数分以上かかることがある．超短時間作用のレミフェンタニルは，この数分の間に有意に血中および効果部位濃度が低下する．すなわちポンプのアラームで閉塞に気づいたときには，鎮痛効果はかなり減弱していると考えるべきである．

Open TCI時代の静脈麻酔の安全

　将来，open TCIが日本で解禁されると，ディプリフューザーTCIが唯一の方法である現在と比べて，薬物動態モデルの選択，共変数（患者の年齢，体重，身長，性別）入力などエラーが入り込む箇所は確実に増える．プレフィルドシリンジのタグのような製剤認識システムはopen TCIでは利用できない．TCIポンプ設定時の誤入力をいかに防ぐか，実際的な方法の検討が求められる時代になっている．

安全な静脈麻酔のためのチェックリスト

　麻酔の命綱である気道は，気道内圧，換気量，カプノグラム等，二重三重のモニターによって，呼吸回路の接続外れや換気不全等のトラブルから守られている．ほとんどの薬物を静脈内に投与する麻酔科医は，末梢静脈ルートに対しても少なくとも気道と同等レベルの安全対策を講じるべきであるが，現状，簡便かつ確実な多重モニタリングは存在しない．

　結局，麻酔科医や手術室看護師が静脈確保部位や輸液の滴下状況を頻回に監視することが現実的対応とならざるを得ない．日本麻酔科学会の「麻酔器始業点検に関する指針」に準じて，TIVAを予定している場合，輸液路のセットアップについても麻酔開始前の目視による接続箇所の緩みの有無チェックを習慣づけるべきである．施設で統一されたチェックリストを作成するのが理想であるが，それが難しくとも個人レベルでチェック項目をつくることは有意義である．表のチェックリストを叩き台としてぜひご活用いただきたい．

表 ● 安全な静脈麻酔のためのチェックリスト

静脈路確保	☐ チェック済
輸液の滴下　良好	☐ OK
輸液ルートの接続	☐ OK
逆流防止弁	☐ 設置済
器具/薬剤	
インフュージョンポンプ　AC電源接続	☐ 接続済
プロポフォール TCI	
プレフィルドシリンジ	☐ 正しく装着（ポンプの押し子，タグ位置確認）
薬物認識（ディプリバン® 1%）	☐ OK
患者体重（kg）	☐ 正しく入力
初期目標血中濃度（μg/mL）	☐ 適正値入力
レミフェンタニル	
薬物の溶解希釈	☐ 薬物濃度確認
患者体重（kg）	☐ 正しく入力
投与速度（μg/kg/分）	☐ 適正値入力
麻酔導入	
BIS（あるいは Entropy）電極貼付	☐ OK
筋弛緩モニター用電極貼付	☐ OK
三方活栓	☐ 開放位置確認
血管痛予防のためのリドカイン投与	☐ プロポフォールを先に投与する場合
プロポフォールTCI開始	☐ 目標濃度確認，静脈ルート内の白濁を確認
意識消失の確認	☐ 効果部位濃度確認
筋弛緩薬投与	☐ OK
レミフェンタニル持続投与開始	☐ 投与速度確認
気道確保	
喉頭展開の約1分前にレミフェンタニルのボーラス投与（1μg/kg）	☐ 状況次第
喉頭展開時点でレミフェンタニル投与速度を下げる	☐ 状況次第
気管挿管または声門上器具挿入	☐ チューブ/SGA 位置確認
BISモニター	☐ BIS値確認
プロポフォール目標血中濃度	☐ BIS値が低過ぎれば（例：30未満）下げる

表● つづき

麻酔維持	
麻酔薬/鎮痛薬の残量確認	□ 定期的に確認
静脈路/三方活栓	□ 定期的に確認
筋弛緩薬	□ 必要時のみ追加投与（ボーラスまたは持続）
BISモニター	□ 適正レベル（40〜60）を維持
麻酔覚醒/抜管/回復室（PACU）	
レミフェンタニル投与速度	□ 徐々に減速
術後鎮痛	□ フェンタニル/モルヒネ/NSAIDs/アセトアミノフェン/局所麻酔
筋弛緩薬の拮抗	□ TOF/DBS/Tetanus刺激に対する反応確認 □ 必要なら拮抗（スガマデクスまたはネオスチグミン）
プロポフォール濃度を下げる	□ 効果部位濃度確認
プロポフォール/レミフェンタニル投与終了	□ 三方活栓を閉じる
TIVA投与経路内を十分に輸液でフラッシュする	□ 輸液チューブ，三方活栓に残る麻酔薬/鎮痛薬/筋弛緩薬に注意
自発呼吸再開	□ 自発呼吸数確認
気道の開通性	□ 呼気終末CO_2濃度，波形確認
鎮痛	□ 必要なら鎮痛薬追加投与
悪心嘔吐予防	□ 必要なら制吐薬投与

〈木山秀哉〉

付録 ① 臨床に役立つ薬物動態シミュレーションソフト

Tivatrainer 9 (Windows)

http://www.eurosiva.eu/tivatrainer/TTweb/TTinfo.html

EUROSIVA（欧州静脈麻酔学会）が開発・提供している静脈麻酔用の薬物動態シミュレーションソフトの定番．
上記ウェブサイトよりダウンロード．€100

Tivatrainer X (iOS)

http://www.eurosiva.eu/tivatrainerX/TTXinfo.html
https://itunes.apple.com/us/app/tivatrainerx/id736298888?mt=8

EUROSIVA（欧州静脈麻酔学会）が発売するTivatrainerのiOS版．¥1,700

AnestAssist™ (iOS)

http://www.palmahealthcare.com/product_info/index.html
https://itunes.apple.com/WebObjects/MZStore.woa/wa/viewSoftware?id=325438803&mt=8

Palma Healthcare Systemsが開発．静脈麻酔薬の血中濃度や効果部位濃度をリアルタイムに計算し，グラフ表示を行うアプリ．複数の薬物による相互作用も表示する．静脈麻酔薬だけでなくセボフルランなどの吸入麻酔薬も選択できるので実用性が高い．¥2,000

iTIVA Anesthesia (iOS)

https://itunes.apple.com/jp/app/itiva-anesthesia/id635652167?mt=8

iTIVA basic Anesthesia (Android)

https://play.google.com/store/apps/details?id=com.raigo.itivabasic

南米コロンビアの麻酔科医David E. Ramírezが開発．シンプルな取り扱いで，初心者にもやさしい．目的とする血中濃度，効果部位濃度に到達する投与速度計算機能や吸入麻酔薬の年齢換算のMAC計算機能があり，臨床使用時に便利．フリーだが使用制限があり，内部課金で実質¥1,200

SmartPilot Xplore (iOS)

https://itunes.apple.com/jp/app/smartpilot-xplore/id402211997?mt=8

Dräger社が配布するSmartPilot® Viewのデモソフト．デモではあるが，静脈麻酔薬の血中濃度や効果部位濃度をリアルタイムに計算し，2次元グラフで鎮痛薬と鎮静薬の効果部位濃度をわかりやすく表示．無料．

〈讃岐美智義，森本康裕〉

column

薬物動態シミュレーションソフトを学会や論文で使う場合のマナーや注意点

　TIVAやTCIでは薬物動態シミュレーションが中心的な役割を果たしている．現在では，パソコンやタブレットで動作するさまざまな薬物動態シミュレーションソフトがダウンロード可能である．これらのソフトウェアは著作物であり，学術目的で使用する場合はマナーに配慮することは当然である．なかには無料のソフトウェアもあるが，無料であることと無制限に使用できることは同じではない．

　麻酔科医が麻酔管理や自己学習にソフトウェアを使用する場合は著作権法上の「私的使用」にあたる．これに対して，ソフトウェアを使用した研究を行い学会や論文で発表する場合は「引用」になり，"その引用は，公正な慣行に合致するものであり，かつ，報道，批評，研究その他の引用の目的上正当な範囲内で行われるものでなければならない"（著作権法 第32条）．

　個人が開発したものを含めて，Webからダウンロードできるソフトウェアのほとんどには研究目的の使用に関するドキュメントが付属している．例えば，TCIソフトウェアの草分け的な存在であるSTANPUMPのドキュメントには，"My only request is that any manuscripts based upon work with STANPUMP acknowledge, either in the Methods or following the Discussion, the source of STANPUMP with a statement to the effect that … "，と記載がある．このように，学会発表や論文執筆を行う際には，ソフトウェアのドキュメントの記載に従ってソフトウェアの出典やその他の情報を記述することが基本的なマナーである．一部のソフトウェアでは，研究目的の使用に際して事前に作者の許諾が必要なものもある．詳しくは，それぞれのソフトウェアに付属するドキュメントを参照されたい．

　薬物動態シミュレーションソフトでは，同じ薬物動態モデルであってもソフトウェア内部のアルゴリズムの違いにより，出力される予測濃度に差が出る可能性もある．ソフトウェアの出典を明記することは，研究を正当に評価するためにも必要である．

〈内田　整〉

付録 ② 薬物動態モデル一覧

	Marsh original	Marsh modified	Schnider	Cortinez
V_1 (L)	$0.228 \times [W]$		4.27	$4.48 \times [W] / 70$
V_2 (L)			$18.9 - 0.391 \times ([A] - 53)$	$21.2 \times [W] / 70 \times e^{-0.0164 \times ([A] - 50)}$
V_3 (L)			238	$237 \times [W] / 70$
CL_1 (L·min^{-1})			$1.89 + 0.0456 \times ([W] - 77) - 0.0681 \times ([L] - 59) + 0.0264 \times ([H] - 177)$	$1.92 \times ([W] / 70)^{0.75}$
CL_2 (L·min^{-1})			$1.29 - 0.024 \times ([A] - 53)$	$1.45 \times ([W] / 70)^{0.75} \times e^{-0.0153 \times ([A] - 50)}$
CL_3 (L·min^{-1})			0.836	$0.86 \times ([W] / 70)^{0.75}$
k_{10} (min^{-1})	0.119			
k_{12} (min^{-1})	0.112			
k_{21} (min^{-1})	0.055			
k_{13} (min^{-1})	0.0419			
k_{31} (min^{-1})	0.0033			
k_{e0} (min^{-1})	0.26	1.21	0.456	
適用範囲	16歳以上		26〜81歳	肥満患者
出典 PK	Br J Anaesth 1991;67:41		Anesthesiology 1998;88:1170	Br J Anaesth 2010; 105: 448
出典 k_{e0}	Br J Anaesth 2009;103:26			

プロポフォール（成人用）

[W]：実体重 (kg), [H]：身長 (cm), [A]：年齢 (歳),
[L]：除脂肪体重；男性 $1.1 \times [W] - 128 \times ([W] / [H])^2$, 女性 $1.07 \times [W] - 148 \times ([W] / [H])^2$

プロポフォール（小児用）							
Short	Kataria	Paedfusor						
^	^	1〜12歳	13歳	14歳	15歳	16歳
0.432 × [W]	0.41 × [W]	0.4584× [W]	0.400× [W]	0.342× [W]	0.284× [W]	0.22857× [W]
	0.78 × [W] + 3.1 × [A] − 16					
	6.9 × [W]					
	0.035 × [W]					
	0.077 × [W]					
	0.026 × [W]					
0.0967		$0.1527 \times [W]^{-0.3}$	0.0678	0.0792	0.0954	0.119
0.1413		0.114				
0.1092		0.055				
0.0392		0.0419				
0.0049		0.0033				
1.24	0.41[※1], 0.89[※2]	0.91[※1], 1.38[※2]			
4〜10歳	3〜11歳	1〜16歳				
Br J Anaesth 1994;72:302	Anesthesiology 1994;80:104	Br J Anaesth 2005;95:110				
	※1) Anesthesiology 2004;101:1269 ※2) Anesthesiology 2011;115:83					

付録 その他

付録② 薬物動態モデル一覧のつづき

		レミフェンタニル			フェンタニル
		Minto	Egan	Rigby-Jones	Shafer
V_1 (L)		$5.1 - 0.0201 \times ([A]-40) + 0.072 \times ([L]-55)$	7.6	$0.963 \times ([W]/10.5)$	$0.105 \times [W]$
V_2 (L)		$9.82 - 0.0811 \times ([A]-40) + 0.108 \times ([L]-55)$		$1.48 \times ([W]/10.5)$	
V_3 (L)		5.42		—	
CL_1 (L·min^{-1})		$2.6 - 0.0162 \times ([A]-40) + 0.0191 \times ([L]-55)$		$0.716 \times ([W]/10.5)^{0.75}$	
CL_2 (L·min^{-1})		$2.05 - 0.0301 \times ([A]-40)$		$0.840 \times ([W]/10.5)^{0.75}$	
CL_3 (L·min^{-1})		$0.076 - 0.00113 \times ([A]-40)$		—	
k_{10} (min^{-1})			0.3847		0.0827
k_{12} (min^{-1})			0.2569		0.471
k_{21} (min^{-1})			0.2066		0.102
k_{13} (min^{-1})			0.0128		0.225
k_{31} (min^{-1})			0.0205		0.006
k_{e0} (min^{-1})		$0.595 - 0.007 \times ([A]-40)$	1.14		0.12
適用範囲		20〜85歳	—	1カ月〜9歳	—
出典	PK	Anesthesiology 1997;86:10	Anesthesiology 1996;84:821	Br J Anaesth 2007; 99: 252	Anesthesiology 1990;73:1091
	k_{e0}				J Pharmacol Exp Ther 2007;323:346

[W]: 実体重 (kg)，[H]: 身長 (cm)，[A]: 年齢 (歳)，
[L]: 除脂肪体重；男性 $1.1 \times [W] - 128 \times ([W]/[H])^2$，女性 $1.07 \times [W] - 148 \times ([W]/[H])^2$

ケタミン		デクスメデトミジン		ロクロニウム	
Clements 250	Ihmsen	Dyck	Hannivoort	Wierda	Szenohradszky
1.7522×[W]	0.21×[W]	7.99	1.78×([W]/70)	0.044×[W]	0.0769×[W]
		13.8	30.3×([W]/70)		0.0503×[W]
		187	52.0×([W]/70)		0.0799×[W]
		(0.00791×[H]) − 0.927	0.686× ([W]/70)$^{0.75}$		0.00289×[W]
		2.26	2.98× ([W]/70)$^{0.75}$		0.00879×[W]
		1.99	0.602× ([W]/70)$^{0.75}$		0.00151×[W]
0.0109	0.0705			0.1	
0.0186	0.095			0.21	
0.0137	0.054			0.13	
−	0.049			0.028	
−	0.0064			0.01	
				0.168	
−	−	−	−	−	−
Br J Anaesth 1981;53:27	Clin Pharmacol Ther 2001;70:431	Anesthesiology 1993;78:821	Anesthesiology 2015;123:357	Can J Anaesth 1991;38:430	Anesthesiology 1992; 77: 899
				Anesthesiology 1994;81:A1073	

〈増井健一〉

付録 3 静脈麻酔を理解するための用語集

CSHT, CSDT
Context-sensitive half-time, context-sensitive decrement time. 薬物の持続投与において，投与停止後の血中あるいは効果部位濃度の低下の特性を説明する概念．**Q89** 参照．

EC_{50}, EC_{95}
薬物の用量反応曲線において，対象の50%または95%で効果が発現する薬物濃度．**Q87** 参照．

ED_{50}, ED_{95}
EC_{50}, EC_{95} は，それぞれ対象の50%または95%で効果が発現する薬物濃度を示すが，濃度を測定できない場合はEC（effective concentration）の代わりにED（effective dose）を使用する．すなわち，ED_{50}, ED_{95} は，それぞれ対象の50%または95%で効果が発現する投与量（あるいは持続投与速度）を示す．

k_{e0}
効果部位の消失速度定数．"ケーイーゼロ"，または"ケーイーオー"と発音する．k_{e0} が大きいほど，薬物を投与してから効果が発現するまでの時間が短い．**Q86** 参照．

Marshモデル
プロポフォールの成人用薬物動態モデル．ディプリフューザー対応のTCIポンプに実装されている．共変数は体重のみである．なお，Marshらは小児用モデルも作成している．小児用モデルはpediatric Marshと表記される．

Mintoモデル
代表的なレミフェンタニルの薬物動態モデル．共変数として，体重以外に年齢，性別，除脂肪体重が含まれる．

Open TCI
専用のキット製剤を使用する商用TCIではなく，ユーザーが調製した製剤とTCI機能を有するシリンジポンプで行うTCI．**Q95** 参照．

PFS
Pre-filled syringe：薬剤充填済み注射器．現時点では，TCI対応のPFSは1%ディプリバン®注-キットのみである．

Schniderモデル
プロポフォールの薬物動態モデルの1つ．共変数として，体重以外に年齢，性別，除脂肪体重が含まれる．特に，投与開始の予測濃度がMarshモデルと異なることに注意が必要である．**Q97** 参照．

SEF
Spectral edge frequency. 脳波の周波数成分を表すパラメータの1つ．通常，SEF_{90} または SEF_{95} のように表現され，脳波のパワースペクトル解析において全パワーのうち添え字の割合（90%または95%）が含まれる周波数帯域を示す．SEFは鎮静薬や麻薬性鎮痛薬の効果により低下する．

SR
Suppression ratio. 脳波のうち平坦部分の割合を示すBISモニターのパラメータの1つ. 鎮静度が過度になるとSRが上昇する. **Q9参照**.

TCI
Target controlled infusion：標的濃度調節持続静注. **Q3参照**.

TIVA
Total intravenous anesthesia：全静脈麻酔. 吸入麻酔薬を使用せず, 静脈麻酔薬のみで行う麻酔管理方法. 定義上はベンゾジアゼピン系鎮静薬を使用する方法もTIVAに含まれるが, 通常はプロポフォールとフェンタニルまたはレミフェンタニルで行う麻酔方法を指すことが多い. なお, 発音は「ティバ」または「ティーバ」であり, 「チバ」とは言わない.

PKPD
Pharmacokinetics–Pharmacodynamics. 薬物動態・薬力学. PKPD, あるいはPK/PDと表記されることもある.

$T_{1/2} k_{e0}$
効果部位濃度の半減期. 効果の発現の早さを表す定数. 通常, "ティーハーフケーイーゼロ", または"ティーハーフケーイーオー"と発音する. k_{e0}との関係は

$$T_{1/2}k_{e0} = \frac{log_e 2}{k_{e0}}$$ である.

アイソボログラム
Isobologram. 2種類の薬物の相互作用に関して, 同等の作用を示す曲線を2次元平面で表現するグラフ. アイソボログラムの形状は, 相加作用を示す場合は直線, 相乗作用を示す場合は原点から見て凹の双曲線様になる. なお, 現在のところ適切な日本語訳は与えられていないためカタカナ, または英文で表現される. **Q90参照**.

覚醒時効果部位濃度
患者が意識を回復した時点の効果部位濃度. Ce_{ROC}（ROC: recovery of consciousness）と表記されることが多い.

共変数
Covariate. 薬物動態モデルにおいては, モデルの予測精度を向上させるために使用される患者属性を示す. 体重のほか, 年齢, 性別, 肥満度などがある.

逆流防止弁
略して逆止弁とも言う. 静脈麻酔薬が確実に生体に投与されることを目的として, 回路内に血液が逆流することを防止するために輸液回路に挿入するデバイス. **Q8参照**.

付録③ 静脈麻酔を理解するための用語集

クリアランス

薬物の除去率．単位はmL/分，mL/kg/分など．クリアランスの概念では除去される薬物量は固定値ではなく，薬物血中濃度に比例することに注意する必要がある．すなわち，単位時間あたりに生体から除去される量はクリアランスに薬物血中濃度を掛けた値になる．

血中濃度

血液中の薬物濃度．薬物動態シミュレーションでは第1コンパートメント（中心コンパートメント）濃度を示し記号はC_1である．血中濃度を実測する場合は血液を分離して血漿（または血清）で測定することが多く，C_pと記述される．薬物動態モデルはC_pの実測値から作成されるため，シミュレーションではC_1とC_pは同義と考えて支障ない．なお，明示的に実測値を示す場合はC_m (measured concentration)，あるいはmeasured C_pが使用されることが多い．

効果部位，効果部位濃度

生体において薬物が効果を発現する部位．鎮静薬では中枢神経系，筋弛緩薬では神経筋接合部に相当する．効果部位は薬物の血中濃度と効果発現の時間的な"ずれ"を説明するために導入された概念であり，生体の特定の臓器を指すのではなく仮想的な部位である．効果部位濃度の記号はC_eである．Q85参照．

コンパートメントモデル

薬物動態の表現方法の1つ．生体を仮想的な区画（コンパートメント）の集合として表現し，薬物がコンパートメント間を移動するとして薬物動態を解析する．Q81参照．

（シリンジポンプの）最大流量

そのポンプが注入できる時間流量の最大値．最大流量はポンプの機種や使用するシリンジで規定される．1％ディプリバン注－キットをテルモ社のTCIポンプ，TE-371で投与する場合の最大流量は1,200mL/時である．

シミュレーション

コンピュータなどを使用してシステムの挙動を模倣すること．静脈麻酔では薬物動態シミュレーションを単にシミュレーションと呼ぶことが多い．この場合は，入力された投与情報に基づいて血中濃度や効果部位濃度などを予測する手法を意味する．

就眠時効果部位濃度（意識消失時効果部位濃度）

麻酔薬の投与を開始した後，患者の意識が消失した時点の効果部位濃度．意識消失時効果部位濃度と呼ぶこともある．Ce_{LOC} (loss of consciousness) と記述される．TIVAでは，麻酔維持中のプロポフォール目標血中濃度の設定や覚醒タイミングを予測するために就眠時効果部位濃度を確認することがポイントである．日常臨床では呼びかけや軽い刺激に対する反応の消失をもって就眠とみなしているが，意識の有無を正確に評価することは困難である．したがって，臨床研究ではloss of consciousnessよりもloss of responsivenessと表現することが多い．

商用TCI

医療機器として承認され，メーカーにより提供されるTCIシステム．現時点では，ディプリフューザーが唯一の商用TCIである．

製剤識別タグ

プロポフォール製剤の1%ディプリバン®注－キットのシリンジのフランジに組込まれている青色の部品．タグの中には金属片が収納されており，TCIポンプ本体が発振する高周波に同調することで製剤の識別が行われる．なお，ポンプの残量アラームが鳴ると金属片は焼き切られ，そのシリンジは識別できなくなる．

速度定数

Rate constant．コンパートメントモデルにおいては，コンパートメント間の薬物移動を規定する定数．単位はmin^{-1}，hr^{-1}．**Q84**参照．

定常状態

持続静注を行う場合，与えられた投与速度に対して血中濃度の変化がなくなり，安定した状態になること．この状態では単位時間当たりの薬物の投与量と排泄量が同じになる．投与開始から定常状態に到達する時間は薬物動態パラメータに依存し，90%到達の時間はプロポフォールでは約6時間，レミフェンタニルでは約15分，フェンタニルでは24時間以上である．投与速度が一定の場合，定常状態になるまでは血中濃度が上昇を続ける．

ディプリフューザー

Diprifusor．Glasgow大学のKennyらが開発した，Marshモデルを使用したプロポフォール用のTCIシステムの商標名．ディプリフューザーが搭載されたTCIシステムは，ポンプのメーカーが異なっても動作は同じである．国内ではテルモ社のTE-371がディプリフューザーを実装している．

トランジショナルオピオイド

Transitional opioid．超短時間作用性のレミフェンタニルを使用する麻酔管理において，術後鎮痛を目的として術中から投与を開始するフェンタニルやモルヒネなどの他のオピオイドを指す．**Q34**参照．

分布容積

薬物投与において，投与量と血中濃度の実測値から計算される仮想的な区画の容積．薬物動態モデルでは中心コンパートメント（コンパートメント1）の濃度は血中濃度であるが，中心コンパートメントの分布容積は血液量とは一致しないことに注意が必要である．分布容積はV_i（iはコンパートメント番号）で表記されるが，コンパートメント1の分布容積はV_1の代わりにV_c（c；central）が使用されることがある．**Q84**参照．

ミズチバ

レミフェンタニル製剤を溶解することを忘れて，生理食塩水のみを投与すること．派生語としてユカチバ（延長チューブの接続を忘れて薬液を床にこぼすこと）などもある．

薬物動態モデル

生体における薬物の振る舞い（血中濃度，組織への移行など）を数学的に表現したもの．単に，モデルと呼ぶことも多い．

〈内田　整，木山秀哉，増井健一〉

文献一覧

1) Gupta A, et al：Comparison of recovery profile after ambulatory anesthesia with propofol, isoflurane, sevoflurane and desflurane：a systematic review. Anesth Analg, 98：632-641, 2004

2) Murphy A, et al：Allergic reactions to propofol in egg-allergic children. Anesth Analg, 113：140-144, 2011

3) Molina-Infante J, et al：Propofol administration is safe in adult eosinophilic esophagitis patients sensitized to egg, soy, or peanut. Allergy, 69：388-394, 2014

4) Swinhoe CF, et al：Evaluation of the predictive performance of a'Diprifusor'TCI system. Anaesthesia, 53：Suppl 1：61-67, 1998

5) Barvais L, et al：Administration of propofol by target-controlled infusion in patients undergoing coronary artery surgery. J Cardiothorac Vasc Anesth, 10：877-883, 1996

6) 風間富栄，他：1％ディプリバン（ICI 35, 868）ディプリフューザー TCI の使用経験．麻酔と蘇生，34：121-139, 1998

7) Schüttler J, et al：Total intravenous anaesthesia with propofol and alfentanil by computer-assisted infusion. Anaesthesia, 43（Supple）：2-7, 1988

8) Pandin PC, et al：Predictive accuracy of target-controlled propofol and sufentanil coinfusion in long-lasting surgery. Anesthesiology, 93：653-661, 2000

9) Roberts FL, et al：Induction and maintenance of propofol anaesthesia. A manual infusion scheme. Anaesthesia, 43 Suppl：14-17, 1988

10) Glass, PS, et al：Bispectral analysis measures sedation and memory effects of propofol, midazolam, isoflurane, and alfentanil in healthy volunteers. Anesthesiology, 86：836-847, 1997

11) 山中 寛男，他：麻酔深度モニターを理解しよう：第 2 回 BIS モニターの原理と限界．LiSA, 12：1168-1176, 2005

12) 上山 博史，他．麻酔深度モニターを理解しよう：第 3 回 術中の脳波．LiSA, 12：1266-1272, 2005

13) Hagihira S, et al：Electroencephalographic bicoherence is sensitive to noxious stimuli during isoflurane or sevoflurane anesthesia. Anesthesiology, 100：818-825, 2004

14) 萩平 哲：脳波からみた麻酔深度．臨床麻酔, 31 臨時増刊：325-338, 2007

15) Morimoto Y, et al : Detection of cerebral hypoperfusion with bispectral index monitoring during general anesthesia. Anesth Analg, 100 : 158-161, 2005

16) Bischoff P, et al : Topographic-quantitative EEG-analysis of the paradoxical arousal reaction. EEG changes during urologic surgery using isoflurane/N2O anesthesia. Anaesthesist, 42 : 142-148, 1993

17) Olofsen E, et al : The influence of remifentanil on the dynamic relationship between sevoflurane and surrogate anesthetic effect measures derived from the EEG. Anesthesiology, 96 : 555-564, 2002

18) Katoh T, et al : The effects of fentanyl on sevoflurane requirements for somatic and sympathetic response to surgical incision. Anesthesiology, 90 : 398-405, 1999

19) Tsuda N, et al. Ketamine, an NMDA-antagonist, increases the oscillatory frequencies of α-peaks on the electroencephalographic power spectrum. Acta Anaesthesiol Scand, 51 : 472-481, 2007

20) Minto CF, et al : Influence of age and gender on the pharmacokinetics and pharmacodynamics of remifentanil. I. Model development. Anesthesiology, 86 : 10-23, 1997

21) Albertin A, et al : The effect-site concentration of remifentanil blunting cardiovascular responses to tracheal intubation and skin incision during bispectral index-guided propofol anesthesia. Anesth Analg, 101 : 125-130, 2005

22) Jalota L, et al : Prevention of pain on injection of propofol : systematic review and meta-analysis. BMJ, 15;342 : d1110, 2011

23) Picard P & Tramèr MR : Prevention of pain on injection with propofol : a quantitative systematic review. Anesth Analg, 90 : 963-969, 2000

24) 山蔭道明, 他：プロポフォール注入時の血管痛に対するフェンタニルの効果―新しいプロポフォール製剤との比較検討―. 臨床麻酔, 28：865-870, 2004

25) Lee JR, et al : Reduction of pain during induction with target-controlled propofol and remifentanil. Br J Anaesth, 99 : 876-880, 2007

26) 小澤章子, 他：長鎖トリグリセリド含有プロポフォールと中鎖/長鎖トリグリセリド含有プロポフォールの注入時血管痛の比較―静脈留置部位と記憶について―. 麻酔 54：1241-1246, 2005

27) Jhaveri R, et al : Dose comparison of remifentanil and alfentanil for loss of consciousness. Anesthesiology, 87 : 253-259, 1997

28) Bennett JA, et al：Difficult or impossible ventilation after sufentanil-induced anesthesia is caused primarily by vocal cord closure. Anesthesiology, 87：1070-1074, 1997

29) Nakada J, et al：Priming with rocuronium or vecuronium prevents remifentanil-mediated muscle rigidity and difficult ventilation. J Anesth, 23：323-328, 2009

30) 「日本麻酔科学会気道管理ガイドライン 2014（日本語訳）」（日本麻酔科学会／編），2014 www.anesth.or.jp/guide/pdf/20150331-3guidelin.pdf

31) White PF：Textbook of Intravenous Anesthesia. pp213-245, 1997

32) Bouillon T, et al：Non-steady state analysis of the pharmacokinetic interaction between propofol and remifentanil. Anesthesiology, 97：1350-1362, 2002

33) Schnider TW, et al：The influence of age on propofol pharmacodynamics. Anesthesiology, 90：1502-1516, 1999

34) 中尾正和：静脈麻酔法の実際 麻酔・鎮静導入．「静脈麻酔」（稲垣善三／編），pp147-161, 克誠堂出版，2014

35) 森本康裕，原田郁：研修医から指導医まで役立つ TIVA の実際．日本臨床麻酔学会雑，32：52-58, 2012

36) Kurita T, et al：Influence of cardiac output on plasma propofol concentrations during constant infusion in swine. Anesthesiology, 96：1498-1503, 2002

37) Takizawa D, et al：A dopamine infusion decreases propofol concentration during epidural blockade under general anesthesia. Can J Anaesth, 52：463-466, 2005

38) Kazama T, et al：The pharmacodynamic interaction between propofol and fentanyl with respect to the suppression of somatic or hemodynamic responses to skin incision, peritoneum incision, and abdominal wall retraction. Anesthesiology, 89：894-906, 1998

39) Lang E, et al：Reduction of isoflurane minimal alveolar concentration by remifentanil. Anesthesiology, 85：721-728, 1996

40) McEwan AI, et al：Isoflurane minimum alveolar concentration reduction by fentanyl. Anesthesiology, 78：864-869, 1993

41) Shafer SL & Varvel JR：Pharmacokinetics, pharmacodynamics, and rational opioid selection. Anesthesiology, 74：53-63, 1991

42) Egan TD, et al：The pharmacokinetics of the new short-acting opioid remifentanil (GI87084B) in healthy adult male volunteers. Anesthesiology, 79：881-892, 1993

43) 坪川恒久：transitional opioidを使いこなそう！術後鎮痛の特徴と選択方法．LiSA, 14：864-869, 2007

44) 木山秀哉：レミフェンタニル麻酔の術後疼痛管理．麻酔, 56：1306-1311, 2007

45) Harris RS, et al：Interaction of propofol and sevoflurane on loss of consciousness and movement to skin incision during general anesthesia. Anesthesiology, 104：1170-1175, 2006

46) Schumacher PM, et al：Response surface modeling of the interaction between propofol and sevoflurane. Anesthesiology, 111：790-804, 2009

47) 内田 整：静脈麻酔薬と吸入麻酔薬の併用：理論と現実．LiSA, 20：1098-1100, 2013

48) Munoz HR, et al：Effect of timing of morphine administration during remifentanil-based anaesthesia on early recovery from anaesthesia and postoperative pain. Br J Anaesth, 88：814-818, 2002

49) Fletcher D, et al：The efficacy of intravenous 0.15 versus 0.25 mg/kg intraoperative morphine for immediate postoperative analgesia after remifentanil-based anesthesia for major surgery. Anesth Analg, 90：666-671, 2000

50) 森本康裕：物理化学的性質と薬物動態．吸入麻酔（山蔭道明，平田直之／編），pp18-40, 克誠堂出版, 2014

51) 「今日から実践できるTIVA」（木山秀哉／編），真興交易株式会社, 2006

52) 中尾正和：麻酔・鎮静維持．「静脈麻酔」，（稲垣喜三／編），克誠堂, 2014

53) Roberts RJ, et al：Incidence of propofol-related infusion syndrome in critically ill adults：a prospective, multicenter study. Crit Care, 13：R169, 2009

54) Liolios A, et al：Propofol infusion syndrome associated with short-term large-dose infusion during surgical anesthesia in an adult. Anesth Analg, 100：1804-1806, 2005

55) Merz TM, et al：Propofol infusion syndrome--a fatal case at a low infusion rate. Anesth Analg, 103：1050, 2006

56) Schroeppel TJ, et al：Propofol infusion syndrome：a lethal condition in critically injured patients eliminated by a simple screening protocol. Injury, 45：245-249, 2014

57) Masuda A, et al：Pink urine during propofol anesthesia. Anesthesia and analgesia, 83：666-667, 1996

58) Barbara DW & Whalen FX, Jr. : Propofol induction resulting in green urine discoloration. Anesthesiology, 116 : 924, 2012

59) Masuda A, et al : Uric acid excretion increases during propofol anesthesia. Anesthesia and analgesia, 85 : 144-148, 1997

60) Hughes MA, et al : Context-sensitive half-time in multicompartment pharmacokinetic models for intravenous anesthetic drugs. Anesthesiology, 76 : 334-341, 1992

61) Mets B : The pharmacokinetics of anesthetic drugs and adjuvants during cardiopulmonary bypass. Acta Anaesthesiol Scand, 44 : 261-273, 2000

62) Russell GN, et al : Propofol-fentanyl anaesthesia for coronary artery surgery and cardiopulmonary bypass. Anaesthesia, 44 : 205-208, 1989

63) Gedney JA & Ghosh S : Pharmacokinetics of analgesics, sedatives and anaesthetic agents during cardiopulmonary bypass. Br J Anaesth, 75 : 344-351, 1995

64) Bailey JM, et al : Pharmacokinetics of propofol in adult patients undergoing coronary revascularization. The Multicenter Study of Perioperative Ischemia Research Group. Anesthesiology, 84 : 1288-1297, 1996

65) Yoshitani K, et al : Plasma propofol concentration and EEG burst suppression ratio during normothermic cardiopulmonary bypass. Br J Anaesth, 90 : 122-126, 2003

66) Leslie K, et al : Mild hypothermia alters propofol pharmacokinetics and increases the duration of action of atracurium. Anesth Analg, 80 : 1007-1014, 1995

67) Russell D, et al : Effect of temperature and cardiopulmonary bypass on the pharmacokinetics of remifentanil. Brit J Anaesth, 79 : 456-459, 1997

68) Michelsen LG, et al : The pharmacokinetics of remifentanil in patients undergoing coronary artery bypass grafting with cardiopulmonary bypass. Anesth Analg, 93 : 1100-1105, 2001

69) Hiraoka H, et al. : Changes in drug plasma concetrations of an extensively bound and highly extracted drug, propofol, in response to altered plasma binding. Clin Pharmacol Ther, 75 : 324-330, 2004

70) Takizawa E, et al. : Disposition and pharmacodynamics of propofol during isovolemic haemorrhage followed by crystalloid resuscitation in humans. Br J Clin Pharmacol, 61 : 256-261, 2006

71) Petersen KD, Landsfeldt U, Cold GM, et al. Intracranial pressure and cerebral hemodynamic in patients with cerebral tumors. Anesthesiology 2003 : 98 : 329-36, 2003

72) Jansen GF, et al：Jugular bulb oxygen saturation during propofol and isoflurane / nitrous oxide anesthesia in patients undergoing brain tumor surgery. Anesth Analg, 89：358-363, 1999

73) 森本康裕：覚醒下脳外科手術における頭皮ブロック．「超音波ガイド下末梢神経ブロック実践24症例」（森本康裕，柴田康之／編），メディカルライフサイエンスインターナショナル，pp111-114, 2013

74) 岩崎肇，他．筋弛緩拮抗の新局面を考える スガマデクス使用後，短時間にロクロニウム再投与を必要とした4症例．日本臨床麻酔学会誌, 31：784-787, 2011.

75) 笹川智貴，他．スガマデクスを使用後，短時間に再手術となりロクロニウム再投与を行った1症例．麻酔, 60：621-624, 2011.

76) 西雅，他：スガマデクス投与30分後に再手術のためロクロニウムを再投与した2歳児の症例．麻酔, 60：1189-1191, 2011.

77) Tamkus A & Rice K：The incidence of bite injuries associated with transcranial motor-evoked potential monitoring. Anesth Analg, 115：663-667, 2012

78) Kakinohana M, et al：Influence of the descending thoracic aortic cross clamping on bispectral index value and plasma propofol concentration in humans. Anesthesiology, 104：939-943, 2006

79) 「覚醒下手術ガイドライン」（日本 Awake Surgery 学会／編），医学書院，2013

80) 森本康裕：覚醒下脳外科手術における頭皮ブロック．「超音波ガイド下末梢神経ブロック実践24症例」（森本康裕，他／編），メディカル・サイエンス・インターナショナル，2013

81) 「人工呼吸中の鎮静のためのガイドライン」（人工呼吸中の鎮静ガイドライン作製委員会／編），日本呼吸療法医学会，2007

82) 垣花学，他：間欠的肝血行遮断下の肝切除術に対するプロポフォール，フェンタニル，ケタミン麻酔の経験．麻酔, 48：523-527, 1999

83) Keyl C, et al：Predicted and measured plasma propofol concentration and bispectral index during deep sedation in patients with impaired left ventricular function. J Cardiothorac Vasc Anesth. 23：182-7, 2009

84) Adachi YU, et al：The determinants of propofol induction of anesthesia dose. Anesth Analg. 92：656-61, 2001

85) Wilson ES, et al：The influence of esmolol on the dose of propofol required for induction of anaesthesia. Anaesthesia, 59：122-6, 2004

86) Mathew PJ, et al：Propofol requirement titrated to bispectral index：a comparison between hypothermic and normothermic cardiopulmonary bypass. Perfusion;24：27-32, 2009

87) Bjelland TW, et al：Concentrations of remifentanil, propofol, fentanyl, and midazolam during rewarming from therapeutic hypothermia. Acta Anaesthesiol Scand, 58：709-15, 2014

88) Mazoit JX & Samii K：Binding of propofol to blood components：implications for pharmacokinetics and for pharmacodynamics. Br J Clin Pharmacol, 47：35-42, 1999

89) Bienert A, et al.：Influence of demographic factors, basic blood test parameters and opioid type on propofol pharmacokinetics and pharmacodynamics in ASA I-III patients. Arzneimittelforschung, 61：545-552, 2011

90) Cavaliere F, et al：Hypoalbuminaemia does not impair Diprifusor performance during sedation with propofol. Br J Anaesth, 94：453-458, 2005

91) Yamauchi-Satomoto M, et al：Cross-clamping of the descending thoracic aorta leads to the asymmetrical distribution of propofol during cardiopulmonary bypass surgery. Korean J Anesthesiol, 62：327-331, 2012

92) Uchida O, et al：Decrease of Bispectral Index during Cross Clamping of the Abdominal Aorta in Propofol Anesthesia. Anesthesiology, 107：A1692, 2007
http：//www.asaabstracts.com/strands/asaabstracts/abstract.htm;jsessionid=33612865591C3D74A58125782710BD5E?year=2007&index=7&absnum=2215

93) 加藤道久, 他：胸腹部大動脈瘤手術症例のプロポフォール血漿中濃度の変化. 徳島赤十字病院医学雑誌, 12：178-182, 2007

94) Servin F, et al：Propofol infusion for maintenance of anesthesia in morbidly obese patients receiving nitrous oxide. A clinical and pharmacokinetic study. Anesthesiology, 78：657-665, 1993

95) Cortínez LI, et al：Performance of propofol target-controlled infusion models in the obese：pharmacokinetic and pharmacodynamic analysis. Anesth Analg, 119：302-310, 2014

96) Albertin A, et al：Effect site concentrations of remifentanil maintaining cardiovascular homeostasis in response to surgical stimuli during bispectral index guided propofol anesthesia in seriously obese patients. Minerva Anestesiol, 72：915-924, 2006

97) Igarashi T, et al：[Two cases of intraoperative awareness during intravenous anesthesia with propofol in morbidly obese patients]. Masui, 51：1243-1247, 2002

98) Cortinez LI, et al：Influence of obesity on propofol pharmacokinetics：derivation of a pharmacokinetic model. Br J Anaesth, 105：448-456, 2010

99) Kunisawa T, et al：Ideal body weight-based remifentanil infusion is potentially insufficient for anesthetic induction in mildly obese patients. J Anesth, 26：790-793, 2012

100) Shibutani K, et al：Accuracy of pharmacokinetic models for predicting plasma fentanyl concentrations in lean and obese surgical patients：derivation of dosing weight ("pharmacokinetic mass"). Anesthesiology, 101：603-613, 2004

101) Shafer SL, et al：Pharmacokinetics of fentanyl administered by computer-controlled infusion pump. Anesthesiology, 73：1091-1102, 1990

102) Shibutani K, et al：Pharmacokinetic mass of fentanyl for postoperative analgesia in lean and obese patients. Br J Anaesth, 95：377-383, 2005

103) LaPierre CD, et al：A simulation study of common propofol and propofol-opioid dosing regimens for upper endoscopy：implications on the time course of recovery. Anesthesiology, 117：252-262, 2012

104) 成島光洋，他：警察官に適切な鎮静を与える術中のプロポフォール濃度は低い．第13回日本静脈麻酔 Infusion Technology 研究会，2006

105) 五十嵐 妙，他：肥満患者におけるプロポフォール目標制御注入（TCI）法の検討．麻酔 58：1226-1231, 2009

106) Servin F, et al：Pharmacokinetics of propofol infusions in patients with cirrhosis. Br J Anaesth, 65（2）：177-83, 1990

107) 村田文子，他：セボフルラン吸入麻酔管理における肝切除術施行後の麻酔覚醒についての検討．麻酔, 56：650-656, 2007

108) 村田文子，他：静脈麻酔管理における肝切除術施行後の麻酔覚醒についての検討．麻酔, 55：150-157, 2006

109) Wu J, et al：The influence of the severity of chronic virus-related liver disease on propofol requirements during propofol-remifentanil anesthesia. Yonsei Med J, 54：231-237, 2013

110) Adachi Y, et al：[Decrease in serum propofol concentrations after acute autologous blood letting]. Masui, 49：234-239, 2000

111) Adachi Y, et al : [The effect of acetate ringer solution, 6% hydroxyethyl starch saline and 20% mannitol solution on the serum concentration of propofol continuously infused]. Masui, 49 : 964-969, 2000

112) Kazama T, et al : Influence of hemorrhage on propofol pseudo-steady state concentration. Anesthesiology, 97 : 1156-1161, 2002

113) Kurita T, et al : The influence of hemorrhagic shock on the electroencephalographic and immobilizing effects of propofol in a swine model. Anesth Analg, 109 : 398-404, 2009

114) Johnson KB, et al : Influence of hemorrhagic shock followed by crystalloid resuscitation on propofol : a pharmacokinetic and pharmacodynamic analysis. Anesthesiology, 101 : 647-659, 2004

115) Johnson KB, et al : Influence of hemorrhagic shock on remifentanil : a pharmacokinetic and pharmacodynamic analysis. Anesthesiology, 94 : 322-332, 2001

116) Kurita T, et al : Influence of haemorrhage on the pseudo-steady-state remifentanil concentration in a swine model : a comparison with propofol and the effect of haemorrhagic shock stage. Br J Anaesth, 107 : 719-725, 2011

117) Pieters BJ, et al : Emergence delirium and postoperative pain in children undergoing adenotonsillectomy : a comparison of propofol vs sevoflurane anesthesia. Paediatr Anaesth, 20 : 944-950, 2010

118) McFarlan CS, et al : The use of propofol infusions in paediatric anaesthesia : a practical guide. Paediatr Anaesth, 9 : 209-216, 1999

119) Rigby-Jones AE, et al : Remifentanil-midazolam sedation for paediatric patients receiving mechanical ventilation after cardiac surgery. Br J Anaesth, 99 : 252-261, 2007

120) Crawford MW, et al : Dose-response of remifentanil for tracheal intubation in infants. Anesth Analg, 100 : 1599-1604, 2005

121) Hume-Smith H, et al : The effect of age on the dose of remifentanil for tracheal intubation in infants and children. Paediatr Anaesth, 20 : 19-27, 2010

122) Munoz HR, et al : Remifentanil requirements during propofol administration to block the somatic response to skin incision in children and adults. Anesth Analg, 104 : 77-80, 2007

123) Rigouzzo A, et al : Pharmacokinetic-pharmacodynamic modeling of propofol in children. Anesthesiology, 113 : 343-352, 2010

124) Sepúlveda P, et al : Performance evaluation of paediatric propofol pharmacokinetic models in healthy young children. Br J Anaesth, 107 : 593-600, 2011

125) Marsh B, et al : Pharmacokinetic model driven infusion of propofol in children. Br J Anaesth, 67 : 41-48, 1991

126) Schnider TW, et al : The influence of method of administration and covariates on the pharmacokinetics of propofol in adult volunteers. Anesthesiology, 88 : 1170-1182, 1998

127) Kataria BK, et al : The pharmacokinetics of propofol in children using three different data analysis approaches. Anesthesiology, 80 : 104-122, 1994

128) Short TG, et al : A prospective evaluation of pharmacokinetic model controlled infusion of propofol in paediatric patients. Br J Anaesth, 72 : 302-306, 1994

129) 木山秀哉：効果部位って何? k_{e0} の謎に迫る．LiSA, 20 : 1056-62, 2013

130) Hughes MA, et al : Context-sensitive half-time in multicompartment pharmacokinetic models for intravenous anesthetic drugs. Anesthesiology, 76 : 334-341, 1992

131) Smith C, et al : The interaction of fentanyl on the Cp50 of propofol for loss of consciousness and skin incision. Anesthesiology, 81 : 820-828, 1994

132) Kern SE, et al : A response surface analysis of propofol-remifentanil pharmacodynamic interaction in volunteers. Anesthesiology, 100 : 1373-1381, 2004

133) Minto CF, et al : Response surface model for anesthetic drug interactions. Anesthesiology, 92 : 1603-1616, 2000

134) Cortínez LI, et al : Performance of propofol target-controlled infusion models in the obese: pharmacokinetic and pharmacodynamic analysis. Anesth Analg, 119 : 302-310, 2014

135) Janmahasatian S, et al : Quantification of lean bodyweight. Clin Pharmacokinet, 44 : 1051-1065, 2005

136) Byrne NM, et al : Predictive performance of the 'Minto' remifentanil pharmacokinetic parameter set in morbidly obese patients ensuing from a new method for calculating lean body mass. Clin Pharmacokinet, 49:131-139, 2010

索 引

数字

1％ディプリバン®注-キット 22

欧文

A

ABR 128
AEP 128
awake craniotomy 130

B

BIS-Quatro™センサー 44
BISモニター 32, 46, 91
BISモニターがない 47
BIS値 36, 38, 41, 42, 43
BMI 146
burst and suppression 38
Burst suppressionパターン 38

C

context-sensitive decrement-time 190
CPK 105
CSHT 70, 72, 74, 190

D・E

divergence 21
dose-response curve 186
EC_{50} 49, 186
EC_{95} 49, 186
efficacy 188
EMG 32, 36

H・I

HES製剤 154
ICU 118
ICU移送 118
iv-PCA 83, 86

K・L

Kataria 160
k_{e0} 182
LBM 200

M・N・O

MAC 42
MACawake 42
MACbar 42
Marsh 205, 211
Marshモデル 18, 93, 134, 160
MDAPE 20
MDPE 20
MEP 128, 130
Mintoモデル 205
modified Marsh 205, 211
morphine-6-glucuronate 86
NSAIDs 85, 126
open TCI 204, 206

P

Paedfusor 160
pharmacokinetic mass 143
PK 176
PK mass 143
PONV 12, 14
potency 188
Pre-burstパターン 39
Pringle操作 138
PRIS 104
propofol infusion syndrome 104

R

RASS 132
response surface 194
Richmond Agitation-Sedation Scale 132

Index

S

Schnider ················ 205, 211
SEP ·························· 128, 130
Short ······························ 160
signal quality index ······ 32
SQI ································· 32
SR ·································· 32
suppression ·················· 39
suppression ratio ·········· 32
target controlled infusion
································· 16

T

TCI ································ 16
TCI ソフトウェア ············ 204
TCI の動作 ················ 18, 210
TCI ポンプ ················ 22, 26
TE-371 ········ 22, 25, 59, 95
TIVA ················ 82, 116, 136
transitional opioid
··· 70, 76, 84, 86, 119, 126

和　文

あ行

アイソボログラム ········ 42
悪性高熱 ····················· 13
アセトアミノフェン ······ 126

アドレナリン ················ 99
アミノフィリン ············· 99
運動誘発電位 ············ 128
嚥下反射 ··················· 127
延長チューブ ············· 31
応答曲面 ··················· 194
オピオイド ········ 42, 54, 86
オピオイドの過量投与 ··· 78

か行

開頭 ·························· 131
開腹手術 ··················· 114
覚醒 ··· 74, 82, 126, 131, 169, 182
覚醒下開頭手術 ········ 130
覚醒時期の予測 ·········· 17
覚醒遅延 ················ 26, 80
眼科手術 ··················· 136
換気困難 ············· 56, 108
環境 ···························· 13
ガンマ計算 ··············· 102
管理 ·························· 117
気管支けいれん ·········· 99
気管挿管 ········ 49, 50, 117
拮抗 ·························· 192
気道 ·························· 127
逆流防止弁 ·················· 30
吸入麻酔 ······ 16, 41, 71, 82

胸部外科手術 ············· 88
筋電図 ························· 32
筋融解 ······················· 104
区域麻酔 ··················· 112
クリアランス ············· 164
頸動脈洞反射 ············ 127
ケタミン ······················ 43
血圧 ···························· 91
血圧上昇 ····················· 65
血圧低下 ······ 57, 117, 149
血液温 ······················· 120
血液希釈 ············ 120, 154
血管拡張作用 ············· 57
血管収縮薬 ·················· 64
血漿アルブミン濃度 ··· 120
血中カテコラミンの減少
······························· 57
血中蛋白 ··················· 123
血中濃度 ··················· 134
効果消失 ····················· 84
効果の個人差 ············· 60
効果部位 ··················· 180
効果部位濃度 ····· 68, 180
効果部位濃度 TCI
········ 205, 206, 210, 212
交感神経活動の減少 ··· 57
高脂血症 ··················· 104
高周波ノイズ ·············· 36
硬膜外麻酔 ········ 112, 114

高用量のレミフェンタニル
　……………………… 165

高齢者 ………………… 148

呼吸管理 ……………… 124

呼吸性アシドーシス … 107

呼吸抑制 …………… 12, 150

故障 …………………… 96

コンパートメントモデル
　…………… 18, 170, 178

さ行

再筋弛緩化 …………… 127

再手術 ………………… 100

再入眠 ………………… 131

残存プロポフォール … 100

残量アラーム ………… 96

識別タグ ……………… 22

持続投与 ……………… 134

自発呼吸下 …………… 132

自発呼吸の再開 ……… 78

シバリング …………… 84

耳鼻科手術 …………… 46

就眠効果部位濃度 …… 48

就眠時 ………………… 60

就眠時のプロポフォール
　効果部位濃度 ……… 29

就眠濃度 ……………… 62

手術開始 …………… 51, 117

手術侵襲 …………… 65, 70

出血 …………………… 154

出血性ショック ……… 123

術後鎮痛 …………… 70, 166

術後疼痛対策 ………… 126

術後の嘔気・嘔吐 …… 12

術前からプロポフォールで
　鎮静 ………………… 134

術中覚醒 ……………… 90

昇圧薬 ………………… 64

小児 ………………… 14, 157

小児用薬物動態モデル
　…………………… 160, 168

静脈確保 ……………… 30

静脈ルート …………… 94

初期注入量 …………… 58

食物アレルギー ……… 15

除脂肪体重 ………… 200, 206

徐脈 …………………… 136

シリンジ ……………… 31

シリンジ交換 ………… 23

心筋収縮力の抑制 …… 57

神経反射 ……………… 127

神経ブロック ………… 114

人工心肺 …………… 118, 120

心臓手術 …………… 88, 116

迅速導入 ……………… 58

心拍出量 …………… 67, 138

心拍数 ………………… 91

腎不全 ………………… 104

水柱モデル …………… 18

睡眠紡錘波 …………… 44

スガマデクス ………… 99

ステップダウン ……… 28

製剤の調製 …………… 205

正常換気 ……………… 124

声門上器具 …………… 108

生理学的モデル ……… 174

咳 ……………………… 127

積算投与量 …………… 60

積算量 ………………… 50

積算量をクリア ……… 31

脊髄くも膜下麻酔 …… 112

セボフルラン ………… 71

前負荷の減少 ………… 57

相加 …………………… 192

相加作用 ……………… 71

相互作用 ……………… 149

相乗 …………………… 192

た行

体温低下 ……………… 84

体温保持 ……………… 85

体性感覚誘発電位 …… 128

体動 ………………… 65, 91

大動脈遮断 …………… 139

大量出血 ……………… 123

大量投与 ……………… 102

Index

短時間手術 …………………… 110
蛋白結合率 …………………… 138
遅延 …………………………… 80
中心コンパートメント ……… 178
聴覚誘発電位 ………………… 128
長時間手術 …………………… 111
長時間鎮静 …………………… 134
長時間麻酔 …………………… 20
聴性脳幹反応 ………………… 128
超低体温循環停止 …………… 121
著作権 ………………………… 219
鎮静 …………………………… 88
鎮静度 ……………… 46, 94, 162
鎮静薬 ………………… 90, 192
鎮痛薬 ………………………… 192
低酸素血症 …………………… 56
定常状態 …………… 49, 134, 164
低体温 ………………………… 138
低体温時 ……………………… 38
低蛋白血症 …………………… 138
ディプリフューザー …… 17, 93
ディプリフューザーTCI
　　　　　　……… 20, 102, 160
低リスク患者 ………………… 62
デルタ波 ……………………… 40
電気メス ……………………… 36
点滴漏れ ……………………… 94
頭頚部 ………………………… 127

瞳孔径 ………………………… 91
疼痛 …………………………… 83
頭皮ブロック ………………… 126
投与時間 ……………………… 80
トレーニング ………………… 109

な行

乳酸アシドーシス …………… 104
妊産婦 ………………………… 15
脳外科手術 ………… 46, 88, 124
脳血流量 ……………………… 124
脳腫脹 ………………………… 124
脳代謝 ………………………… 124
濃度予測 ……………………… 196
脳波 …………………………… 42
脳波波形 …………… 33, 36, 44

は行

バイタルサイン ……………… 127
パソコン ……………………… 204
抜管 ……………………… 84, 88
抜管後 …………………… 82, 83
パラメータ …………………… 178
ヒドロキシエチルデンプン
　　　　　　………………… 116
肥満 ………………… 140, 146
肥満患者 ……………………… 142
標的濃度調節持続静注法
　　　　　　………………… 16

フェンタニル ……… 76, 83, 86
フェンタニル効果部位濃度
　　　　　　………………… 74
プライミング投与 …………… 56
プライミングボタン … 24, 26
プロテカロール ……………… 99
プロポフォール
　　… 41, 49, 72, 80, 99, 120,
　　　　134, 158, 168
プロポフォール効果部位濃度
　　　　　　………………… 60
プロポフォール静注症候群
　　　　　　………………… 104
プロポフォール注入痛 ……… 54
プロポフォールとレミフェンタニルの相乗作用 ……… 59
プロポフォール目標濃度
　　　　　　………………… 66
分割投与 ……………………… 61
分布容積 ……………………… 164
閉塞アラーム ………………… 96
ベクロニウム ………………… 99
変色尿 ………………………… 107
ボーラス ……………………… 134
ボーラス＋持続静注法 ……… 17
ボーラス＋ステップダウン法
　　　　　　………………… 28
ボーラスと持続静注 ………… 60
ボーラスと持続投与 ………… 28
補正体重 ……………………… 140
ボルベン® …………………… 57

ポンプが停止 …………… 96	マニュアル投与 ………… 102	輸液回路 ………………… 30
ポンプの押子 …………… 31	マンニトール …………… 154	輸液負荷 ………………… 64
	ミダゾラム ………………… 43	輸液ルート ……………… 94
ま行	迷走神経反射 …………… 127	輸液ルートが停止 ……… 65
マグネシウム含有の輸液	目標血中濃度 …… 27, 62, 93	輸液路 …………………… 41
………………………… 85	モニターの種類 ………… 128	用量反応曲線 ……… 164, 186
麻酔維持 ………………… 125	モルヒネ ……………… 77, 86	
麻酔覚醒 ………………… 78		**ら行**
麻酔管理 ………………… 128	**や行**	理想体重 …………… 141, 142
麻酔記録 ………………… 207	薬物動態 ………………… 120	リドカイン ……………… 54
麻酔深度 ………………… 91	薬物動態シミュレーション	ルートトラブル ………… 125
麻酔導入	……………… 28, 46, 219	レミフェンタニル
… 48, 116, 124, 130, 182,	薬物動態シミュレーションソ	… 49, 50, 56, 72, 84, 121,
211, 212	フト ………… 60, 135, 219	164
マスク換気 ……………… 56	薬物動態パラメータ …… 176	ロクロニウム …………… 99
間違った体重 …………… 93	薬物動態モデル	
末梢神経ブロック ……… 112	……………… 176, 196, 198	

執筆者一覧

◆ 編 集

内田　　整（千葉県こども病院　麻酔科）

◆ 執 筆（五十音順）

内田　　整（千葉県こども病院　麻酔科）

小原　伸樹（福島県立医科大学附属病院　手術部／麻酔・疼痛緩和科）

木山　秀哉（東京慈恵会医科大学　麻酔科学講座）

讃岐美智義（広島大学病院　麻酔科）

坪川　恒久（東京慈恵会医科大学　麻酔科学講座）

中尾　正和（JA広島総合病院　麻酔科）

長田　　理（がん研究会有明病院　医療安全管理部・麻酔科）

萩平　　哲（大阪大学大学院医学系研究科　麻酔・集中治療医学教室）

原　真理子（千葉県こども病院　麻酔科）

増井　健一（防衛医科大学校　麻酔学講座）

森本　康裕（宇部興産中央病院　麻酔科）

臨床の疑問に答える　静脈麻酔
Q＆A99

2015年11月5日　第1刷発行	編　集	内田　整
	発行人	一戸裕子
	発行所	株式会社 羊　土　社
		〒101-0052
		東京都千代田区神田小川町2-5-1
		TEL　03（5282）1211
		FAX　03（5282）1212
		E-mail　eigyo@yodosha.co.jp
		URL　http://www.yodosha.co.jp/
ⓒ YODOSHA CO., LTD. 2015		
Printed in Japan	装　幀	ごぼうデザイン事務所
ISBN978-4-7581-1114-0	印刷所	株式会社 平河工業社

本書に掲載する著作物の複製権，上映権，譲渡権，公衆送信権（送信可能化権を含む）は（株）羊土社が保有します．
本書を無断で複製する行為（コピー，スキャン，デジタルデータ化など）は，著作権法上での限られた例外（「私的使用のための複製」など）を除き禁じられています．研究活動，診療を含み業務上使用する目的で上記の行為を行うことは大学，病院，企業などにおける内部的な利用であっても，私的使用には該当せず，違法です．また私的使用のためであっても，代行業者等の第三者に依頼して上記の行為を行うことは違法となります．

JCOPY ＜（社）出版者著作権管理機構　委託出版物＞
本書の無断複写は著作権法上での例外を除き禁じられています．複写される場合は，そのつど事前に，（社）出版者著作権管理機構（TEL 03-3513-6969，FAX 03-3513-6979，e-mail：info@jcopy.or.jp）の許諾を得てください．

羊土社のオススメ書籍

臨床に役立つ機器のしくみと活用法
周術期モニタリング徹底ガイド
基本からピットフォールまで

讃岐美智義, 内田 整／編

手術室やICUで使われる様々な機器を網羅！機器の製造元の企業が原理と使い方の基本を解説し, 第一線で活躍中の麻酔科医が使用できる場面, 役立つ病態やピットフォールなど臨床での活用法を解説した画期的な1冊！

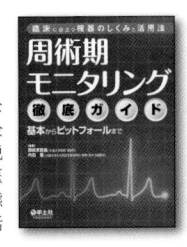

- 定価（本体5,800円＋税） ■ B5変型判
- 332頁 ■ ISBN 978-4-7581-1109-6

カラー写真で一目でわかる
肺外科手術の麻酔
ダブルルーメンチューブ、気管支ブロッカーによる一側肺換気の基本とコツ

佐多竹良／編

今までなかった, 一側肺換気の実践テキスト. 挿管チューブの選び方, 手技のコツ, 呼吸生理に基づく周術期管理など, 押さえておくべき重要ポイントを写真とイラストでビジュアルに解説！明日の手術にすぐ役立つ！

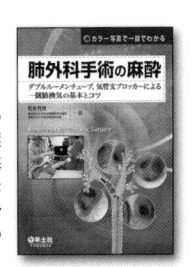

- 定価（本体7,500円＋税） ■ A4判
- 247頁 ■ ISBN 978-4-7581-1108-9

カラー写真で一目でわかる
経食道心エコー 改訂新版
撮り方, 診かたの基本とコツ

岡本浩嗣, 外 須美夫／編

大好評の定番入門書！豊富なカラー写真で手技を基本から丁寧に解説. 人工心臓, 心移植, カテーテルインターベンション, 3Dエコーなど注目の情報もカバー. 経食道心エコーを習得するならまず本書から！

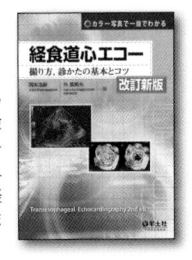

- 定価（本体6,000円＋税） ■ A4判
- 148頁 ■ ISBN 978-4-7581-1103-4

カラー写真で一目でわかる
硬膜外麻酔・脊椎麻酔
視覚と感覚で確実に施行する基本とコツ

岡本浩嗣, 鈴木利保／編

約250点の豊富な写真で穿刺部位の同定法が視覚でわかる！また, 丁寧な手技の解説で穿刺針が靱帯・硬膜を通過する際の感覚がわかる！成人・小児・妊婦への対応やトラブルへの対処も掲載した, 初学者に最適の一冊！

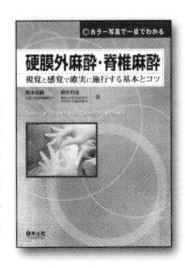

- 定価（本体6,300円＋税） ■ A4判
- 119頁 ■ ISBN 978-4-7581-1100-3

発行 羊土社 YODOSHA
〒101-0052 東京都千代田区神田小川町2-5-1　TEL 03(5282)1211　FAX 03(5282)1212
E-mail：eigyo@yodosha.co.jp
URL：http://www.yodosha.co.jp/

ご注文は最寄りの書店、または小社営業部まで

羊土社のオススメ書籍

100倍楽しくなる麻酔科研修30日ドリル

青山和義,讃岐美智義／著

研修の重要ポイントがスッキリ整理できる30日完成の書き込み式ワークブック．1日少しの時間で，薬剤の計算，手技の手順，解剖など，現場ですぐに対応が必要になる必須事項がチェックできる．指導用にも最適！

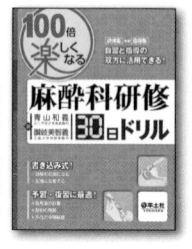

- 定価（本体2,900円＋税） ■ B5変型判
- 219頁　■ ISBN 978-4-7581-1112-6

チーム医療による周術期管理まるわかり

安全で質の高い
術前術後管理を行うための、
チーム内の役割と連携

川口昌彦, 古家 仁／編

多職種連携のために，まずは各スタッフの仕事を知ろう！麻酔管理から薬剤管理，栄養管理，口腔機能管理，リハビリテーション等について，各役割ごとに術前～術後管理のポイントを押さえてやさしく解説した入門書！

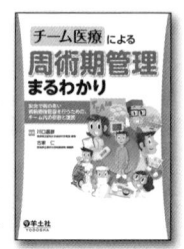

- 定価（本体3,400円＋税） ■ A5判
- 263頁　■ ISBN 978-4-7581-1113-3

麻酔の前に知っておきたい手術手順と麻酔のコツ

鈴木昭広, 岩崎 寛／編

初期研修医と若手麻酔科医に向け，代表的な手術手順を網羅．適応疾患，合併症，体位など，術前に押さえておくべき情報が一目でわかる！術中の麻酔の注意点をはじめ，より深く手術麻酔を理解するための解説も充実！

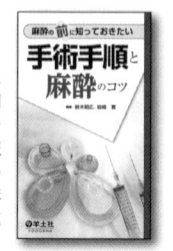

- 定価（本体3,800円＋税） ■ B6変型判
- 255頁　■ ISBN 978-4-7581-1107-2

術中神経モニタリングバイブル

術後神経合併症予防のための
実践的手法とその解釈

川口昌彦, 中瀬裕之／編

神経合併症予防に必須の術中神経モニタリングの方法とその解釈のしかたを1冊に網羅！異常を確実に捉えるための各種モニタリングの必須知識と実践法を解説．神経モニタリングに関わる全医療者必携の1冊です！

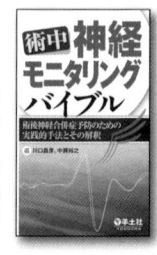

- 定価（本体5,500円＋税） ■ B6変型判
- 351頁　■ ISBN 978-4-7581-1110-2

発行　羊土社 YODOSHA　〒101-0052　東京都千代田区神田小川町2-5-1　TEL 03(5282)1211　FAX 03(5282)1212
E-mail : eigyo@yodosha.co.jp
URL : http://www.yodosha.co.jp/

ご注文は最寄りの書店，または小社営業部まで

羊土社のオススメ書籍

救急・ICUの体液管理に強くなる
病態生理から理解する輸液, 利尿薬, 循環作動薬の考え方, 使い方

小林修三, 土井研人／編

急性期の体液管理について, 各病態ごとに, 病態生理をふまえながらしっかり解説！輸液のほか, 利尿薬や循環作動薬の解説も充実！病態に応じた使い分けや処方例も掲載. 呼吸・循環を中心とした全身管理に役立つ！

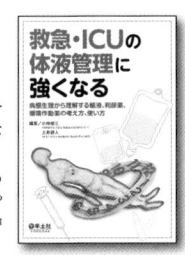

- 定価（本体4,600円＋税）　B5判
- 367頁　ISBN 978-4-7581-1777-7

救急ICU薬剤ノート
希釈まで早わかり！

清水敬樹／編

救急・ICUで頻用する180の薬剤が使いこなせる！「何で溶かして何分で投与する？」といった超具体的な希釈・投与方法がわかり, 計算なしでも投与ができます. エキスパートからのアドバイスも盛りだくさん！

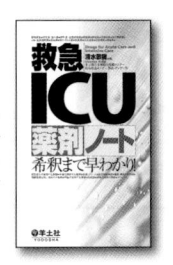

- 定価（本体4,500円＋税）　B6変型判
- 375頁　ISBN 978-4-7581-1764-7

臨床にダイレクトにつながる 循環生理
たったこれだけで, 驚くほどわかる！

Richard E. Klabunde／著
百村伸一／監
石黒芳紀, 讃井將満／監訳

循環生理のモヤモヤ解消！初学者や理解が曖昧な方はもちろん, 急性期医療に携わる医師は必読. 臨床力が確実にUP！

※原題：Cardiovascular Physiology Concepts 2nd ed.

- 定価（本体5,200円＋税）　B5判
- 271頁　ISBN 978-4-7581-1761-6

Dr.竜馬の病態で考える人工呼吸管理
人工呼吸器設定の根拠を病態から理解し, ケーススタディで実践力をアップ！

田中竜馬／著

「患者にやさしい人工呼吸管理」を行いたい方は必読！病態に応じた人工呼吸器の設定や調節, トラブルの対処が根拠から身につきます. 軽妙な語り口でスラスラ読めて, 専門書では難しい…という初学者にもオススメ！

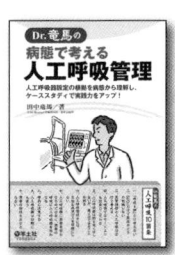

- 定価（本体5,000円＋税）　B5判
- 380頁　ISBN 978-4-7581-1756-2

発行　羊土社 YODOSHA
〒101-0052　東京都千代田区神田小川町2-5-1　TEL 03(5282)1211　FAX 03(5282)1212
E-mail：eigyo@yodosha.co.jp
URL：http://www.yodosha.co.jp/

ご注文は最寄りの書店, または小社営業部まで

羊土社のオススメ書籍

改訂版 麻酔科薬剤ノート
周術期の麻酔・救急対応薬の使用のポイント

讃岐美智義／編

麻酔科で使う薬剤がわかるコンパクトな1冊！麻酔のプロの実践的かつ専門的な使い方が学べます．周術期によく使う，新しい薬剤を中心に厳選しポイントを解説．麻酔科医はもちろん，手術に携わる外科系医師，看護師にもおすすめ

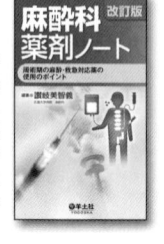

- 定価（本体4,000円＋税）　■ B6変型判
- 309頁　■ ISBN 978-4-7581-1111-9

小児麻酔 ポケットマニュアル
小児の生理・薬理学的特徴から
各科手術の麻酔・管理のポイント

蔵谷紀文／編

基本的な小児麻酔を安全に行うための実践的な知識をまとめた1冊．知っておくべき生理・薬理学的知識から，各科手術における麻酔科管理のポイントがわかる．これから小児麻酔を勉強しようとしている若手麻酔科医にオススメ！

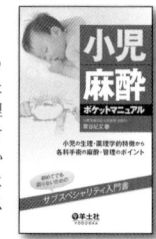

- 定価（本体4,800円＋税）　■ B6変型判
- 235頁　■ ISBN 978-4-7581-1106-5

産科麻酔 ポケットマニュアル
帝王切開（予定・緊急），産科救急，
無痛分娩，合併症妊婦などの麻酔管理の
基本とコツ

角倉弘行／著

麻酔管理の進め方と産科麻酔に必要な産科的知識を解説した実践マニュアル．まず身につけたい基本手技から病態に応じた対応，産科救急まで麻酔科医に必要なすべてを網羅．サブスペシャリティ習得を目指す方は必読！

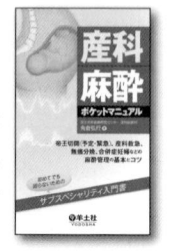

- 定価（本体5,200円＋税）　■ B6変型判
- 359頁　■ ISBN 978-4-7581-1105-8

心臓麻酔 ポケットマニュアル
心血管作動薬，人工心肺の知識から
心臓手術の麻酔・管理のポイント

野村実，黒川智，清野雄介／編

心臓手術の麻酔・管理のポイントがわかる実践書．経食道心エコーのチェック点，体外循環の注意点，術中トラブルの回避など，すぐに役立つ周術期管理のコツが学べます．サブスペシャリティ習得を目指す方におすすめ！

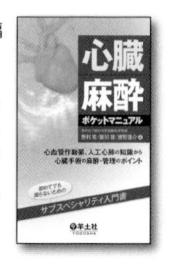

- 定価（本体5,200円＋税）　■ B6変型判
- 366頁　■ ISBN 978-4-7581-1104-1

発行　羊土社 YODOSHA
〒101-0052　東京都千代田区神田小川町2-5-1　TEL 03(5282)1211　FAX 03(5282)1212
E-mail：eigyo@yodosha.co.jp
URL：http://www.yodosha.co.jp/

ご注文は最寄りの書店，または小社営業部まで